小動物臨床のための
機能形態学入門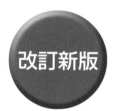

浅野隆司
浅野妃美 著

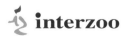

まえがき

　小動物臨床の場において，私達は様々な疾患に遭遇しますが，当然のことながら，表面に現れる症状のみをもってそれら疾患の診断や治療あるいは看護を行っているわけではありません。多方面から疾患の原因を正確に判断したうえで，適切な治療および看護を選択し，実行しているのです。そのために，小動物臨床に携わる人々は，常に正常な生体の形態・構造やその機能を理解している必要があります。なぜなら，正常な状態を基準として，はじめて異常の有無およびその度合いが判断できるからです。すなわち，正常な生体の形態・構造とその機能が理解されていなければ，適切な診断や治療あるいは看護を行うことは出来ないといっても過言ではないのです。

　しかし，生体の形態・構造とその機能は非常に複雑であり，これらを学ぶことが敬遠される傾向にあります。また，これらを真剣に学ぼうとしても，イメージとして掴みにくかったり，実際の臨床の現場との結びつきが実感できずに，学ぶことをあきらめてしまう場合も多いのではないでしょうか。

　本書では，生体の形態・構造と機能を別々に学ぶことが，これらの学問に対する興味を半減させて難解にする一因であると考えて，生体の形態・構造と機能を総合的に把握する"機能形態"という概念でまとめてあります。また，複雑な生体機能をあまりに簡略にまとめようとすると，かえって難解になるため，ある程度の説明を加えてあります。さらに図表を多用して，読み進めていくうちに，実際に生体内で生じている様々な現象がスムーズにイメージできるように工夫してあります。

　Chicical point of view の章では，代表的な疾患に関する機能形態学的解説を加えてあります。小動物臨床に携わる人々やそれを目指す学生の機能形態学への入門書として，また，動物看護師やグルーマーを含む小動物に関係する仕事に携わる人々の参考書として，本書を役立てていただければ幸いです。

　最後に，本書の出版に当たり，多大なご尽力をいただきました（株）インターズー，（株）メディカルサイエンス社の藪 旅人氏ならびに中俣 忍氏に深く感謝の意を表します。

　　　　　　　　　　　　　　　　　　　　　　　　　　　2000年 陽春　　**浅野隆司**
　　　　　　　　　　　　　　　　　　　　　　　　　　　　　　　　　　浅野妃美

改訂版の発刊に際して

　初版が刊行されてから，早5年が経過しました。生体の形態・構造と機能を総合的に把握するために，"機能形態学"という耳慣れない用語を書名としましたが，それも多くの読者の皆様のご理解を得られたものと思っております。

　ところで，"機能形態学"という科学の分野は日進月歩し，とくに生体機能の解明にはまさに目を見張るものがあるといっても過言ではありません。次から次へと多くの新しい知見が生み出されてきています。そのような状況に対応すべく，このたび全面的に加筆修正を加え，版を新たにすることにしました。

　この改訂版では，"図表を多用して，実際に生体内で生じている様々な現象をスムーズにイメージできるようにする"という初版の方針を受けて，"よりイメージしやすくすること"を念頭に置いて，多くの図表に大幅な修正を加えました。また，初版の不明確な部分に訂正を加えるのはもちろんのこと，新しい知見を追加するとともに，"炎症とオータコイド"を新しく章に加えました。まだまだ不十分な点や不都合な部分があるとは思いますが，読者の皆様の温かいご教示をいただければ幸いです。

　最後に，本書の改訂を推進してくださった（株）インターズーの藪 旅人氏ならびに西澤行人氏，青山エディックススタジオの斉藤 智氏に深く感謝の意を表します。そして，著者の"わがまま"をお聞きくださり，大変わかりやすくて"素敵な"図表を作成してくださった河島正進氏に心より感謝申し上げます。

2005年 陽春　　浅野隆司
浅野妃美

改訂新版の刊行に際して

　初版が刊行されてから15年，そしてその改訂版が刊行されてからも，すでに10年の歳月が経過しました。その間，読者の皆様から多くのご質問やご意見を賜りましたことを，心より感謝申し上げます。

　この改訂新版では，そうしたご意見を反映させていただくとともに，改訂版の不都合な部分を修正し，新たな知見を追加させていただきました。まだまだ不十分な点や不都合な部分が多々あるかとは存じますが，今後も読者の皆様から忌憚のないご意見を賜り，内容の充実に努めてまいりたいと思います。

　この改訂新版の刊行に際して，深いご理解と惜しみないご援助を賜りました，（株）インターズー社長の西澤行人氏に心より敬意を表します。そして，大変煩雑で膨大な量の編集作業をこなしてくださった上野 純氏に深く感謝申し上げます。

2015年 春　　浅野隆司
浅野妃美

目　次

まえがき　　3
改訂版の発刊に際して／改訂新版の刊行に際して　　4
生体各部の名称　　8
生体の位置と方向を表す用語　　9

第1章　生体を構成する要素
1　生体を構成する要素　　10
2　細胞　　10
　（1）細胞の基本構造　　10
　（2）細胞の活動　　14
　（3）細胞の増殖　　17
3　組織　　18
　（1）上皮組織　　18
　（2）結合組織（支持組織）　　18
　（3）体液　　20
4　ホメオスタシス　　23

第2章　骨格系
1　骨格の役割　　24
2　骨格の基本的構造　　24
　（1）骨の形状　　24
　（2）骨の基本構造　　24
　（3）骨の微細構造　　25
　（4）骨の成長　　26
　（5）骨の連結　　27
3　主な骨格　　29
　（1）頭蓋の骨　　29
　（2）脊柱　　29
　（3）前肢骨　　31
　（4）後肢骨　　32

第3章　筋肉系
1　筋肉の役割　　34
2　筋肉の基本的構造　　34
　（1）骨格筋　　34
　（2）心筋　　36
　（3）平滑筋　　37
3　筋肉収縮のメカニズム　　37
　（1）筋線維の微細構造　　37
　（2）筋肉収縮のメカニズム　　38
4　筋紡錘と腱紡錘　　39
　（1）筋紡錘　　39
　（2）腱紡錘（ゴルジ腱受容器）　　40
5　筋肉のエネルギー　　40
6　主な骨格筋　　41
　（1）主な骨格筋　　41
　（2）骨格筋以外の横紋筋　　45

第4章　神経系
1　神経系の役割　　50
2　神経の基本的構造　　51
　（1）ニューロン　　51
　（2）有髄神経と無髄神経　　51
3　情報伝達のメカニズム　　52
　（1）電気的伝導　　52
　（2）化学的伝達　　53
　（3）神経伝達物質　　56
4　神経系の分類　　56
　（1）中枢神経系　　56
　（2）末梢神経系　　57
5　中枢神経系　　58
　（1）大脳　　58
　（2）脊髄を除く大脳以外の中枢神経系　　59
　（3）脊髄　　60
　（4）中枢神経系を保護する仕組み　　62
6　末梢神経系　　63
　（1）体性神経系　　63
　（2）自律神経系　　65

第5章　感覚器
1　感覚器の役割　　70
　（1）感覚の順応　　70
　（2）感覚の投影　　71
2　視覚　　71
　（1）眼球の役割と構造　　72
　（2）副眼器の役割と構造　　75
　（3）視覚の仕組み　　75
3　聴覚　　77
　（1）耳の役割と構造　　77
　（2）聴覚の仕組み　　81
4　平衡感覚　　82
　（1）前庭感覚　　82
5　味覚　　84
　（1）味覚の仕組み　　84
　（2）味の識別　　85
6　嗅覚　　85
　（1）嗅覚の仕組み　　85
7　皮膚感覚　　86
　（1）皮膚の役割と構造　　86
　（2）皮膚の分泌腺　　87
　（3）皮膚感覚　　87

8 深部感覚 89
  9 内臓感覚 89
    (1) 内臓痛覚 89

第6章　内分泌系

  1 内分泌系の役割 90
    (1) 内分泌系の器官とホルモンの作用 90
    (2) 内分泌系の調節 92
  2 視床下部・下垂体系 93
    (1) 視床下部 93
    (2) 下垂体 94
  3 成長ホルモン 96
    (1) 骨および臓器・組織に対する作用 96
    (2) 代謝に対する作用 96
  4 プロラクチン 97
  5 バソプレシン 98
  6 オキシトシン 100
  7 甲状腺のホルモン 101
    (1) 甲状腺の構造 101
    (2) 甲状腺ホルモン 102
  8 カルシウムとリンの代謝 103
    (1) カルシウムとリンの代謝 104
    (2) カルシウム調節ホルモン 105
  9 副腎のホルモン 106
    (1) 副腎皮質 106
    (2) 副腎髄質 110
  10 膵臓のホルモン 111
    (1) 膵臓の役割と構造 112
    (2) インスリン 112
    (3) グルカゴン 114
    (4) ソマトスタチン 114
    (5) 膵ポリペプチド 115
  11 血中ブドウ糖（血糖）の調節 115
  12 その他のホルモン 116

第7章　栄養と代謝

  1 栄養と代謝 118
    (1) 栄養素 118
    (2) 高エネルギーリン酸化合物 118
  2 中間代謝 119
    (1) 糖質の中間代謝 121
    (2) タンパク質の中間代謝 123
    (3) 脂質の中間代謝 123
    (4) 中間代謝の調節 123

第8章　消化器系

  1 消化器系の役割と構造 126
    (1) 消化器系の役割 126
    (2) 消化器系の構造 126
    (3) 消化管を支配する神経 126
    (4) 消化器系への血液供給（腹腔循環） 128
  2 消化管の運動と調節 129
    (1) 咀嚼 129
    (2) 嚥下 130
    (3) 食道の運動 130
    (4) 胃の運動 131
    (5) 小腸の運動 132
    (6) 大腸（結腸）の運動 133
    (7) 排便の仕組み 134
  3 消化液 134
    (1) 唾液 135
    (2) 胃液 136
    (3) 膵液 140
    (4) 胆汁 141
  4 消化 145
    (1) 糖質の消化 145
    (2) タンパク質の消化 146
    (3) 脂質（脂肪）の消化 147
  5 吸収 148
    (1) 小腸粘膜の構造 148
    (2) 栄養素の吸収 150
  6 腸内細菌叢 153
  7 新生児の消化と吸収 154

第9章　循環器系

  1 循環器系の役割と構造 156
    (1) 循環器系の役割 156
    (2) 循環器系の構造 156
  2 心臓 158
    (1) 心臓の構造 158
    (2) 心臓の働く仕組み 164
    (3) 心臓機能の調節 165
  3 血管 166
    (1) 血管の構造 166
    (2) 血管の役割 166
  4 血液循環の調節 170
    (1) 自律神経系による調節 171
    (2) 内分泌系による調節 172
  5 主な動脈系 172
    (1) 小循環（肺循環） 172
    (2) 大循環（体循環） 172
  6 主な静脈系 174
    (1) 小循環（肺循環） 174
    (2) 大循環（体循環） 174
  7 冠状循環 175
  8 胎児循環 175

第10章　血液・リンパ系

  1 血液・リンパ系の役割と構造 178
  2 血液 178
    (1) 血漿 178
    (2) 細胞成分 180
    (3) 止血 182
    (4) 血液凝固 183
  3 リンパ系 183
    (1) リンパ管 183
    (2) リンパ節 184
    (3) リンパ性器官 186
  4 生体防御の仕組み 187
    (1) 非特異的防御機構 188
    (2) 特異的防御機構 188

第11章　呼吸器系

1 呼吸器系の役割と構造　192
　（1）呼吸器系の役割　192
　（2）呼吸器系の構造　192
2 換気の仕組み　198
　（1）吸息　198
　（2）呼息　200
3 ガス交換　200
　（1）肺胞におけるガス交換　200
4 血液による酸素の運搬　202
5 血液による二酸化炭素の運搬　203
6 呼吸の周期性　205
7 肺換気量の調節　205

第12章　泌尿器系

1 泌尿器系の役割と構造　208
　（1）泌尿器系の役割　208
　（2）泌尿器系の構造　208
2 腎実質の微細構造　211
　（1）腎臓の血管系　211
　（2）ネフロン　212
3 尿生成の仕組み　215
　（1）糸球体濾過　215
　（2）尿細管再吸収　216
　（3）尿細管分泌　218
4 排尿の仕組み　219

第13章　生殖機能系

1 生殖機能系　222
2 生殖器の構造　222
　（1）オスの生殖器　222
　（2）メスの生殖器　223
3 性の分化　225
4 性腺機能の調節　227
　（1）性腺刺激ホルモンによる精巣機能の調節　228
　（2）精子の形成　228
　（3）性腺刺激ホルモンによる卵巣機能の調節　229
5 性周期　230
　（1）卵巣周期　231
　（2）誘起排卵動物　233
　（3）月経周期　233
　（4）発情周期　234
　（5）性周期に影響を及ぼすホルモン以外の要因　234
6 妊娠　235
　（1）精子の受精能獲得　235
　（2）受精　236
　（3）胚の発育　236
　（4）胎盤の形成　236
　（5）内分泌器官としての胎盤の役割　239
7 分娩　240
　（1）子宮の変化　240
　（2）分娩開始の機序　240
　（3）分娩　241

第14章　炎症とオータコイド

1 炎症の発現機構　242
2 炎症の過程　242
3 オータコイド　244
4 ヒスタミン　245
5 セロトニン　246
6 ブラジキニン　248
7 エイコサノイド　249
8 血小板活性化因子　251

第15章　体温の調節

1 体温　252
　（1）変温動物と恒温動物　252
　（2）生体内の温度分布　252
2 体温調節の仕組み　254
　（1）生体内における熱の産生　254
　（2）生体外への出熱　254
　（3）発熱　254

第16章　Clinical point of view

（1）輸液（補液）療法：体液そのものの治療　256
（2）膠質浸透圧　257
（3）浮腫　258
（4）股関節形成不全　258
（5）膝蓋骨脱臼　259
（6）前十字靱帯断裂　259
（7）筋肉内注射によく用いられる筋肉群　261
（8）椎間板ヘルニア　261
（9）白内障　261
（10）緑内障　261
（11）低カルシウム血症　263
（12）クッシング症候群　263
（13）糖尿病　264
（14）肝リピドーシス　265
（15）便秘　265
（16）採血・静脈内注射によく用いられる血管　265
（17）先天性心疾患　265
（18）門脈体循環シャント　269
（19）拡張型心筋症と肥大型心筋症　269
（20）循環器系（心臓血管系）と呼吸器系の関係　271
（21）水胸・血胸・膿胸と肺水腫　272
（22）気管虚脱　273
（23）腎不全　274
（24）子宮蓄膿症　274
（25）前立腺肥大　275

参考文献　276
索引　278

（注）本書の内容は，特にことわりがなければイヌについて述べてあります。

生体各部の名称

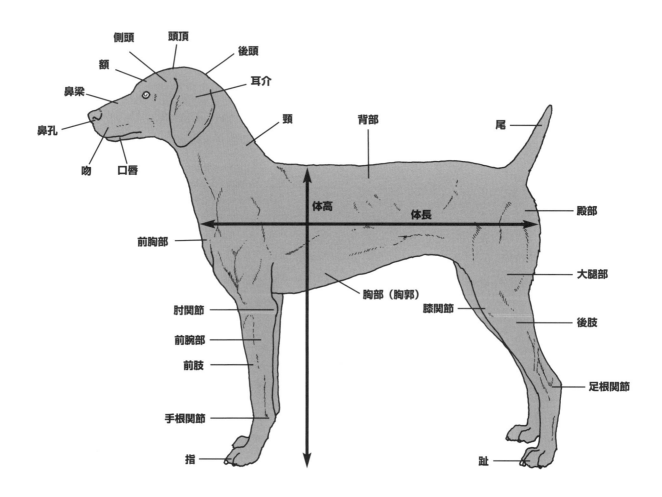

生体の位置と方向を表す用語

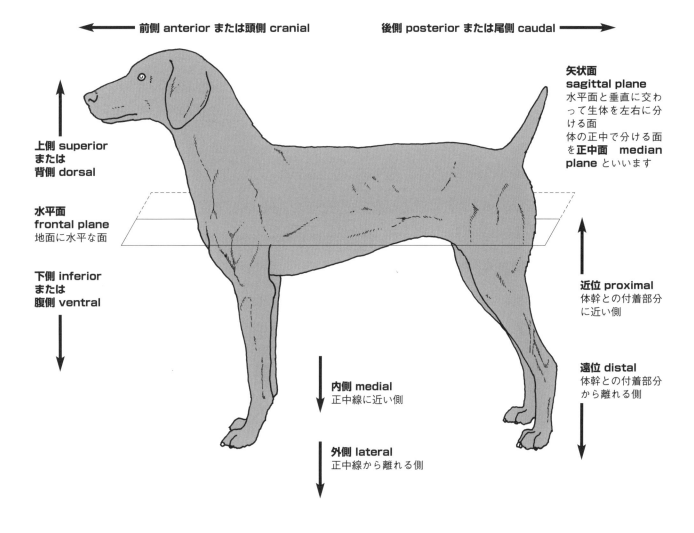

第1章 生体を構成する要素

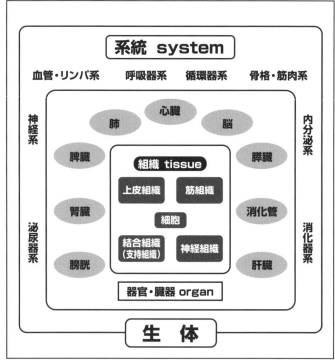

図1-1　生体を構成する要素

生体を構成する最小単位は細胞ですが，それぞれの細胞が勝手に活動を行っていたのでは1つの生体としての秩序を維持することは不可能です。

まず，細胞は分裂増殖して一定の機能を持つ集団である組織を形成します。これらはさらに高度な機能を営む器官あるいは臓器を形成し，この中で協同して働く器官がまとまって系統を形成します。

これらの系統は，生体内でその系統独自の機能を営むとともに，他の系統とも複雑に関係しあいながら，1つの個体としての生命活動を維持しているのです。

1　生体を構成する要素

●生物の最も小さい単位は**細胞** cell です。この細胞が分裂増殖して一定の機能をもつ集団となったものを**組織** tissue といいます。

●これらはさらに高度の機能を営む**器官**または**臓器** organ を形成し，この中で協同して働く器官がまとまったものが**系統** system です。

●これらの系統は，生体内でその系統独自の機能を営むとともに，他の系統とも複雑に関係しあいながら，1つの個体としての生命活動を維持しています（図1-1）。

●健康な状態では，これら細胞，組織，器官または臓器，系統の機能に何らかの乱れが生じたとしても，生体内を一定に保とうとする力（ホメオスタシス〔後述〕）が働いて，乱れを自動調節します（これを自然治癒力といいます）。

2　細胞

（1）細胞の基本構造（図1-2）

●通常，細胞は1個の**核** nucleus*と，それを取り巻く**細胞質** cytoplasm から形成されています。

●細胞質には，ミトコンドリア mitochondria，小胞

ミトコンドリア（糸粒体）mitochondria
ミトコンドリアは，糖質の代謝産物を二酸化炭素と水に化学変化させる酵素などを含んでいます。この変化の過程において，生体のエネルギー源であるATP（7栄養と代謝：1栄養と代謝　参照）が産生されます（そのため，活発に活動する細胞にはミトコンドリアが多く存在します）。
なお，ミトコンドリアは独自の核酸をもち，分裂増殖およびタンパク質の合成を行っています。

小胞体 endoplasmic reticulum
小胞体は，ゴルジ装置や細胞膜，核膜と連絡していて，形や役割は細胞の種類によってさまざまです。
リボソームで合成されたタンパク質をゴルジ装置に送る粗面小胞体（リボソームが付着していて膜の表面がザラザラに見える小胞体）と，脂肪の代謝やステロイドホルモン，グリコーゲンなどの生成をしたり，筋肉の収縮，解毒などの働きをする滑面小胞体（リボソームが付着していない膜の表面がスムーズな小胞体）があります。

ゴルジ装置（ゴルジ複合体）Golgi apparatus
ゴルジ装置は，粗面小胞体で作られたタンパク質が運ばれてくるところで，これらのタンパク質はゴルジ装置の中で分泌タンパク質に合成された後，細胞外へ分泌顆粒として放出されます。全ての細胞にみられますが，とくに分泌細胞でよく発達しています。

中心小体 centrosome
中心小体は，細胞分裂の際の染色体（後述）の移動に関与していて，多くの場合核の近くに存在します。精子の尾や線毛など，細胞表面から出て運動する動毛はこの中心小体が変化したものです。

リソーム（ライソーム）lysosome
リソームは袋状の構造物で，その中には数10種類の酵素が含まれています。
これらの酵素は粗面小胞体のリボソームで合成されたあと，ゴルジ装置に運ばれて生成されたもので，細胞外からの異物や細胞内の不要物を消化して，最終的には細胞外へ捨てています。

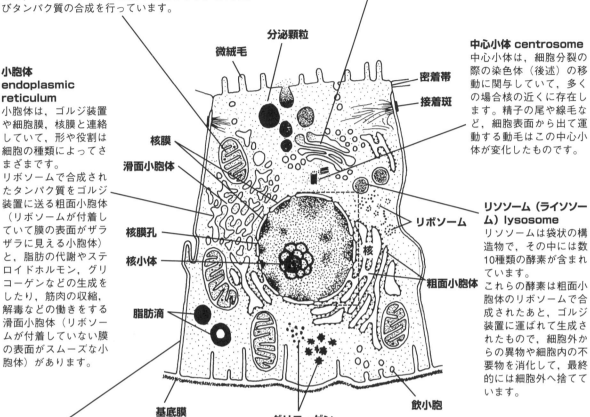

細胞膜 cell membrane
細胞膜（形質膜）は細胞の内部と外部を隔てて細胞内の恒常性を保っていますが，そのほかにも重要な役割があります。細胞膜はリン脂質という物質で2層に構成されていて，ところどころにタンパク質が塊状になって埋まっています。これらのタンパク質の中には，外界から必要なものを取り入れて細胞内に運んだり細胞内の老廃物を細胞外へ排出する役目を行っているものがあります*。
また，膜の外側に顔を出して糖鎖という角のようなアンテナをもっているタンパク質もあり，外界の情報を収集して細胞内に伝えています。そのほかにも酵素**の役目をするなど，細胞膜のタンパク質はさまざまな働きをして細胞そのものの活動を助けています。

リボソーム ribosome
リボソームは，核からの指令を運んできたmRNA（後述）のメッセージを解読してタンパク質を合成します（図1-3）。リボソームには，小胞体に付着して細胞外で使われるタンパク質を合成する付着リボソームと，細胞質内に散らばっていて細胞内で使用するタンパク質を合成する遊離リボソームの2つがあります。

その他の細胞質成分
細胞質の内部にはこの他にも原線維，フィラメント（細糸），微細管，グリコーゲン顆粒，脂肪滴，色素顆粒などが存在してさまざまな役割を行っています。

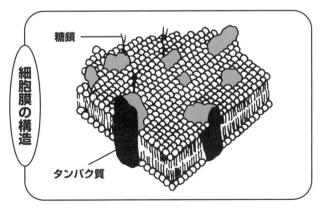

*キャリア（担体）　細胞表面にあり，あるイオンや分子と結合すると自身の分子の形を変化させ，結合した分子を細胞膜の一側から他側へと移動させる性質をもつタンパク質（輸送タンパク）。
**酵素　生体内の化学反応の触媒として働くタンパク質。

図1-2　細胞の基本構造

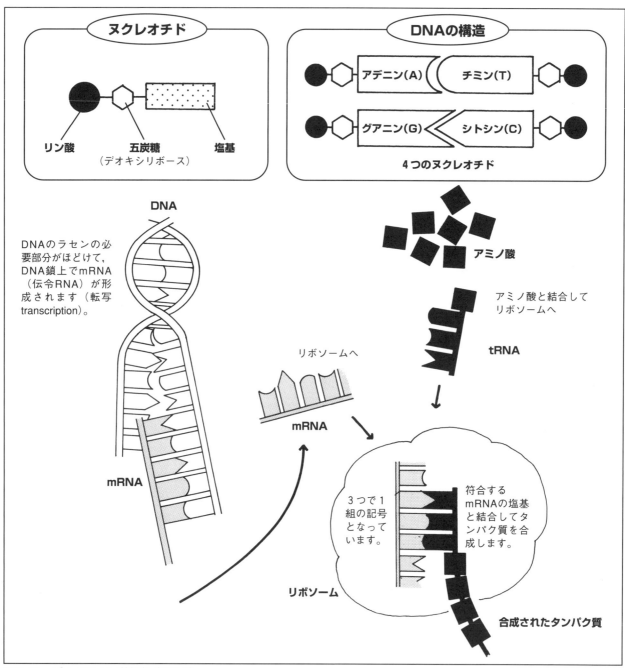

図1-3 デオキシリボ核酸（DNA）
デオキシリボ核酸（DNA）は，リン酸，デオキシリボース（五単糖），および4種類の塩基が組み合わされたヌクレオチド nucleoside という単位から形成されています。
DNAは二重ラセン構造という変わった構造をしていて，4つのヌクレオチドの塩基の部分が，2つずつ組み合わさってハシゴのようになり，さらにラセン状にねじれています。
DNAには，タンパク質を合成する設計図や遺伝情報が隠されているわけですが，その秘密はヌクレオチドの4種類の塩基にあります。これらは，アデニン（A）はチミン（T）と，グアニン（G）はシトシン（C）と必ずペアになると決まっていて，このペアの配列の組み合わせの違いが，種々のタンパク質の合成や遺伝情報の違いとなっています。

体 endoplasmic reticulum，**ゴルジ装置（ゴルジ複合体）** Golgi apparatus，**中心小体** centrosome，**リソソーム（ライソソーム）** lysosome，**リボソーム** ribosome などの**細胞内小器官** cell organella というさまざまな働きをもつ小器官があります。

●核と細胞質を形成する基礎的物質は**原形質** protoplasm です。原形質は多くの水分といくつかの元素から形成されていて，この中でさまざまな細胞活動が行われています（後述）。原形質は半流動の物質で，絶えず流動しています（**原形質流動**）。

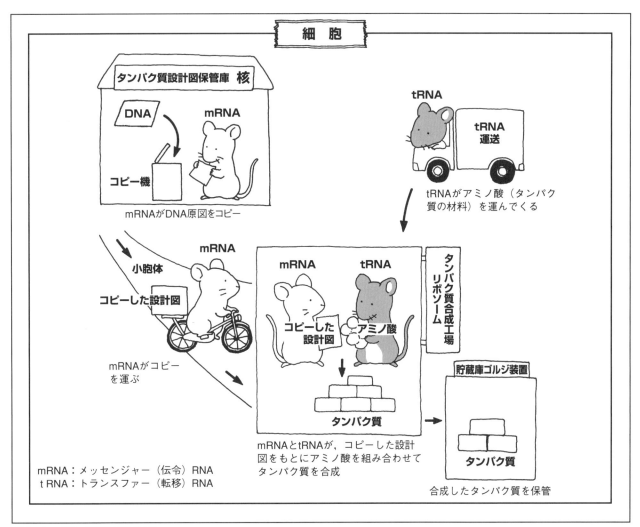

図1-4 タンパク質の合成

リボ核酸（RNA）はDNA（デオキシリボ核酸）の塩基のチミン（T）がウラシル（U）という物質に置き換わった物質ですが，二重ラセン構造はしていません。
タンパク質を合成する際には，DNAの二重ラセンの必要な部分がほどけて塩基の部分がむき出しになります。そこに各塩基に組み合わされるRNAのヌクレオチドが合成されて，DNAのネガ像のコピーが形成されます。
できあがったDNAのネガコピーはメッセンジャー（伝令）RNA（messenger RNA, mRNA）というRNAで，リボソームに送られます。
リボソームには，mRNAの運んできたDNAのコピーをもとに，転移RNA（transfer RNA, tRNA）によってタンパク質の材料となるアミノ酸が運ばれてきます。
　最後に，リボソームの中でtRNAとmRNAの塩基が結合して，DNAからコピーしたタンパク質が合成されます。

核

●核は，二重の核膜に包まれたほぼ球形の構造物です。

●核膜には**核膜孔**という多数の孔が開いていて，核と細胞質間の物質の移動は，この孔を通して行われます。

●核は主に**染色体** chromosome から形成されています。染色体は，その動物種と個体の遺伝情報のすべてを担う物質であり，**デオキシリボ核酸** deoxyribonucleic acid（**DNA****）という巨大分子から形成されています（**図1-3**）。

●DNAの情報は**mRNA**に転写されて細胞質内へと運ばれ，リボソームの中でタンパク質の合成が行われます（**図1-4**）。

●核内には，1～数個の**核小体** nucleolus という構造物があります。この核小体の主成分は**リボ核酸** ribonucleic acid（**RNA****）で，ここではタンパク質合成を担うリボソームのRNAが作られています（RNAは，核膜孔を通って細胞質へ出ていきます）。

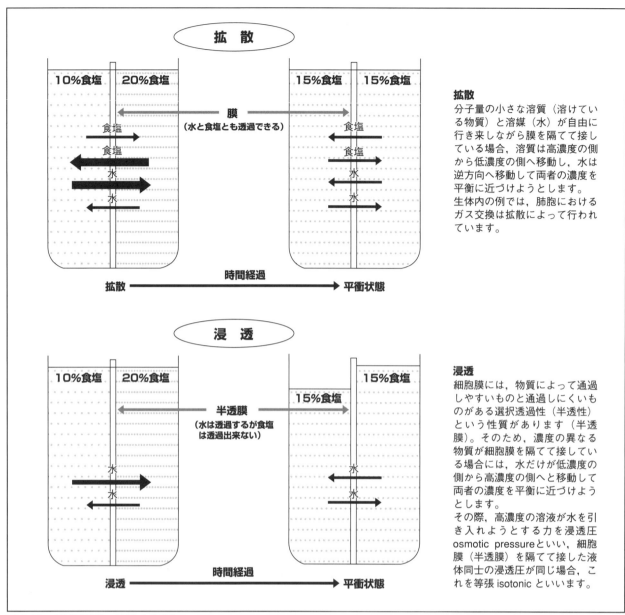

図1-5 受動輸送：拡散と浸透

●核小体は，成長の盛んな細胞で多くみられます。

*多くの動植物体は核をもつ細胞（真核細胞）から形成されていますが，核をもたない細胞もあります（原核細胞）。
**デオキシリボ核酸（DNA）とリボ核酸（RNA）を核酸といいます。

（2）細胞の活動

●生物の最も小さい単位である細胞は，自身や組織，器官を維持するためにさまざまな活動を行っています。各細胞の役割によっても異なりますが，基本的な活動は以下のようなものです。

物質の移動

●細胞の内外では，細胞膜を挟んで絶えず物質が移動しています。しかし，物質によって通過しやすいものと通過し難いものがあるため，どのような物質でも細胞の内外を自由に移動できるとは限りません。

①**受動輸送** passive transport

濃度勾配によって物理的に起こる物質の移動をいいます。受動輸送には，**拡散** diffusion と**浸透** osmosis があります（図1-5）。

②**能動輸送** active transport

細胞膜の内外の濃度勾配に逆らって行われる物質の移動で，細胞が自らのエネルギーを利用して行い

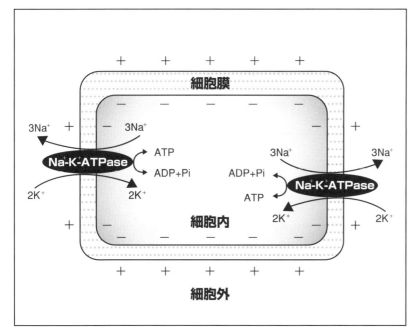

図1-6 能動輸送：ナトリウム・カリウムポンプ

細胞膜には，ナトリウム・カリウムポンプという能動輸送の仕組みがあります。このナトリウム・カリウムポンプは，細胞膜に存在するナトリウム・カリウムATPアーゼ（Na^+-K^+ATPase）という酵素によって働いています。
この酵素は，細胞のエネルギー源であるATPがADPに分解される時に発生するエネルギーを用いて，ATP 1分子あたり3個のナトリウムイオン（Na^+）を細胞外へ排出し，2個のカリウムイオン（K^+）を細胞内へ取り入れています。このことによって，細胞内はK^+の濃度が高く，Na^+の濃度が低く保たれています。
細胞は，自らのエネルギーの約半分をこのナトリウム・カリウムポンプに費やしているといわれます。この仕組みは，特に腎臓，胃，小腸などの機能を支える上で重要な役割を演じています。
ところで，細胞膜の内外には必ず電位差があって，細胞の内側は外側に対してマイナスになっています（膜電位）。この膜電位は，細胞膜の内外を電解質が移動することによって生じるもので，上述のナトリウム・カリウムポンプも大きく関係しています。

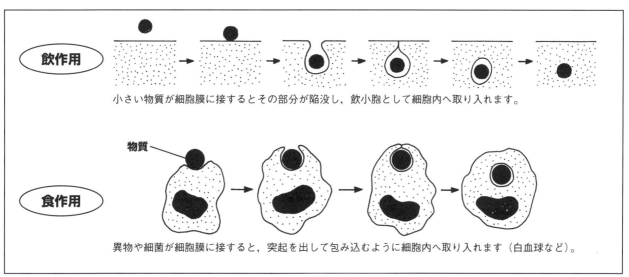

図1-7 飲作用と食作用

ます。この輸送法は，あたかも細胞膜にポンプが存在して特定の物質を汲み上げるような仕組みであることから，「生理的ポンプ」ともいわれます。細胞内から細胞外に向かってナトリウムを汲み出す**ナトリウムポンプ**，細胞外から細胞内へカリウムを取り入れる**カリウムポンプ**などがあります（図1-6）。

③その他の物質輸送

細胞膜を挟んだ小さな分子の移動の場合，細胞膜の形態上の変化は起きませんが，大きな分子や異物の場合，細胞膜の形態的変化を伴った輸送が行われます。細胞膜外から内部への輸送としては，**飲作用** pinocytosis や**食作用** phagocytosis があります（図1-7）。また，細胞内で合成した物質を細胞外へ輸送する**分泌** secretion，細胞内の不要な物質を細胞外へ輸送する**排泄** excretion があります。分泌や排泄は飲作用の逆の経過を取ります。

運動

●細胞は，それぞれの役割によって形態を変化させたり，一部分を運動させたりしています。

①アメーバ運動

細胞が，原形質流動を伴う細胞質の変化によって偽足を伸ばし，その方向に移動していくことをいいます。白血球の移動はこのアメーバ運動によって行われています。

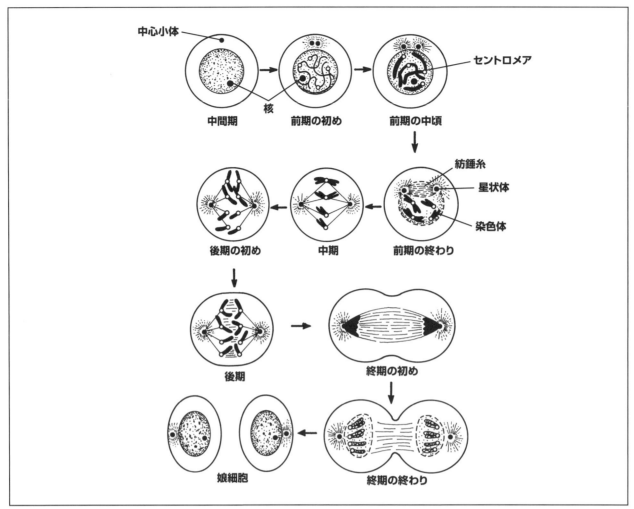

図1-8 細胞の増殖：有糸分裂

②収縮

筋肉の細胞（筋線維）は，必要に応じて一定方向に収縮します（3筋肉系：3筋収縮のメカニズム参照）。

③線毛運動

気管や卵管の上皮細胞表面には，線毛という多数の突起があります（後述）。これらは協調して振子様運動を行い，異物を輸送します。

④鞭毛運動

精子（1つの細胞）表面には，鞭毛という長い突起があります。これは波状に運動して精子を移動させます。

物質代謝

●すべての生きた細胞は，**代謝** metabolism という活動を行っています。代謝とは，生体内で生じる物質の化学的変化のことで，**異化作用** catabolism と同化作用 anabolism があります（7栄養と代謝：1栄養と代謝参照）。

受容体（レセプター）

●通常，細胞がホルモンや神経伝達物質などの生理活性物質あるいは薬物などに反応するには，それらの物質が細胞膜上あるいは細胞内に存在する**受容体** receptor と呼ばれるタンパク分子に結合しなければなりません。

●特定の受容体は，特定の生理活性物質あるいは薬物などの分子とのみ，その分子の形状すなわち分子構造に基づいて結合します。

●これは"鍵"と"鍵穴"との関係によって説明できます：すなわち，受容体は"鍵穴"であり，正しい"鍵"（生理活性物質や薬物など）だけがその

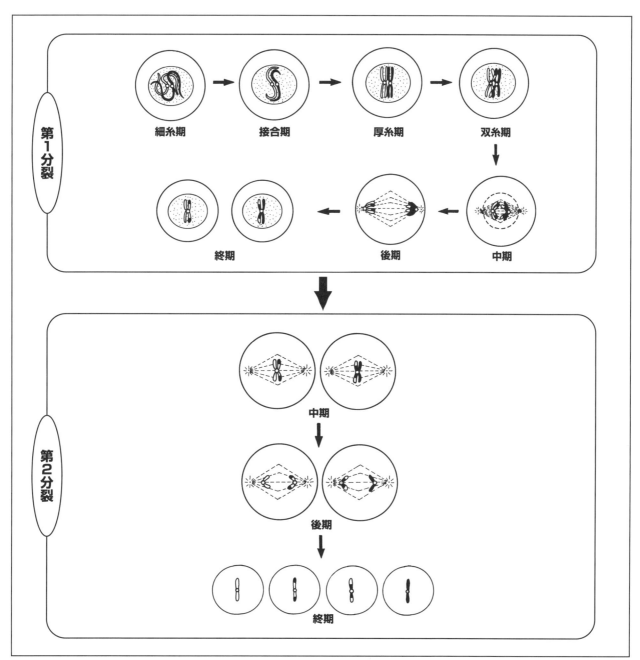

図1-9 細胞の増殖：減数分裂

"鍵穴"にぴったりとはまり，ドアを開けることができる（作用が発現する）わけです。

●生理活性物質あるいは薬物などと受容体との正しい組み合わせによって発現する作用には，細胞分泌，筋細胞の収縮，神経細胞の脱分極などといったいくつかの種類の細胞変化があります。

(3) 細胞の増殖

●細胞は，**細胞分裂** cell division によってその数を増していきます。高等生物の細胞にみられる細胞分裂は，核内に**紡錘糸** spindle fiber という物質が現れる**有糸分裂** mitosis です*（**図1-8**）。

●また，卵子や精子などの生殖細胞が形成される際の細胞分裂は，細胞1個当たりの染色体数が半減する**減数分裂** meiosis です。減数分裂は，第1分裂と第2分裂の2段階で行われます（**図1-9**）。

*紡錘糸の現れない細胞分裂は無糸分裂といいます。

第1章 生体を構成する要素

3 組織

●細胞が分裂増殖して一定の機能をもつ集団となったものを**組織** tissue といいます（組織には細胞と細胞の間を埋める細胞間基質も含まれます）。

●組織は、さらに高度の機能を営む器官または臓器を形成しています。

●組織は、その形態と機能によって
　①**上皮組織** epithelial tissue
　②**結合組織** connective tissue または**支持組織** supporting tissue
　③**筋組織**（3 筋肉系　参照）
　④**神経組織**（4 神経系　参照）
に分類されます。

（1）上皮組織

●体表、体腔および器官の表面や内腔を覆う組織を上皮組織といいます。

●上皮組織を構成する細胞は互いに密着して並んでいて、隣接する細胞の間隙はさまざまな接着装置によって結合が強化されています。

●また、さらに結合を強固なものにするために、これらの細胞は**基底膜** basement membrane という特殊な膜状構造物によって裏打ちされています（図1-2）。

上皮組織の分類（図1-10）

●上皮組織は、構成する細胞層の厚さ、最表層の細胞の形態によって分類されます。

腺

●細胞内で合成された物質を細胞外へ排出する細胞を**腺細胞** glandular cell といいます。腺細胞は、通常集団で存在して1つの組織を形成しています（腺組織）。腺組織は、上皮組織に含まれます。腺組織は、以下のように分類されます。

①**外分泌腺と内分泌腺**

分泌物を直接あるいは導管を介して体表や器官内腔へと排泄する腺を**外分泌腺** exocrine gland（涙腺、唾液腺、消化液腺など）（図1-11）といいます。一方、分泌物が直接細胞から組織腔に排泄され、体液を介して標的臓器に運ばれるものを**内分泌腺** endocrine gland といいます（6内分泌系参照）。

②**分泌物の種類による分類**

分泌腺は、分泌される物質によって、
　粘液腺 mucous gland
　漿液腺 serous gland
　汗腺 sweat gland
　脂腺 sebaceous gland
　乳腺 mammary gland
　混合腺 mixed gland（2種類以上の腺細胞がある腺で、通常は粘液腺細胞と漿液腺細胞から形成されています）
などに分類されます。

（2）結合組織（支持組織）

●結合組織（支持組織）は、生体や器官の構造を支持し、さまざまな器官同士を結合する役割があります。

●支持組織は、
　①狭義の結合組織
　②軟骨組織（2骨格系　参照）
　③骨組織（2骨格系　参照）
　④血液とリンパ（10血液・リンパ系　参照）
に分類されます。

狭義の結合組織

●狭義の結合組織は、細胞成分、細胞間基質（無構造でタンパク質や多糖類を含有しています）および線維から形成されていて、**間質液（組織液）**（後述）を含有しています。

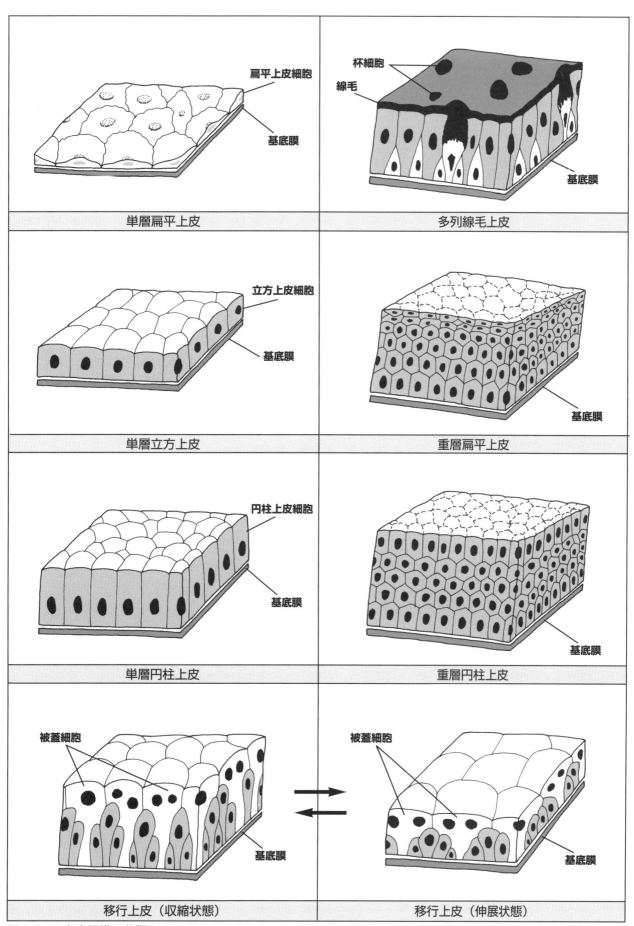

図1-10　上皮組織の分類

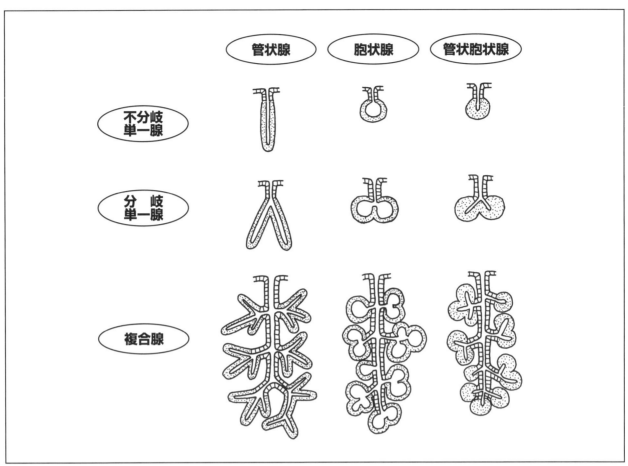

図1-11　外分泌腺：形態による分類

●結合組織を形成する線維には，コラーゲンから形成される**膠原線維** collagen fiber，エラスチンから形成される**弾性線維** elastic fiber，レティクリンから形成される**細網線維** reticular fiber があります。

●なお，膠原線維から形成される結合組織で，膠原線維が密に分布して細胞や細胞間基質に乏しい結合組織を**緻密結合組織** dense connective tissue（腱，靱帯，筋膜，腱膜など）といい，膠原線維と少量の弾性線維，細網線維が不規則に分布しているものを**疎性結合組織** loose connective tissue（皮下組織，粘膜下組織，血管や神経の周囲などに広く分布）といいます（図1-12）。

（3）体液（図1-13）

●生体は，その体重の約60％を**体液** body water という液体によって占められています（体液は，結合組織〔支持組織〕に分類されます）（前述）。

●体液のうち，細胞内にある体液を**細胞内液** intracellular fluid，細胞外にある体液を**細胞外液** extracellular fluid といいます。

●さらに細胞外液のうち，細胞間隙（組織間中）にある体液を**間質液** interstitial fluid あるいは**組織液** tissue fluid，心臓や血管内にあるものを**血漿**（blood) plasma，リンパ循環内にあるものを**リンパ（液）** lymph といいます。

●生体内の生きている細胞全ては，体液に浸った状態にあり，体液から栄養や酸素を受け取ったり，老廃物を排出したりしています。つまり細胞にとって，体液，特に細胞外液は，細胞自身の生活環境の全てなのです。

●したがって，細胞がその機能を維持して与えられた活動をスムーズに行うためには，細胞にとっての生活環境の全てである細胞外液が，常に一定の条件

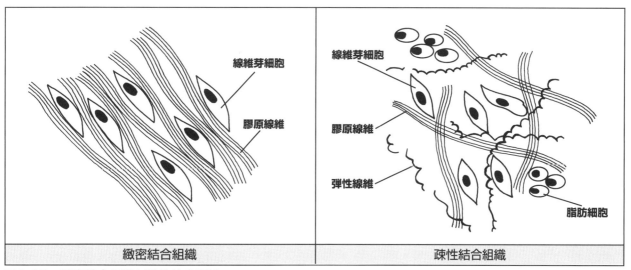

図1-12　緻密結合組織と疎性結合組織

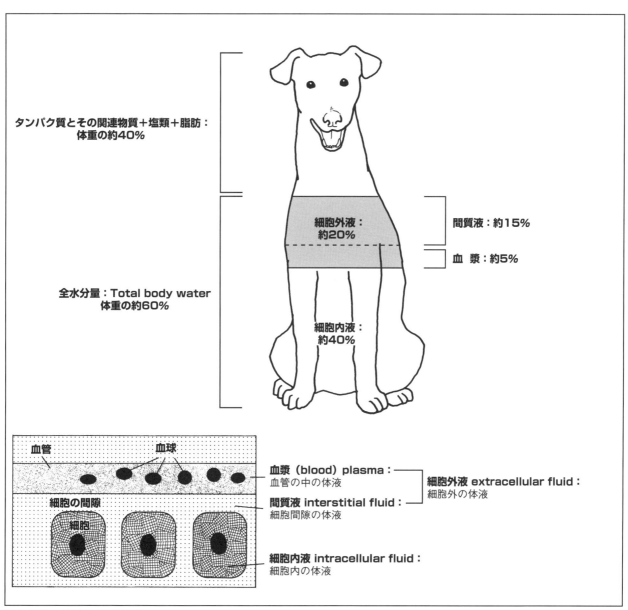

図1-13　体液とその区分

第1章　生体を構成する要素

表1-1 体液の組成

	組織内液	細胞外液	
		間質液	血漿
ナトリウムイオン(Na^+)	15*	140	142
カリウムイオン(K^+)	150	5	4
カルシウムイオン(Ca^{2+})	0.0001	1	2.5
マグネシウムイオン(Mg^{2+})	12	1.5	1.5
クロールイオン(Cl^-)	10	110	103
重炭酸イオン(HCO_3^-)	10	30	27
リン酸塩	40	2	1
ブドウ糖	1	5.6	5.6
タンパク質	4.0	0.2	2.5

*単位はすべてmmol/ℓ

に保たれている必要があります。

●生体には、これらの条件を常に一定に保とうとする仕組みが備わっています（後述）。

体液の組成（表1-1）

●体液は真水ではありません。体液中には、細胞に運ぶ栄養素や細胞から排泄された老廃物などさまざまな物質が、そのままの状態あるいは電気を帯びた**電解質** electrolyte（**イオン** ion）の状態で含まれています。

●体液の区分によって、含まれる物質の組成は異なっていますが、それぞれの物質は、必要に応じて細胞内外や各部位を移動しています（前述）。

体液の恒常性を維持する仕組み

体液の量と浸透圧の調節

●腎臓における尿の生成は、体液の量や浸透圧を一定に保つことに大きく関わっています。

●血液の浸透圧が変化すると、下垂体後葉から分泌される**バソプレシン** vasopressin（**VP**）の量がコントロールされます。その結果、腎臓で生成される尿の量が調整され、血液の浸透圧が維持されます（6内分泌系：5バソプレシン、12泌尿器系：3尿生成の仕組み　参照）。

●血液の浸透圧は、体液中の電解質（イオン）濃度によっても左右されます。副腎皮質から分泌される**電解質コルチコイド** mineralcorticoids は、腎臓などに作用して血漿中の電解質の量を調節しています（6内分泌系：9副腎のホルモン　参照）。

体液のpHの調節（体液酸塩基平衡）

●細胞の活動は、体液中の水素イオン（H^+）濃度に敏感に反応するため、少しの変化でも大きな影響が認められます。

●**水素** hydrogen は、体液の酸性、アルカリ性を決定するイオンです。そのため、生体内には体液のpHバランス（**酸塩基平衡** acid-base balance）を一定に保とうとする緻密な仕組みがあります。

●通常、生体内のpHは約7.4に保たれています。このpHが、7.4±0.05より低くなった場合を**アシドーシス** acidosis（酸性側に傾いた状態）、高くなった場合を**アルカローシス** alkalosis（アルカリ性側に傾いた状態）といい、体液のpHが7以下あるいは7.7以上になった場合には、生命が危うくなります。

●生体内の代謝活動では絶えずH^+を産生しているために、体液は常に酸性に傾く傾向があります。これらのH^+のほとんどは炭酸（H_2CO_3）によるもので、ごく一部が乳酸やケトン体などの物質から産生されます。

表1-2 体液のpH変化による代償性変化

	体液pHの変化		体液の最初の変化	代償性の変化
呼吸性アシドーシス	酸性へ傾く	（<7.4）	二酸化炭素分圧（P_{CO_2}）の増加	腎臓の尿細管から重炭酸イオン（HCO_3^-）の分泌増加
呼吸性アルカローシス	アルカリ性へ傾く	（>7.4）	二酸化炭素分圧（P_{CO_2}）の減少	腎臓の尿細管から重炭酸イオン（HCO_3^-）の分泌減少
代謝性アシドーシス	酸性へ傾く	（<7.4）	重炭酸イオン（HCO_3^-）の減少	肺胞中の二酸化炭素分圧（P_{CO_2}）減少
代謝性アルカローシス	アルカリ性へ傾く	（>7.4）	重炭酸イオン（HCO_3^-）の増加	肺胞中の二酸化炭素分圧（P_{CO_2}）増加

●体液中に入ったH_2CO_3は，重炭酸イオン（HCO_3^-）とH^+に解離します。解離したH^+は血漿タンパクによって中和されて肺へと運ばれ，呼気として大気中に排泄されます。また，赤血球中の色素タンパクであるヘモグロビン（Hb）も，中和作用をもっています（11呼吸器系：5血液による二酸化炭素の運搬 参照）。

●なお，この反応におけるHCO_3^-の供給には，腎臓における尿の生成も大きく関与しています（12泌尿器系：3尿生成の仕組み 参照）。

●前述のように，H^+の排泄には呼気が大きく係っているために，呼吸機能に何らかの障害が生じると，アシドーシスあるいはアルカローシスを招く結果となります。

●呼吸量の減少によるアシドーシスを**呼吸性アシドーシス** respiratory acidosis，呼吸量の増加によるアルカローシスを**呼吸性アルカローシス** respiratory alkalosis といいます（呼吸以外の要因で生じるアシドーシスを**代謝性アシドーシス** metabolic acidosis といいます）。

●なお，嘔吐によって胃酸を大量に喪失したり，アルカリ性の薬物を大量に投与したりして体液のpHがアルカリ性に傾いた場合を，**代謝性アルカローシス** metabolic alkalosis といいます（生体内の代謝の結果のみでアルカローシスに陥ることはありません）。

●体液の酸塩基平衡が乱れると，代償性にこれを戻そうとする作用が，生体内の生理的秩序とは無関係に，呼吸器や腎臓において引き起こされます（**表1-2**）。

4　ホメオスタシス

●前項で述べたように，生体は1つ1つの細胞から形成された集団であり，生体内にはこれら全ての細胞が正常な機能を営むための仕組み，つまり，細胞外液の浸透圧，pH，イオン（電解質組成），ガス組成，温度などを常に一定に保つための調節機構が数多く存在しています。

●これらの調節機構を**ホメオスタシス** homeostasis（**恒常性の維持**）といいます。

●ホメオスタシスが著しく乱された場合，生体は病的状態となります。その乱れがホメオスタシスの範囲内であれば病的状態から回復することが可能ですが，ホメオスタシスの範囲を超えた場合には，生体には死が訪れます。

●つまり，このホメオスタシスこそが，無数の細胞の集団である生体を，統一された1個の生命体として維持することを可能にしている仕組みそのものなのです。

●ホメオスタシスは，神経系（4神経系 参照）および内分泌系（6内分泌系 参照）によって制御されています。

第1章 生体を構成する要素

第2章 骨格系

1 骨格の役割

●**骨格系** skeletal system は，生体の骨組みを形成して支持・保持し，付着する骨格筋と共同して運動を行う運動器官です。また，頭蓋と脊椎によって中枢神経系を，胸郭によって胸腔内臓器を，骨盤によって腹腔内臓器を保護しています。

●さらに，骨格系は骨髄で赤血球や白血球などを産生する造血組織としてや，生体内のカルシウムの貯蔵器官としての重要な役割ももっています。

2 骨格の基本的構造

（1）骨の形状（図2-1）

●骨は，その形状によって5つに分類されます。

（2）骨の基本構造（図2-2）

●長骨の場合，両端を**骨端** epiphysis，円筒状をした胴体部分を**骨幹** diaphysis といいます。成長期の骨の場合，両者の間は骨端軟骨によって結合されています（**骨端線** epiphysial line を形成します）。

●骨端を除く骨の表層は，**骨膜** periosteum によっ

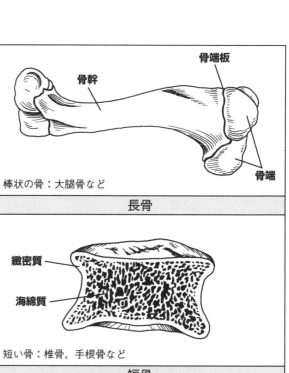

棒状の骨：大腿骨など
長骨

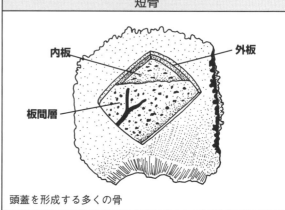

短い骨：椎骨，手根骨など
短骨

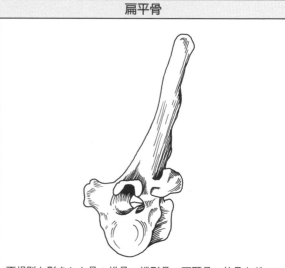

頭蓋を形成する多くの骨
扁平骨

不規則な形をした骨：椎骨，蝶形骨，下顎骨，仙骨など
不規則骨

内部に空気を含んだ空洞を持つ骨
骨を軽くしたり音を響かせる役割をもつ：前頭骨など
含気骨

図2-1　骨の形状

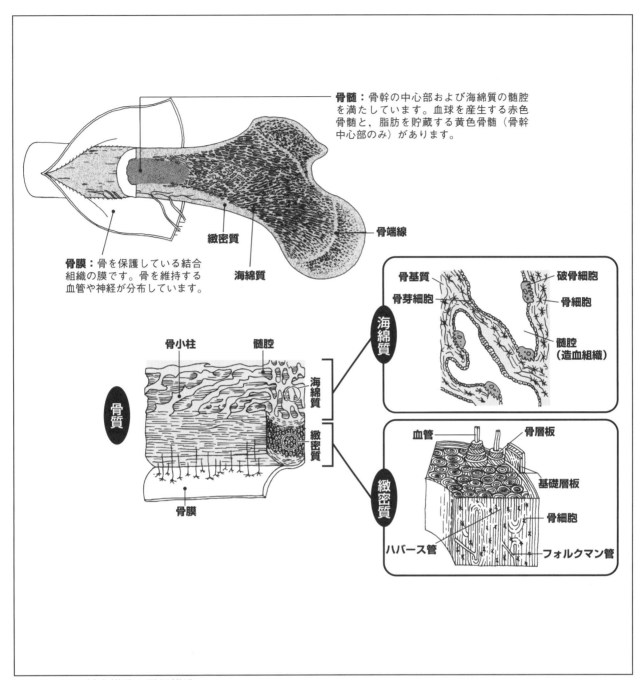

図2-2 骨の基本構造と微細構造

て覆われています。骨幹の表層は，非常に硬く緻密な**緻密質** compact bone によって形成されていて，内部は多孔性の**海綿質** spongy bone という組織から形成されています。

●海綿質の内部は**骨髄** bone marrow によって埋められています。骨髄には**赤色骨髄** red marrow と**黄色骨髄** yellow marrow の2つがあります。

●短骨，扁平骨および不規則骨の構造も，基本的には長骨と同じです。

（3）骨の微細構造（図2-2）

骨組織

●骨組織は，**骨細胞** osteocyte と細胞間質から形成されています。

●細胞間質はカルシウムやリンなどの無機質と膠原

線維などの有機質から形成されています。緻密質の部分では，**骨層板** bone lamella という板状の骨組織が血管を年輪のように取り巻いています。骨層板の中心にできる管を**ハバース管** haversian canal といい，ここを通って骨の栄養血管が骨全体に分布します。

● ハバース管は互いに連絡して網状を形成していて，骨表面とは**フォルクマン管** Volkmann's canal によって連絡しています。

● 各骨層板を結合する膠原線維は互いに異なる方向へ走行して，骨を補強しています。

軟骨組織

● 軟骨組織は，軟骨細胞と軟骨細胞自身が産生した細胞間質から形成されています。

● 細胞間質は，ゲル状のムコタンパクと多量の水分を含んでいて，骨組織に比較して圧迫や屈折に強くなっています。カルシウムは含まれていません。

● 軟骨には血管は分布していないため，軟骨を包む軟骨膜から酸素や栄養を得ています。

（4）骨の成長（図2-2）

骨組織の成長

● 骨は一見死んだ組織に見えますが，実はカルシウムやリンなどの無機質と膠原線維などの有機質から形成されている，生きた組織です。

● 骨の組織中には**骨芽細胞** osteoblast という細胞があります。骨芽細胞は，膠原線維を分泌して骨の基質を形成しています。この基質にカルシウムやリンが沈着して水酸化リン灰石結晶が形成される結果，骨組織が形成されていきます（骨を太く強くしようとする作用です）。

● 一方，骨の組織中には**破骨細胞** osteoclast という

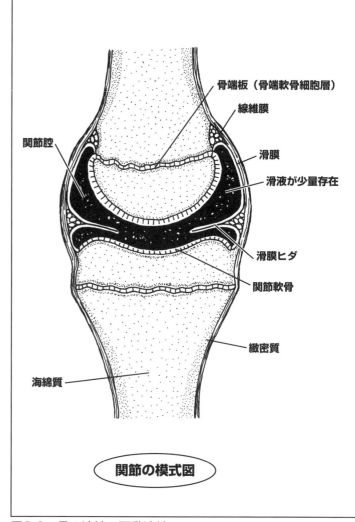

図2-3　骨の連結：可動連結

細胞もあります。破骨細胞はマクロファージ系（10 血液・リンパ系　参照）の細胞で，食作用により骨組織を破壊・吸収（**骨の再吸収**）していきます（骨を軽くしようとする作用です）。

● このように骨組織は，新生と破壊・吸収を活発に繰り返している生きた組織なのです。

骨端線における成長

● 成長期においては，骨端線を形成する骨端軟骨細胞が活発に増殖して骨端軟骨を形成し続け，これらが順次骨組織に置き換わる結果，骨は長さを増していきます。

● 骨端における骨の成長は成長ホルモン（6 内分泌

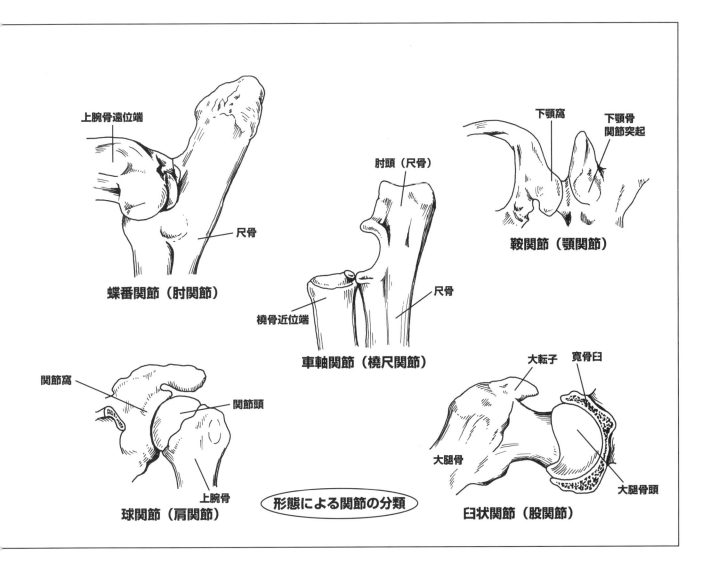

形態による関節の分類

系：3 成長ホルモン　参照）によって支配されています。成長が完了すると，骨端軟骨は骨組織と置き換わり（**骨結合** synostosis），初めて骨端と骨幹は1つの骨となります。

骨膜下における成長

● 骨膜下においても骨芽細胞によって骨組織が新生され，骨は太さを増していきます。

（5）骨の連結

● 骨格は骨が連結し合うことによって形成されていますが，これには，連結し合った骨が動くことのできる**可動連結**と，互いにほとんど動くことのできない**不動連結**があります。

可動連結（図2-3）

● 一般的に，可動連結による骨の結合部分を**関節** joint といいます。関節は，骨膜から連続する**関節包** joint capsule によって覆われています。

● 関節包の外層は強い結合組織の**線維膜** fibrous membrane，内層は軟らかい結合組織の**滑膜** synovial membrane によって形成された腔（**関節腔**）をもっています。

● 関節腔には少量の**滑液** synovial fluid があって，関節面の摩擦を和らげています。

● 通常，関節の周囲には靱帯があります。靱帯は骨格筋の筋膜から連続する強靱なひも状構造物で，関

第2章　骨格系

節を補強したり，関節が動きすぎないようにしています。

●特に大きな負担のかかる関節では，関節腔内にも靱帯があります。(**関節内靱帯：膝関節の前・後十字靱帯など**)（図16-5）。

●また，関節腔内部には，線維軟骨の結合組織から形成される**関節半月** articular meniscus（例：膝関節：図16-5）や**関節円板** articular disc（例：顎関節）という構造物もあり，関節面の接触をよくして骨同士の逸脱を防いでいます。

不動連結

●不動連結には，線維性の連結と軟骨性の連結の2つがあります。

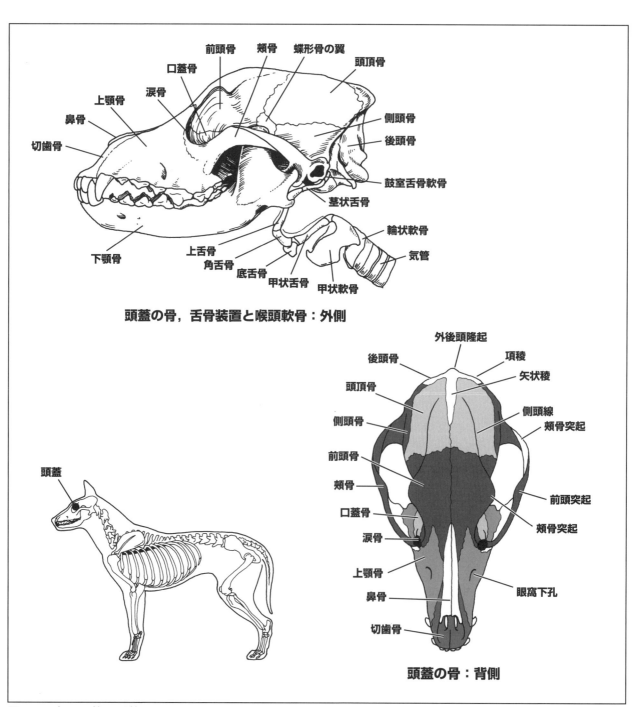

図2-4　主な骨格：頭蓋

●線維性の連結には，束状あるいは帯状の靱帯によって連結されている**靱帯結合** syndesmosis（骨間靱帯），少量の結合組織が骨と骨の間を埋めている**縫合** suture（頭蓋の骨同士の連結），結合組織によって弾力的に結合している**釘植** gomphosis（歯根と歯槽骨の連結）があります。

●軟骨性の連結は，成長期の長骨における骨端軟骨や，寛骨（腸骨，恥骨，坐骨の結合：この3骨の軟骨結合は成長とともに骨組織に置き換わり寛骨という1つの骨になります）などがあります。

3　主な骨格

（1）頭蓋の骨（図2-4）

（2）脊柱（図2-5・6）

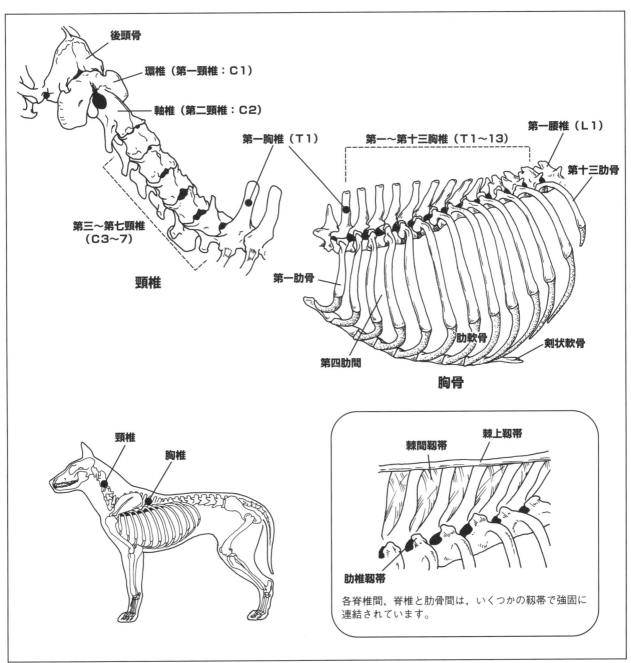

図2-5　主な骨格：脊柱（頸椎～胸椎）
体幹の柱になる骨格を脊柱といいます。脊柱は互いに連結し合っていて，内部には脊髄が走っています。脊柱は，頸椎，胸椎，腰椎，仙椎，尾椎から形成されています。

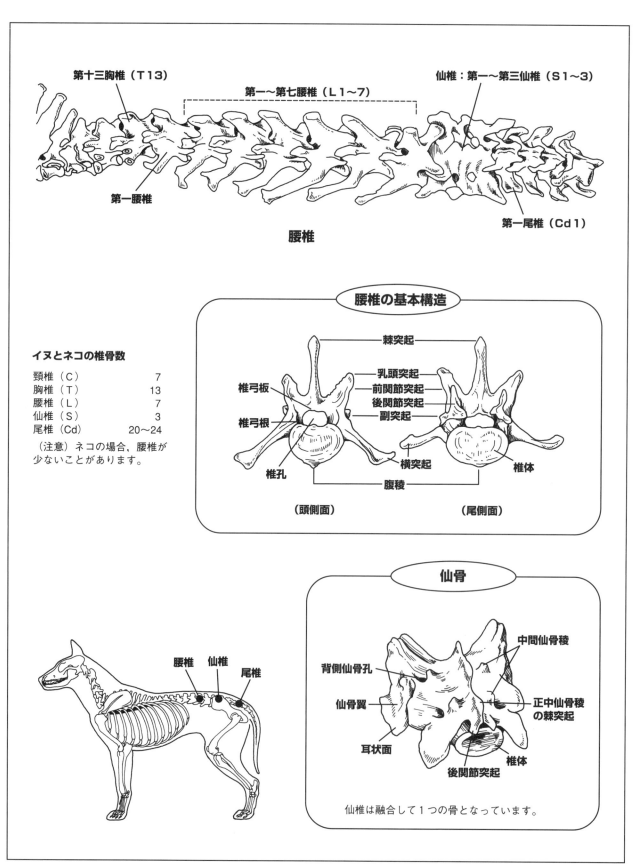

図2-6　主な骨格：脊柱（腰椎～尾椎）

（3）前肢骨（図2-7）

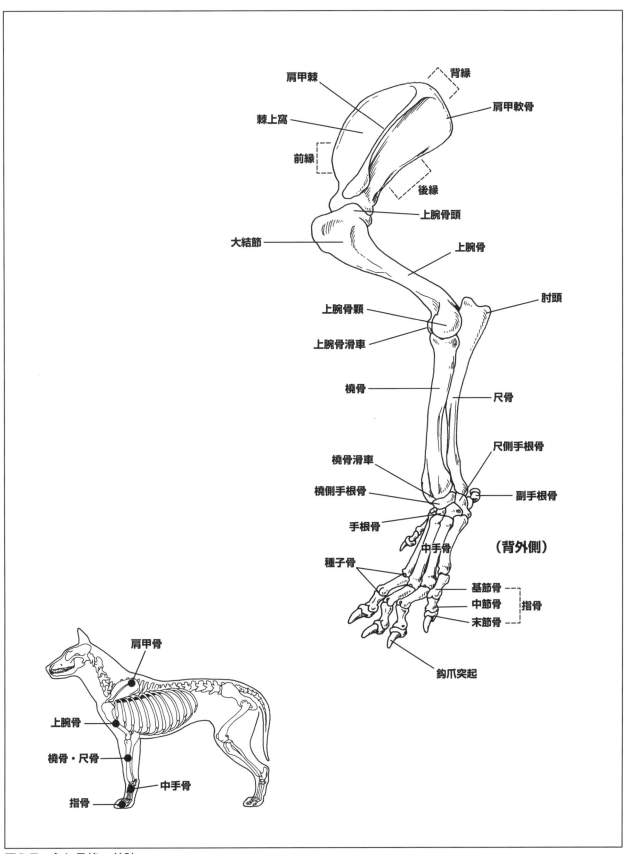

図2-7　主な骨格：前肢

（4）後肢骨（図2-8）

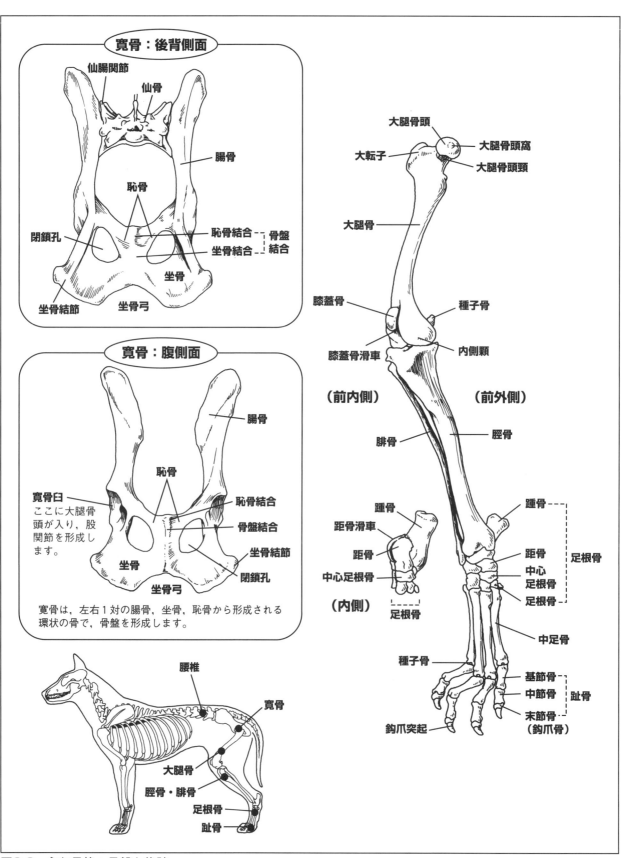

図2-8　主な骨格：骨盤と後肢

第3章 筋肉系

1 筋肉の役割

●**筋肉系** muscular system は運動機能をつかさどる器官系で，骨格に付属したり内臓の壁を形成したりして，全身に分布しています。

●筋肉系を形成する筋肉は，神経と同様に刺激によって興奮し，活動電位を生じる組織です（4 神経系：3 情報伝達のメカニズム　参照）。

●神経の場合は興奮することで情報を伝えますが，筋肉の場合には興奮することで筋肉自身が収縮します。この性質こそが，筋肉の運動の原動力となっています。

●筋肉は，その構造と収縮の仕組みの違いで，骨格に付随している**骨格筋** skeletal muscle，心臓の壁を形成している**心筋** cardiac muscle，心臓以外で袋状の壁をもつ内臓の壁を形成している**平滑筋** smooth muscle の3つに分類されます（図3-1）。

●なお骨格筋は，細かく巧みな運動のために速い収縮を行う**白筋** white muscle（**速筋**）と，姿勢の維持などのために長くゆっくりした収縮を行う**赤筋** red muscle（**遅筋**）の2つに分類されています。

●筋肉系は，運動を起こすという役割のほかにも，熱産生という重要な役割をもっています。

●骨格筋は生体内で最も多くの熱を産生している器官で，筋肉の産生するエネルギーの約25％は筋肉の運動そのものに利用されていますが，残りの75％は熱エネルギーとして体温を保つことに利用されています（15体温の調節：1体温　参照）。

2 筋肉の基本的構造

●生物は，1つ1つの細胞が集まって形成されています。したがって，筋肉もまた細胞が集まって形成されています。

●筋肉を形成している細胞を，**筋線維** muscle fiber といいます。

（1）骨格筋（図3-2）

●骨格筋は，体重の40〜50％を占める生体内で最も大きな組織です。

●骨格筋の筋線維は，直径約0.01〜0.1mmの細長い円筒形をした細胞が，いくつか融合して形成されているために，多数の核が認められます。

筋肉の分類	分布部位	主な働き	横紋の有無	自分自身の意志で動かせることの可否	支配する神経
骨格筋（横紋筋の細胞） 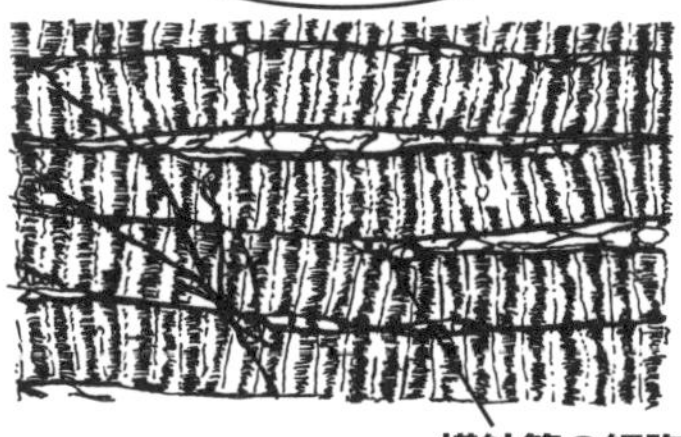	関節をまたいだ骨格	収縮と弛緩をすることによって、関節を伸び縮みさせる	有（横紋筋）	可（随意筋）	体性神経
平滑筋（平滑筋の細胞） 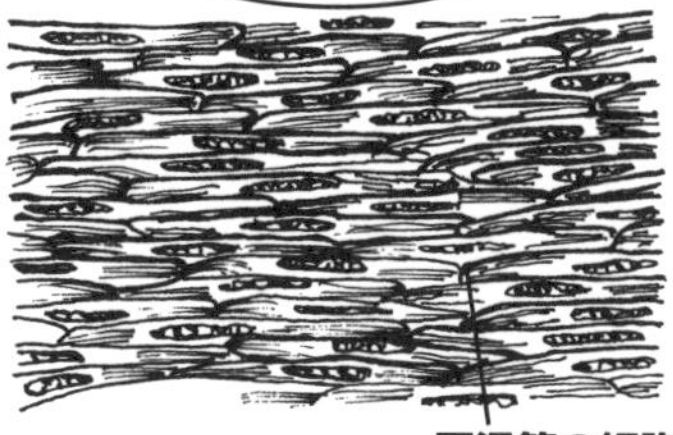	胃，腸，膀胱，血管，子宮の壁，ほか	ゆっくりと持続的な収縮を行うことによって、それぞれの臓器を運動させる	無	不可（不随意筋）	自律神経
心筋 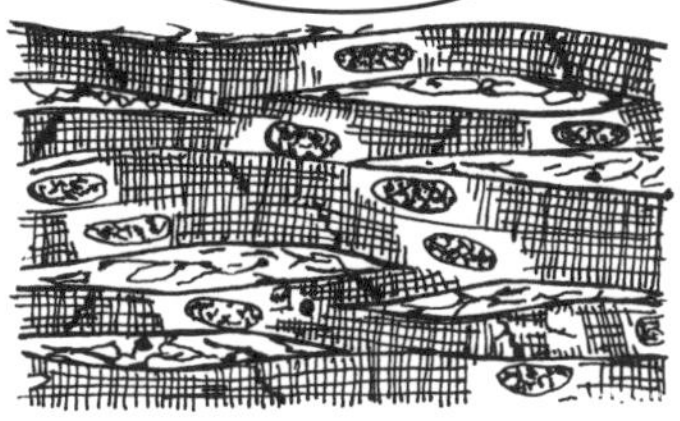	心臓の壁	心臓を拍動させることによって、血液を全身に循環させる	有（横紋筋）	不可（不随意筋）	自律神経（ホルモンによっても支配される）

図3-1　筋肉の分類

●筋線維の細胞膜を，**筋鞘（筋線維鞘）** sarcolemma といいます。

●筋線維は，基本的には一般的な細胞と同じ構造ですが，その細胞質のほとんどが**筋原線維（筋細線維）** myofibril から形成されているために，核は筋線維の辺縁部に押しやられています。

●骨格筋の筋原線維には，明るい部分と暗い部分が交互に走る**横紋** striation がみられます（**横紋筋** striomuscular）。

●筋線維は，1つ1つが網の目のような構造をした結合組織の膜（**筋内膜**）endomysium に覆われていて，この中には，筋肉に血液を運ぶ血管や情報を伝達する神経が走行しています。

●筋内膜に覆われた筋線維は，多数集まって筋束を形成しています。筋束はさらに**筋周膜** perimysium という膜に覆われています。この筋束が多数集まって1つの筋肉を形成しているのです。

●1つ1つの筋肉は，さらに**筋上膜** epimysium という膜に覆われています。

●筋線維の両端は，筋線維の周囲を網の目のように覆っている筋内膜に付着しています。この筋内膜は筋肉の両端で細い束となり，**腱** tendon という収縮性をもたない非常に強い組織を形成しています。腱の長さは筋肉によってさまざまです。

●骨格筋は，必ず1つの骨から起こり，他の骨などに付着して終わります。骨格筋は，自身が収縮した

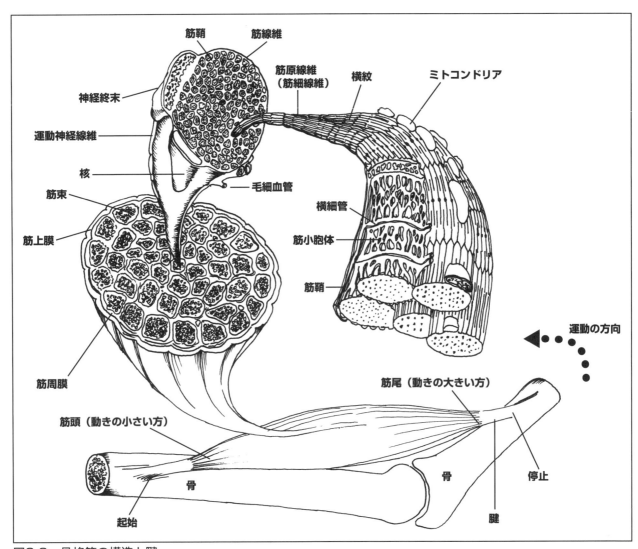

図3-2 骨格筋の構造と腱

り弛緩することによって骨格を動かしたり，関節を固定する役割をもっています。

●骨格筋は，自分自身の意志で収縮させたり弛緩させたりすることのできる**随意筋** voluntary muscle です。

(2) 心筋（図3-1）

●心筋を形成している心筋線維は，骨格筋より細く短い細胞です。しかも，1つ1つが枝分かれして隣接する心筋線維と結合しているために，全体で網の目のような構造をしています。

●この構造が，心筋線維の興奮を心筋全体に伝わりやすくしているのです。

●心筋線維には，それ自体が定期的に電気的興奮を発生させて心臓全体に伝導する**特殊心筋** specialized cardiac muscle（**刺激伝導系** impulse conducting system 9循環器系：2心臓 参照）と，特殊心筋から伝導された電気的興奮によって収縮する固有心筋の2つがあります。

●心筋にも横紋が認められます（横紋筋）。

●心筋は，自分自身の意志で収縮させたり弛緩させたりすることのできない**不随意筋** involuntary muscle です。

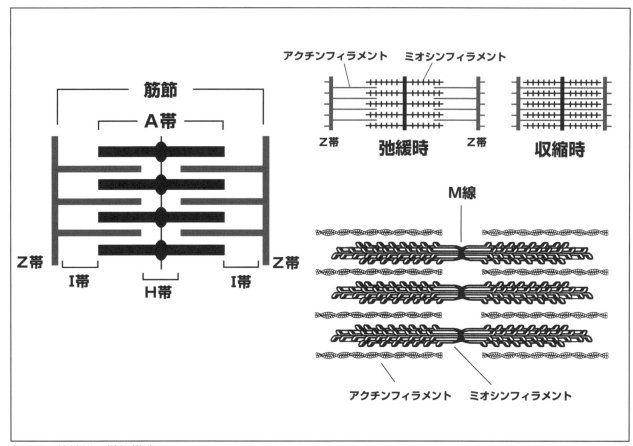

図3-3　筋線維の微細構造

(3) 平滑筋（図3-1）

●平滑筋を形成する筋線維は，骨格筋や心筋などと比較して短く，紡錘形をした細胞です。横紋はみられません。

●平滑筋は，骨格筋と比較して収縮の速度が遅く，収縮の力も強くありません。

●平滑筋は，神経（自律神経）とホルモンによって支配されています。

●平滑筋は，自分自身の意志で収縮させたり弛緩させたりすることのできない不随意筋です。

3　筋肉収縮のメカニズム

(1) 筋線維の微細構造（図3-3）

●骨格筋，心筋の筋線維は，数百～数千の筋原線維から形成されていますが，この筋原線維には横紋がみられます。

●横紋の明るく見える部分と暗く見える部分は，約 2μm の**筋節** sarcomere という単位が縦に並んだものですが，実はこの筋節に筋肉収縮のメカニズムが隠されています。

●筋節の明るく見える部分は，**アクチン** actin という収縮性のあるタンパク質の筋フィラメント（筋細

第3章　筋肉系　37

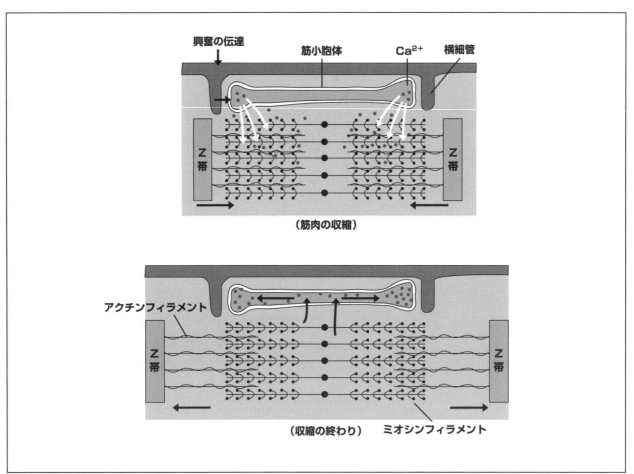

図3-4 筋肉収縮のメカニズム

糸）から形成されています（Ⅰ帯 I band）。

●Ⅰ帯の中央には**Z帯** Z band という少し暗い部分があり，ここにアクチンフィラメントの一方が固定されています。

●筋節の暗く見える部分は**A帯** A band といい，**ミオシン** myosin という収縮性のある線維タンパク質の筋フィラメント（ミオシンフィラメント）から形成されています。

●A帯の中央には**H帯** H band という少し明るい部分があり，さらにその中央には**M線** M line という部分があります。このM線の部分にミオシンフィラメントの一方が固定されています。

●このように，筋原線維の横紋は，アクチンフィラメントとミオシンフィラメントが交互に重なり合うことによって形成されています。

●平滑筋では，アクチンフィラメントおよびミオシンフィラメントが規則正しく並んでいないためと，アクチンフィラメントおよびミオシンフィラメントが骨格筋の約10％程度しか含まれていないために，横紋はみられません。しかし，筋肉収縮のメカニズムは骨格筋，心筋と変わりありません。

（2）筋肉収縮のメカニズム（図3-4）

●筋肉収縮の指令は，骨格筋の場合は運動神経から神経−筋接合部を経て，また，平滑筋の場合には自律神経から，興奮として筋肉に伝達されます（4 神経系　参照）。

●筋肉の筋鞘に伝達された興奮は，筋鞘の横細管を経て筋小胞体に伝達されます。

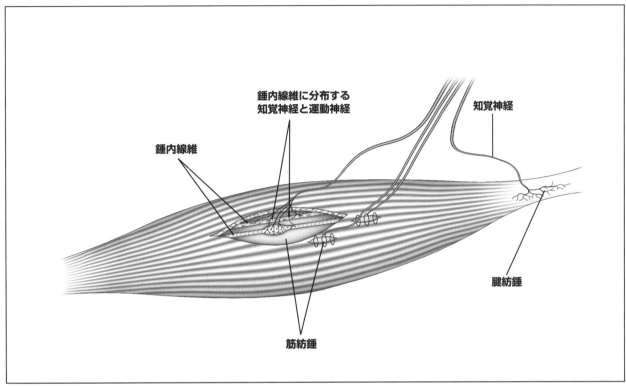

図3-5　筋紡錘と腱紡錘

●ところで，この筋小胞体内にはカルシウムイオン（Ca^{2+}）が貯蔵されています。興奮が伝達されると，貯蔵されていたCa^{2+}がアクチンフィラメントとミオシンフィラメントに降り注ぎます。

●Ca^{2+}は，アクチンフィラメントを活性化するきっかけとなり，アクチンフィラメントが滑走してミオシンフィラメントの間に滑り込みます。

●この運動がすべての筋節で行われるために，それぞれの筋節の長さが短くなり，結果として筋肉全体が短くなる，つまり収縮するわけです。

●筋肉の興奮が終了すると（収縮が終わると），放出されたCa^{2+}はすみやかに筋小胞体内へ回収され，次の収縮に備えます。アクチンフィラメントとミオシンフィラメントも元の位置に戻り，筋節の長さも元に戻ります。

4　筋紡錘と腱紡錘

●筋肉や腱には，それぞれ**筋紡錘** muscle spindle と**腱紡錘** tendon spindle（ゴルジ腱受容器 Golgi tendon organ）という器官があり，自身の伸展や緊張の程度をはかって調節しています。

（1）筋紡錘（図3-5）

●**筋紡錘**は，長さ約1〜3mm，直径約0.2〜0.5mmの紡錘形をした受容器で，錘内線維という特殊な筋線維から形成されています。

●筋紡錘は，骨格筋の筋鞘上にあります。筋紡錘は，周囲の筋肉が伸びると同時に自分自身も同方向に伸展し，その伸展状況を（知覚神経によって）中枢に伝達しています。

●筋紡錘からの情報は，反射中枢（4神経系：5中枢神経系　参照）を介して同じ筋肉に伝達されます。

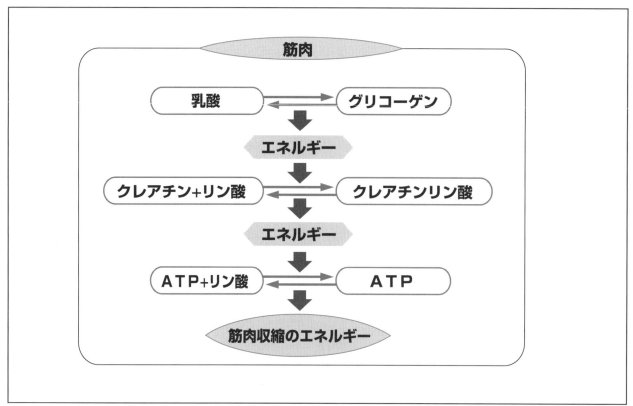
図3-6 筋肉のエネルギー

筋肉はこの情報をもとに自分自身の伸展状態を調節し，筋肉の伸び過ぎを防いでいるのです。

●筋紡錘の錘内線維には運動神経も分布していて，筋紡錘そのものの感度も調節しています。

（2）腱紡錘（ゴルジ腱受容器）（図3-5）

●腱には，腱の伸び過ぎを防止する働きをもつ**腱紡錘**という器官があります。

●腱紡錘は，腱と筋肉の接合部に分布する知覚神経の終末からなる受容器です。

●筋肉が収縮して腱が伸展すると，腱紡錘が興奮します。興奮した腱紡錘は，その腱を伸ばした筋肉に，直接収縮を抑制するように働きかけるのです。

●この仕組みは，腱の伸び過ぎや腱断裂を防止するのに役立っています。

5　筋肉のエネルギー

●骨格筋，心筋，平滑筋に関わらず，筋肉は常に運動しています。したがって，筋肉には運動するためのエネルギーが常に供給されている必要があります。

●筋肉を運動させるエネルギー源は，一般の細胞の活動エネルギー源と同様のATP（アデノシン3リン酸）という物質です（7栄養と代謝：1栄養と代謝参照）（図3-6）。

●筋肉を運動させるエネルギー源であるATPは，筋線維内にあるミトコンドリア（1生体を構成する要素：2細胞　参照）によって産生されています。

●筋原線維に含まれるタンパク質であるミオシンフィラメントの頭部には，ATPを分解する酵素（ATPase）があります。この酵素は，ATPをADP

とリン酸に分解するのですが，その際にエネルギーが産生されます。

●筋肉は，このエネルギーを自身の運動エネルギーとして利用しています。このエネルギーは，筋肉を収縮させるためにだけではなく，収縮した筋肉を元の状態に戻すためにも利用されています。

●ところで，筋肉は常に運動しています。そのため，筋肉が運動するエネルギー源として筋線維内で産生されるATPのみを利用していたのでは，すぐにエネルギーが消費されてしまいます。

●そこで筋肉は，ATPを消費すると同時に再合成も行うことで，エネルギーを絶え間なく供給する工夫をしています。

●筋原線維に含まれているタンパク質であるミオシンフィラメントの頭部には，クレアチンホスホキナーゼという酵素も含まれています。

●この酵素は，筋肉内にあるクレアチンリン酸という物質をクレアチンとリン酸に分解する働きがあり，この際に莫大なエネルギーが産生されます。筋肉は，このエネルギーを利用してリン酸とADPからATPを再合成し，新しいエネルギーを得ることを可能にしています。

●しかし，筋肉内に含まれるクレアチンリン酸の量にも限度があります。筋肉は，筋肉内のクレアチンリン酸の量が減少してくると，今度は筋肉内のグリコーゲンを分解し，このときに産生されるエネルギーを利用してクレアチンリン酸を合成します。

●グリコーゲンが分解したときに産生された乳酸は，肝臓で再びグリコーゲンに合成されます。

●筋肉は，このようにさまざまな方法によってエネルギーを獲得し，常に運動し続けることを可能にしているのです。

6　主な骨格筋

(1) 主な骨格筋

頭部の筋肉（図3-7）

●頭部の筋肉は，顔面の浅層にあって眼，口，耳介，鼻，頰などを動かして表情を作る**顔面皮筋群**と，咀嚼を行う**咀嚼筋群**（上顎と下顎を結び，頭部では大型の筋群）に大別されます。

●顔面皮筋群は脳神経の顔面神経，咀嚼筋群は主に脳神経の三叉神経によって支配されています（4神経系：6末梢神経系　参照）。

頸部および背部の筋肉（図3-8）

●頸部には，多数の筋肉が重なっていて，頭部を支えたり頸部を動かしたりしています。これらは主に脊髄神経によって支配されています（4神経系：6末梢神経系　参照）。

●背部の筋肉は，前肢に由来して前肢と体幹を結ぶ筋群と，脊柱の周囲を走って脊柱を支えたり動かしたりする筋群（**腰肋筋群，最長筋群，棘筋群**）の2つに分類することができます。

●これらは主に脊髄神経によって支配されていますが，**肩甲横突筋**と**僧帽筋**は脳神経の副神経によって支配されています（4神経系：6末梢神経系　参照）。

胸部の筋肉（図3-9）

●胸部は，多数の筋肉が重なっています。これらは胸髄からの脊髄神経によって支配されています（4神経系：6末梢神経系　参照）。

●胸部には，呼吸運動を行う**呼吸筋** respiratory muscle があります（11呼吸器系：2換気の仕組み　参照）。

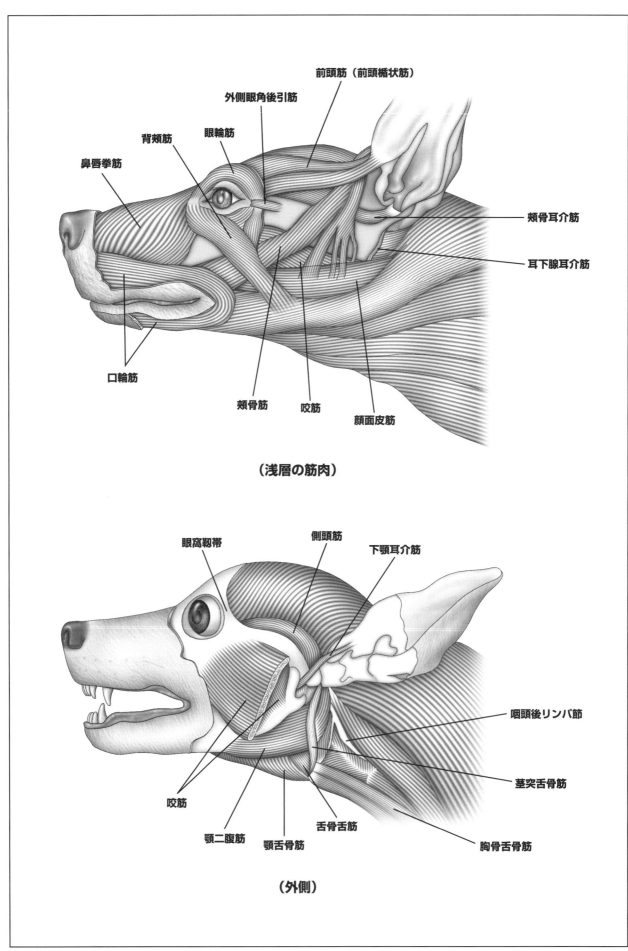

図3-7 頭部の筋肉

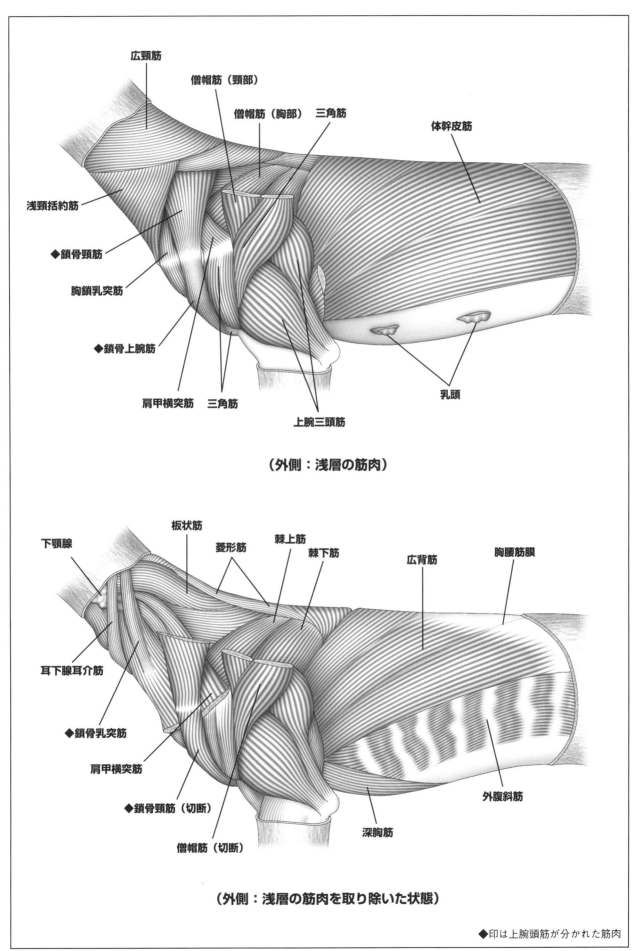

図3-8　頸部および背部の筋肉

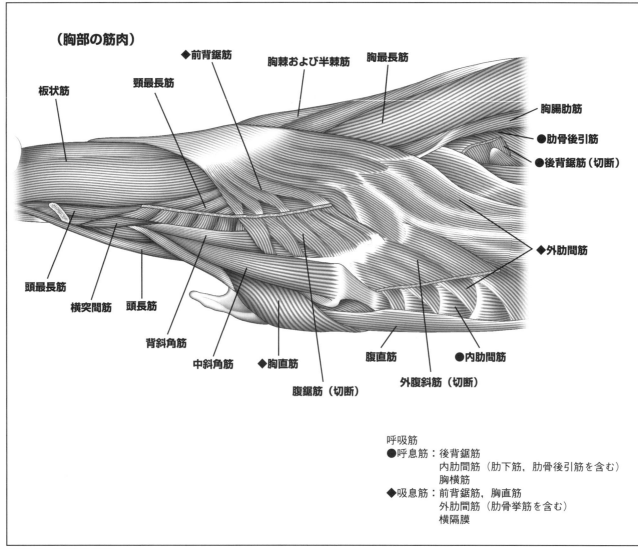

図3-9 胸部の筋肉

腹部の筋肉（図3-10）

● 腹部では，左右1対ずつの筋肉に付属する腱膜が腹部正中線で交差して白線 white line を形成しています。白線という名称は，この部分が血管分布に乏しく白色を呈していることに由来します。

● 腹部の筋肉は，胸髄と腰髄からの脊髄神経によって支配されています（4神経系：6末梢神経系　参照）。

● 腹部の筋肉は，排便，排尿，呼吸，分娩のために腹圧を加えたり，脊柱を曲げたりしています。

● 外腹斜筋はその後端（大腿内側の鼠頸部）で鼠径靱帯 inguinal ligament とともに外鼠径輪を，内腹斜筋は内鼠径輪を形成しています。

● 外鼠径輪と内鼠径輪の間は鼠径管 inguinal canal （鼠径隙）という管状構造で，この部分を精索 spermatic cord が通って精巣 testis に連絡しています（雌の場合，子宮円索という胎生期の遺残物が，腹膜と脂肪に包まれて入っています：鞘状突起）（13生殖機能系：2生殖器の構造　参照）。

前肢の筋肉（図3-11）

● 前肢の筋肉は，肩甲骨に付着して前肢と体幹を結

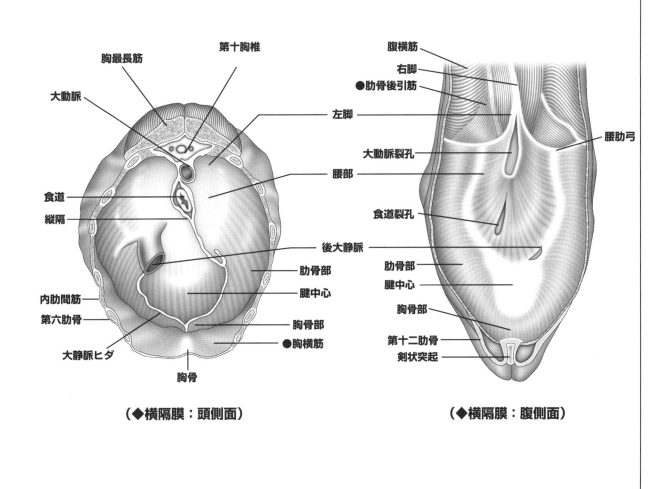

(◆横隔膜：頭側面)　　(◆横隔膜：腹側面)

んだり，前肢を動かしたりしています。

●前肢の筋肉は，脊髄神経の腕神経叢からの神経によって支配されています（4 神経系：6 末梢神経系 参照）。

後肢の筋肉（図3-12・13）

●後肢の筋肉は，骨盤に付着して後肢と体幹を結んだり，後肢を動かしたりしています。

●後肢の筋肉は，脊髄神経の腰仙骨神経叢からの神経によって支配されています（4 神経系：6 末梢神経系 参照）。

（2）骨格筋以外の横紋筋

●骨格筋以外の横紋筋には，**皮筋** cutaneous muscle および**関節筋** articular muscle があります。皮筋は骨格に関係なく皮下で皮膚に付着する少数の筋肉で，皮膚に運動と緊張をもたらす役割をもっています（図3-7～12）。

●関節筋（関節包筋）はごく少数で，イヌでは後肢にのみ存在します。

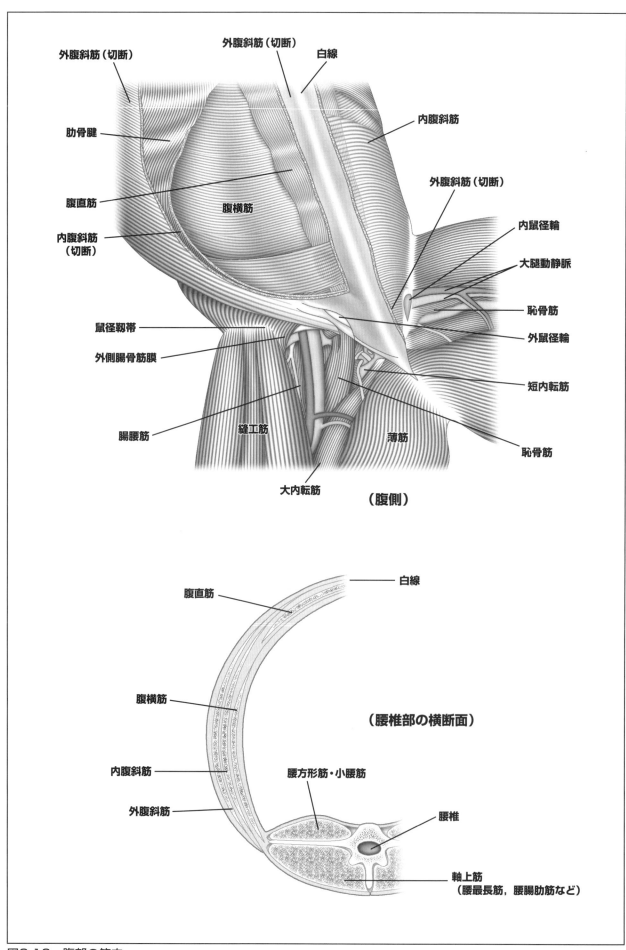

図3-10 腹部の筋肉

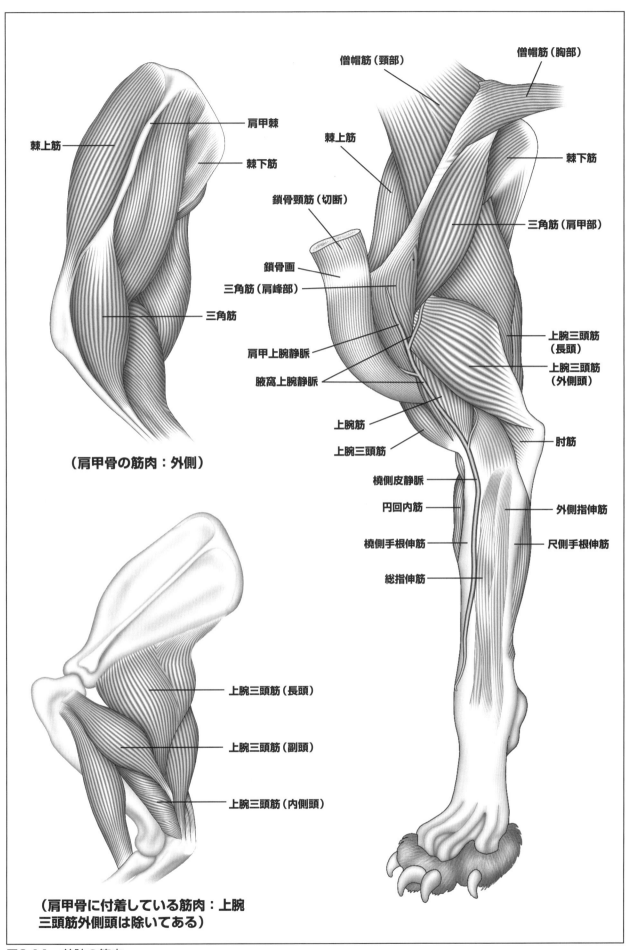

図3-11　前肢の筋肉

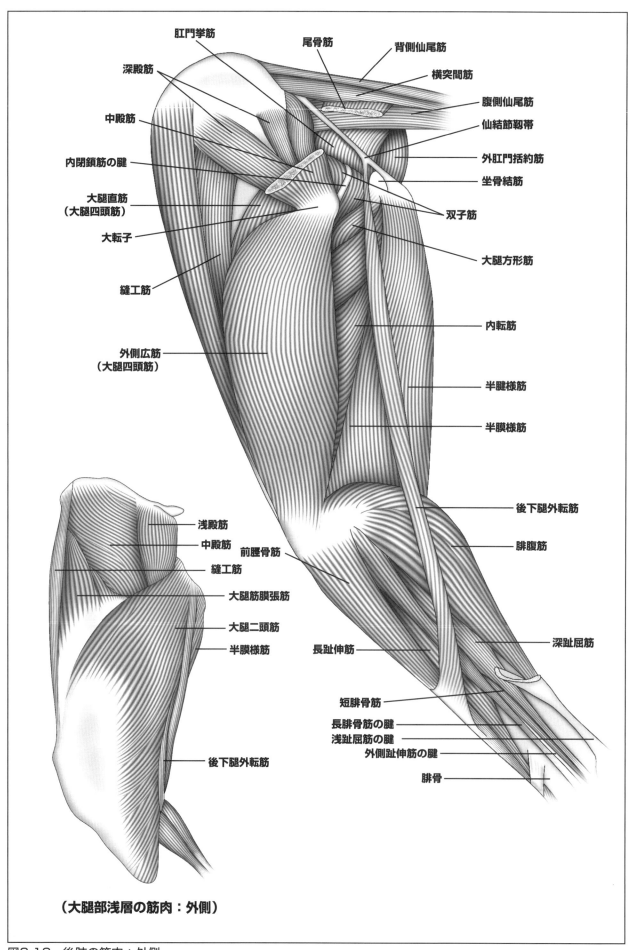

図3-12　後肢の筋肉：外側

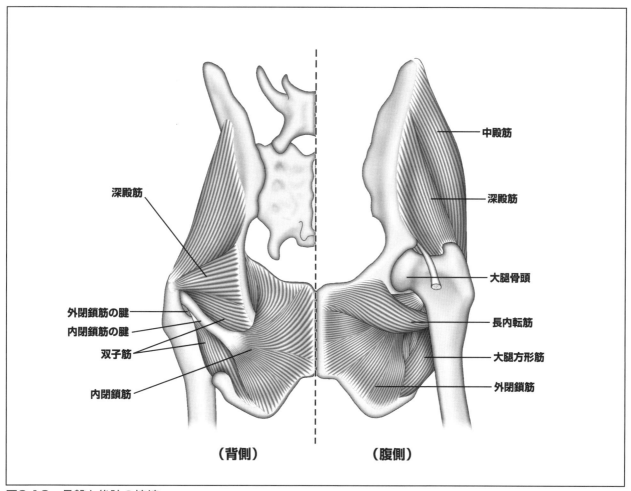

図3-13 骨盤と後肢の接続

第3章 筋肉系

第4章 神経系

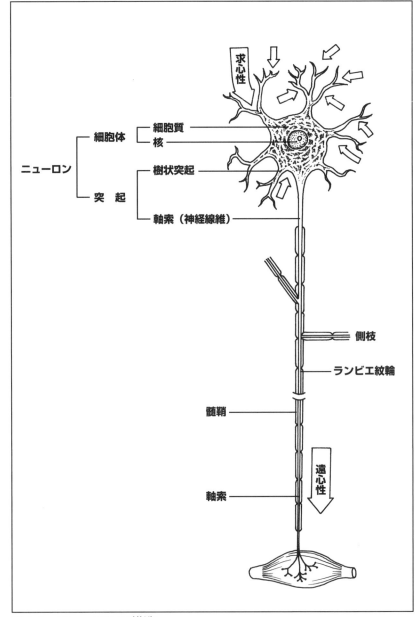

図4-1 ニューロンの構造

1 神経系の役割

●生体の内部が安定した状態に保たれていなければ，生体が発育したり生命活動を維持したりするのに支障をきたしてしまいます（**ホメオスタシス** homeostasis　1生体を構成する要素：4ホメオスタシス　参照）。

●そこで生体は，生体内外の情報を常に収集して，その内容を分析，検討し，生体の内部を安定させるための調節を行っています。

●生体内でこれらの役割を演じているのは，**神経系** nervous system と**内分泌系**（6内分泌系　参照）です。

●神経系と内分泌系を比較すると，内分泌系による調節はゆっくりと持続的であるのに対して，神経系による調節は，すばやく一時的なものです。この両者は互いに関連しながら，生体内を安定した状態に保っています。

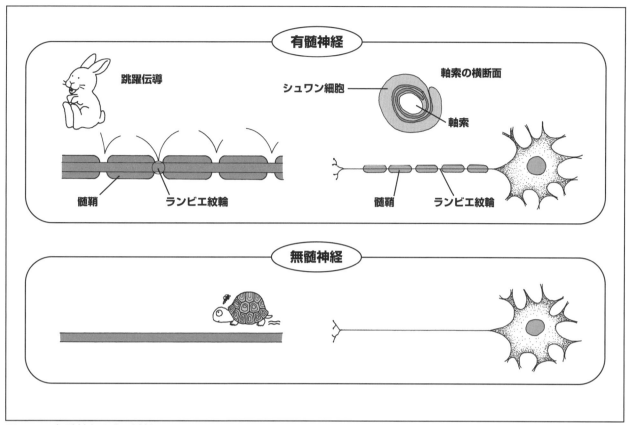

図4-2　有髄神経と無髄神経

2　神経の基本的構造

（1）ニューロン（図4-1）

●生体は1つ1つの細胞が集まって形成されています。したがって，たとえそれが神経であったとしても，生体内にある以上は，やはり細胞が集まったものです。

●神経系のいずれにおいても，その形態および機能は**ニューロン** neuron（神経細胞）という細胞（細胞体および付属する突起）を最小の単位としています。

●生体内の器官とその機能によって，ニューロンにはさまざまな形態がみられますが，その基本的な構造はほとんど同じで，**細胞体** soma, cell body と，そこから出る短い突起（**樹状突起** dendrite）および長い突起（**軸索** axon，または**神経線維** nerve fiber）から形成されています。

●多くの場合軸索は1本で，その長さは，数μm（千分の1mm）のものから，ヒトの運動神経のように1m近いものまでさまざまです。

●細胞体および樹状突起は，他のニューロンからの情報を受け取り（求心性の伝導），軸索は，情報を他のニューロンや筋肉および分泌腺に伝えています（遠心性の伝導）。

●軸索は，細胞体から受け取った情報を長い距離でも伝えられるように，特殊な構造をしています。

（2）有髄神経と無髄神経（図4-2）

●ニューロンには，軸索が脂質とタンパク質で形成されている**髄鞘** myelin sheath（ミエリン鞘）とい

第4章　神経系

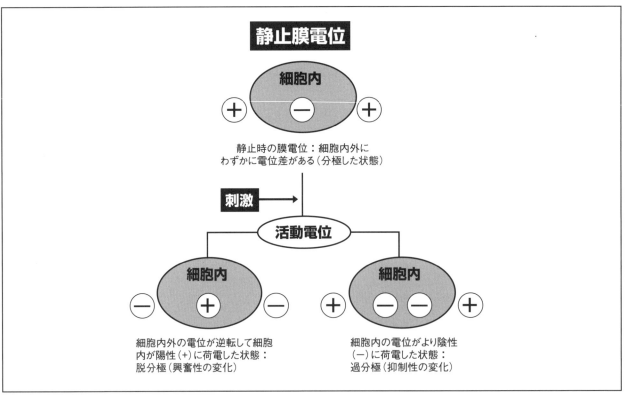

図4-3　膜電位

う鞘に覆われているもの（**有髄神経**）と，覆われていないもの（**無髄神経**）があります。

●有髄神経の髄鞘は，**シュワン細胞** Schwann's cell という細胞が軸索に幾重にも巻きついたものです。

●髄鞘には，約1mm間隔にくびれた部分（**ランビエ絞輪** Ranvier's node）があります。

●髄鞘の役割は，以下の2つです。
　①**絶縁性伝導**
　　軸索が束になって走っている場合（末梢神経など），隣り合う神経どうしの情報が混線しないように絶縁体としての役割をします。神経を伝わる情報は電気的な信号として伝導されるからです（後述）。
　②**跳躍伝導**
　　情報の伝導速度を速めます。電気的な信号として伝導される情報は，絶縁体である髄鞘を飛び越えて伝導することができるからです。

●実際，情報を速く伝える必要のある運動神経や深部知覚の神経は有髄神経で，これらに比較してそれほど速く伝える必要のない内臓神経（自律神経：後述）は無髄神経です。

●有髄神経の情報伝導速度は，速いものでは1秒間に120mにも達するのに対して，無髄神経では1m程度です（平均して50倍の差があるといわれています）。

3　情報伝達のメカニズム

(1) 電気的伝導（図4-3）

●生体を構成している細胞は細胞膜に覆われていますが，この細胞膜の内側（細胞内液）と外側（細胞外液）との間には電位差があります（膜電位）。

●これはニューロン（神経細胞）についても同様で，電位差は，細胞内液および細胞外液中の電解質の濃

度差によって生じます。

●何の刺激も受けない，つまり，情報の伝導が行われていない場合，神経細胞の膜内外には電気的な動きはありません。

●この状態の膜電位を**静止膜電位** resting membrane potential といい，細胞膜をはさんで，細胞内は陰性（－），細胞外は陽性（＋）に荷電しています（電位差がある状態なので"**分極した状態**"と表現します）。

●細胞膜のある部分が機械的，温熱的，電気的，化学的，光学的な刺激を受けた場合，その部分にはある種の反応が起きて，細胞内外の電解質に移動が生じます。つまり，細胞外にあった電解質が細胞内へ入ったり，あるいは細胞内の電解質が細胞外へ出たりするわけです（イオンチャネル：後述）。

●このような状態の細胞膜を"**興奮している**"と表現します。

●細胞膜が興奮すると膜電位に変化が生じ（**活動電位** action potential），細胞内外の電位が逆転して，細胞内が陽性（＋）に，細胞外が陰性（－）に荷電した状態となります。

●これを**脱分極** depolarization（分極した状態から脱した状態）といい，この変化こそが情報伝導の本体です。

●細胞膜をはさんだ電解質の移動の結果，細胞内がさらに陰性（－）に傾く場合があります。これを**過分極** hyperpolarization（過度に分極した状態）といい，細胞膜は興奮しにくい状態となります（過分極も活動電位の1つです）。

●これらの変化は一瞬のうちに起こり，一瞬のうちに再び元の静止膜電位の状態に戻ります（**再分極**）。

●以上のような脱分極および再分極が，次々と軸索の細胞膜上を伝わっていくことによって，興奮つまり情報が，電気的信号として軸索を**伝導** conduction していくことになるのです。

●このような電気的伝導にはいくつかの特徴があります。

①**全か無かの法則** all or none law
　神経や筋肉の細胞に対する刺激を徐々に大きくしていくと，ある時点をもって活動電位が発生するようになります。この刺激の大きさを**閾値** threshold といい，閾値より小さい刺激に対しては活動電位は全く発生せず，閾値より大きな刺激に対してのみ活動電位が発生します。つまり，活動電位は，神経や筋肉が受ける刺激の大きさに比例して発生するのではなく，全く発生しないかあるいは発生するかのいずれかです。

②**不応期** refractory period
　一度活動電位が発生した神経や筋肉は，その後の一定時間に刺激を与えても，活動電位の発生が起こらなくなります。この時期を不応期といいます。

（2）化学的伝達

●電気的興奮として軸索を伝導した情報がニューロンの末端まで達すると，今度は化学的な方法によって伝達が行われます。

●ニューロンの軸索終末（神経終末）と次のニューロンとの間には約10～30nm（約10～30万分の1mm）の間隙があります。これは，軸索を伝導してきた電気的興奮が直接次のニューロンに伝わらないようにするためのものです。

●このようなニューロンとニューロンとの間隙を**シナプス** synapse といいます。

●なお，ニューロンの軸索終末が，ニューロン以外の筋細胞や分泌細胞などの効果器官と接続する場合には，**接合部** junction と呼ばれますが，その接続の仕方はシナプスと全く同様のため，ここでは接合部も広義のシナプスと考えることにします。

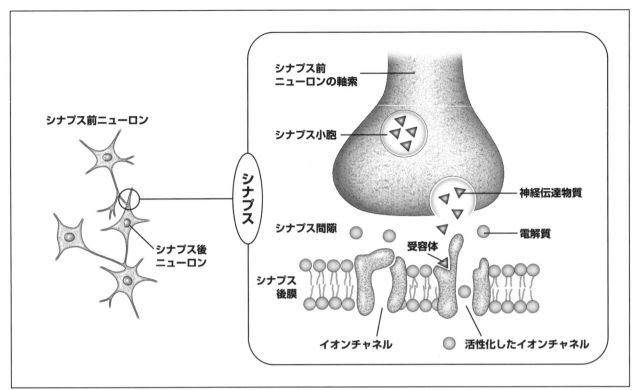

図4-4　シナプス間の興奮伝達

●シナプスにおける情報伝達は電気的なものではなく，**神経伝達物質** neurotransmitter という物質によって行われています。

シナプス間の興奮伝達（図4-4）

●シナプスの前のニューロン（**シナプス前ニューロン**）の末端部分には，シナプス小胞という神経伝達物質を膜で包み込んだ小胞があります。

●シナプス前ニューロンの軸索を伝導してきた電気的興奮が末端部分にまで達すると，シナプス小胞中の神経伝達物質がシナプス間隙に放出されます。

●これらの神経伝達物質は，シナプスの後のニューロン（シナプス後ニューロン）の細胞膜上（シナプス後膜）の**受容体** receptor という部分に結合します。

●神経伝達物質の結合した受容体は，シナプス後膜上にある**イオンチャネル** ion channel（電解質が細胞を出入りするために細胞膜にある専用のドア）を活性化（開く）します。つまり，神経伝達物質はイオンチャネルというドアを開けるための鍵で，受容体はその鍵穴と考えればよいわけです。

●イオンチャネルが活性化すると，シナプス間隙（細胞外液）およびシナプス後ニューロン内（細胞内液）にあった電解質が，イオンチャネルを通って出入りを始めます。

●前述した電気的伝導と全く同じ仕組みのこの変化は，シナプス後膜を興奮させて活動電位を発生させます。つまり，シナプス後ニューロンにも電気的興奮（情報）が伝導されることになるわけです。

神経と骨格筋間の興奮伝達（図4-5）

●神経（運動神経）終末と骨格筋（骨格に分布している筋肉）線維の接合している部分を**神経-筋接合部** neuro-muscular あるいは myoneural junction といいます。

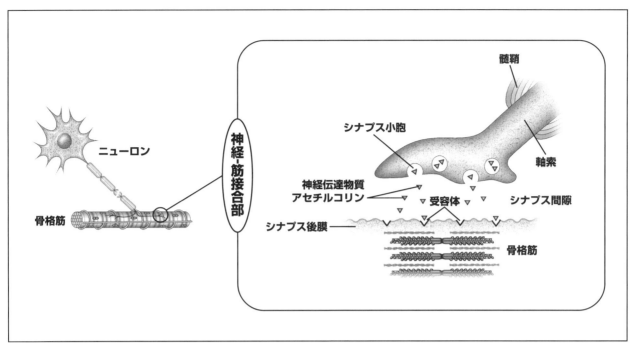

図4-5 神経と骨格筋間の興奮伝達

●ここでは，神経終末とそれに面した筋細胞膜（シナプス後膜；運動終末 motor end-plate と呼ばれる）はともにヒダを形成して，約10〜30nm（10万分の1〜3mm）の間隙をもって向かい合っています。

●神経終末には，**アセチルコリン** acetylcholine という神経伝達物質を包含したシナプス小胞が多数あります。

●軸索上を伝導してきた興奮がシナプスに達すると，シナプス小胞内のアセチルコリンがシナプス間隙に放出されて，シナプス後膜にある受容体と結合します。

●アセチルコリンが受容体と結合すると，シナプス後膜にあるイオンチャネルが活性化されて，膜をはさんで電解質の移動が起こり，シナプス後膜に活動電位が発生します。これによって，筋肉（骨格筋）側に興奮が伝達されるのです。

●なお，アセチルコリンがそのまま受容体と結合し

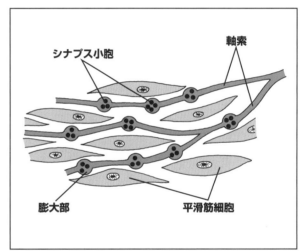

図4-6 神経と平滑筋間の興奮伝達

続けると，次の興奮伝達を行うことができません。興奮は，膜電位が静止膜電位から活動電位に変化することで生じるために，活動電位のままでは次の興奮を伝達することができないからです。

●そのため，アセチルコリンと受容体との結合は，速やかに解消されます（シナプス後膜の受容体近くに局在する**アセチルコリンエステラーゼ** acetylcholinesterase という酵素によってアセチルコリンが加水分解されるからです）。

- 静止膜電位にもどったシナプス後膜は，次の興奮に備えます。

神経と平滑筋間の興奮伝達（図4-6）

- 平滑筋（内臓に分布する筋肉）に対する興奮伝達は，骨格筋に対するものとはほんの少し異なっています。

- 平滑筋に分布する神経（自律神経）は無髄神経で，その軸索には，シナプス小胞をもった多数の膨大部（**バリコシティ** varicosity）が存在します。

- つまり，平滑筋に分布するニューロンには複数のシナプスがあると考えればよいわけです。

- 一本の軸索が興奮を伝導すると，その軸索上にあるいくつものシナプス小胞から神経伝達物質〈**アセチルコリンあるいはノルアドレナリン** noradrenaline（**ノルエピネフリン** norepinephrine）〉が放出されるために，一度に複数の平滑筋細胞に興奮が伝達されます。

- 骨格に分布する骨格筋と内臓に分布する平滑筋は，その構造および機能が非常に異なるために，支配する神経もまた異なっています。そのため，同じ筋肉でありながら，それぞれ神経と接合する部分の仕組みもまた異なっているのです。

（3）神経伝達物質

- シナプス小胞から放出されて神経の興奮伝達にかかわる神経伝達物質としては，**アセチルコリン，ノルアドレナリン（ノルエピネフリン），セロトニン** serotonin，**ドパミン** dopamine，**γ（ガンマ）-アミノ酪酸** gamma-aminobutyric acid（**GABA**）などが知られています*。

- これらの物質にはそれぞれ特有の受容体が存在し，その作用（興奮性または抑制性**）や，作用する部位が異なっています。

- 神経伝達物質による興奮伝達の特徴は，興奮伝達の方向が必ず一方向性で逆流しないということです。

- ニューロンにおける興奮の伝導は電気的なものなので，例えば軸索上のある部分が興奮した場合には，順逆両方向へ興奮が伝導してしまうはずです（**両側性伝導**）。

- しかし，実際の神経では軸索の途中から興奮が発生するということはないので，興奮は一方向性にしか伝導されません。しかも，シナプスにおける化学的伝達は必ず一方向性なので，興奮が逆流することはありません。

- つまり，1つのニューロン上で両方向に興奮が伝導したとしても，シナプスの部分に到達すれば必ず一方向（シナプス後膜）へ伝達される仕組みになっているのです。

- これは，神経の情報伝達が混乱しないために非常に重要な仕組みといえるでしょう。

*チロシンというアミノ酸から生合成される神経伝達物質のアドレナリン（エピネフリン），ノルアドレナリン（ノルエピネフリン）およびドパミンを，総称してカテコールアミンといいます。
**シナプスにおいて放出される神経伝達物質は，興奮を伝達する物質だけではありません。シナプス後膜が興奮しないように抑制的に作用する物質もあります。

4　神経系の分類

- 神経系はその働きによって，**中枢神経系** central nervous system（**CNS**）と，生体内のさまざまな部位を連絡している**末梢神経系** peripheral nervous system（**PNS**）の2つに分類されます（図4-7）。

- 神経系は，中枢神経系および末梢神経系によって，全身にくまなく張り巡らされています。

（1）中枢神経系（図4-8）

- 脳と脊髄から構成される中枢神経系は，おもに**大脳** cerebrum，**間脳** diencephalon，**中脳**

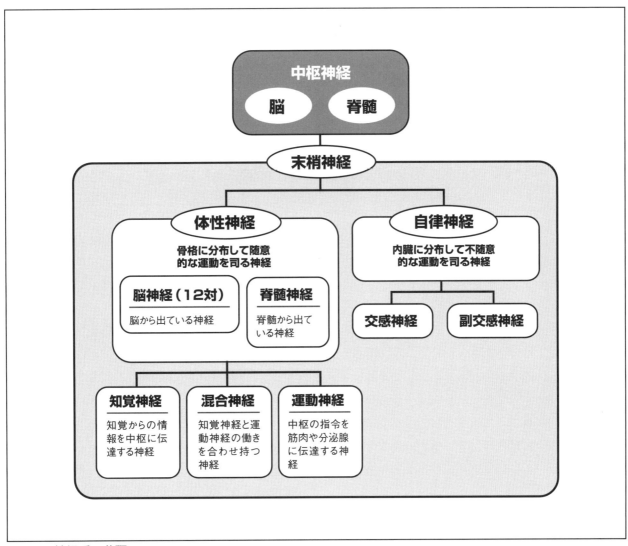

図4-7 神経系の分類

mesencephalon, 橋 pons, 小脳 cerebellum, 延髄 medulla oblongata, 脊髄 spinal cord の部分から形成されています。

●中枢神経系は，末梢神経系によって収集，伝達された生体内外の情報を，分析，整理，判断し，それに応じた指令を出しています。中枢神経系の指令は，ふたたび末梢神経系によって生体内のさまざまな部位に伝達されます。

（2）末梢神経系（図4-7）

●中枢神経系（脳と脊髄）から出て，全身に分布する神経を**末梢神経系**といいます。

●末梢神経系は，生体内外の情報を収集して中枢神経系に伝達し，さらにこの情報をもとに出した中枢神経系の指令を，生体内のさまざまな部位に伝達しています。

●末梢神経系は，その働きを自身の意志で調節したり感じたりすることのできる（随意的に働く）**体性神経系** somatic nervous system（動物神経系）と，自身の意志とは無関係に自動的に働く（不随意的に働く）**自律神経系** autonomic nervous system（植物神経系）の2つに分類されます。

●例えば，筋肉を動かしたり暑さや寒さを感じとる神経は，自身の意志で調節したり自覚したりするこ

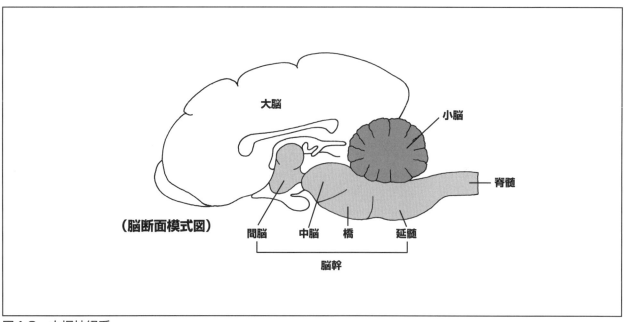

図4-8 中枢神経系

とができるので体性神経ですが，心臓や腸管などを支配している神経は自身の意志とは無関係に働いているので自律神経です。

5 中枢神経系

(1) 大脳（図4-9）

●大脳は脳の大部分を占めていて，脳の前上端に位置し，**大脳縦裂** longitudinal fissure of cerebrum をはさんで左右に分かれています（それぞれ**大脳半球** cerebral hemisphere といいます）。

●大脳の表面には**溝** sulci of cerebrum と**しわ**（**回** gyri of cerebrum）がみられ，これらによって，解剖学的に4つの領域，つまり，**前頭葉** frontal lobe，**頭頂葉** parietal lobe，**側頭葉** temporal lobe，**後頭葉** occipital lobe の4脳葉に分けられています。

大脳皮質（図4-9）

●大脳は，外側の灰白色をした**大脳皮質** cerebral cortex（**灰白質** gray matter），その内側の白色をした**白質** white matter，さらに最も深部の**大脳（基底）核** basal ganglia の部分から形成されています。

●外側の大脳皮質には神経細胞が集中し，その内側の白質にはその神経線維が集中しているために，このように分かれて見えるのです。

●白質の神経線維は，左右それぞれの大脳半球内の皮質と皮質を連絡したり，大脳皮質と他の中枢神経（脳幹および脊髄）を連絡しています。

●大脳皮質は，その部位によって役割を分担しています（**機能局在**）。大脳皮質全体としては，視覚，聴覚，嗅覚，味覚，触覚などの情報を識別，分析して，それに応じた運動を指令したり，その他のより高度な機能（記憶，知能，思考など）を支配しています。

錐体路系*（図4-10）

●ほ乳類の場合，大脳皮質からの運動指令は，**錐体路系** pyramidal system および**錐体外路系**

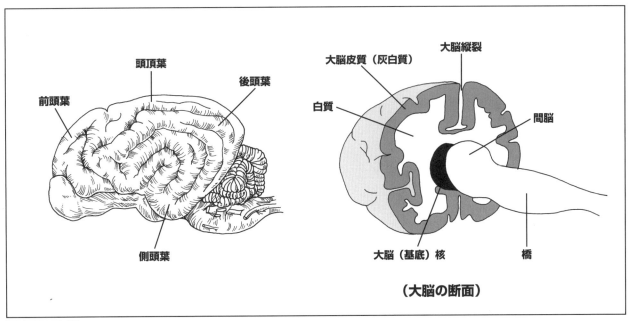

図4-9 大脳

extrapyramidal system という特殊な神経線維の束によって，骨格筋に伝導されます。

●錐体路系は，随意的な運動（意識的な運動）を骨格筋に伝導しています（錐体路系には，脳神経への経路もあります）。

●錐体路系以外で運動の指令を専門とする伝導経路を錐体外路系といいます。錐体外路系には大脳皮質ほかのさまざまな中枢が不随意的（無意識的）に作用して，錐体路系による運動がスムーズに行えるように微妙な調節をしています。

●鳥類以下の動物では，錐体外路系が運動神経の主な伝導経路といわれています。

*錐体路系および錐体外路系については，その経路や機能を明確に区分することが困難であることから，それらの呼称を用いることを疑問視する意見もあります。しかし，臨床的にはいまだに汎用されている呼称であるため，ここではあえて錐体路系および錐体外路系という語を用いることにしました。

大脳（基底）核

●大脳（基底）核の役割は，現在のところあまりよく分かっていません。

（2）脊髄を除く大脳以外の中枢神経系

間脳（図4-8）

●大脳半球に覆われた部分で，視床 thalamus と視床下部 hypothalamus から形成されています。

●視床は，視覚，聴覚などの知覚的情報を中継して大脳皮質に伝導しています。

●また視床下部は，内分泌系と密接に関連しながら，体温調節，水分調節，消化吸収，生殖機能，新陳代謝など，生命を維持していくうえで大切な機能を支配しています（6内分泌系　参照）。

中脳（図4-8）

●間脳と橋の間の短い部分を中脳といいます。

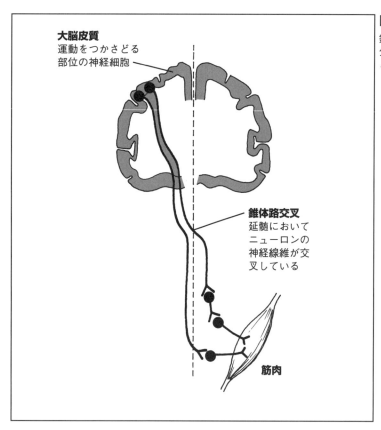

図4-10　錐体路系
錐体路系は，中枢から骨格筋までのニューロンの数が少なく単純なため，運動を伝達するのに合理的な経路といえます。

●中脳は，視覚，聴覚に関連する神経線維の中継を行ったり，無意識的に姿勢の調整を行う仕組みに関与しています。

橋・小脳（図4-8）

●橋は延髄の前方に位置し，大脳皮質からの情報を小脳に中継しています。

●小脳は，運動の強弱やバランスなどを調節して大脳に伝導したり，あるいは脳幹，脊髄を介して全身に伝導しています。錐体路系および錐体外路系による運動の調節にも関与しているといわれています。

●小脳は橋の背側に位置していますが，脳幹には含まれません。小脳は，大脳皮質と同様に灰白質と白質から形成されています。

延髄（図4-8）

●延髄は，橋と脊髄の間に位置する脊髄につながる部分です。

●延髄は，呼吸や循環など，生命を維持するために欠くことのできない機能をつかさどっています。いくつかの運動神経も分布しています。

（3）脊髄（図4-11）

●脊髄は，中枢神経系では最も尾側に位置しています。

●脊髄は，脊柱の内部に納められている延髄から仙髄まで続く細長い中枢神経です。

●脊髄の断面は，H型の灰白色をした灰白質と，その回りの白色をした白質の部分から形成されています。

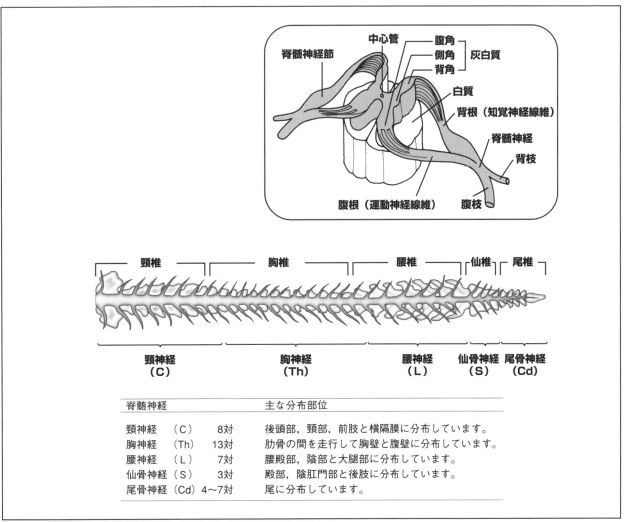

図4-11 脊髄と脊髄神経

●脊髄断面のH型の灰白質には神経細胞が集中し、灰白質の周囲を囲む白質には神経線維が集中しているために、このような断面を形成しています（大脳半球や小脳の逆です）。

●灰白質の，H型の左右の腹側突出部分を**腹角** ventral horns，背側突出部分を**背角** dorsal horns といい，腹角と背角の間の突出部分は**側角** lateral horns といいます。

●脊髄の両側からは，脊髄神経という神経が出て，前肢，体幹，後肢など生体内の各部位に連絡しています。

脊髄反射（図4-12）

●知覚神経によって伝達された視覚，聴覚，嗅覚，味覚，触覚などの情報は，通常，脊髄を介して大脳皮質に伝達され，その情報に対する指令が再び脊髄を介して生体内の各部位に伝達されます。

●しかし場合によっては，大脳皮質を介さずに（意志とは無関係に），知覚神経からの刺激に対する反応が起こる場合があります。このような反応を**脊髄反射** spinal reflex といいます。

●脊髄反射では，末梢からの視覚，聴覚，嗅覚，味覚，触覚などによる情報が知覚神経によって脊髄の反射中枢に達します（これらの伝達経路を**求心路**と

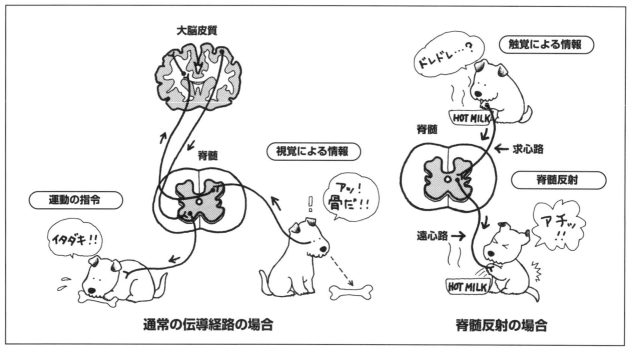

図4-12 脊髄反射

いいます)。

●すると,直ちにその興奮が運動神経によって末梢の筋肉や腺に伝達され(これらの伝達経路を**遠心路**といいます),筋肉の収縮や腺からの分泌が行われます。

●このような脊髄反射による興奮の伝達経路を,**反射弓** reflex arc といいます。

●例えば,熱いものに手を触れた瞬間,手を引っ込めたり,膝を叩かれると自然に膝から下部が動いたりするような反応のことです(**膝蓋腱反射** knee jerk)。

(4) 中枢神経系を保護する仕組み(図4-13)

●脳や脊髄などの中枢は,生命の維持および活動には欠くことのできない大切な器官です。そのため,これらの器官を保護する仕組みが備わっています。

●脳は,堅い頭蓋骨によって保護されています。また,脊髄は脊柱によって保護されています。さらにこれだけでは不十分なので,脳や脊髄は,表面から深部に向かって硬膜,クモ膜,軟膜という膜(**髄膜** meninges)で覆われて保護されています。

●また,脳や脊髄は**脳脊髄液** cerebrospinal fluid という液体によっても保護されています。脳脊髄液は,大脳半球の内部にある脳室という部分で生成されています。

●脳脊髄液は,**左右の側脳室** lateral ventricles →**第三脳室** third ventricles →**中脳水道** mesencephalic aqueduct →**第四脳室** fourth ventricles へと流れ,最後に第四脳室からクモ膜下と軟膜との間に流れ込み,この間隙を充たしています。

●つまり脳脊髄液は,堅い頭蓋骨および脊柱と,脳および脊髄の間のクッションの役割を果たしているのです。脳脊髄液は,リンパ(10血液・リンパ系:3リンパ系 参照)の役割ももち,最終的には血液に流れ込んでいます。

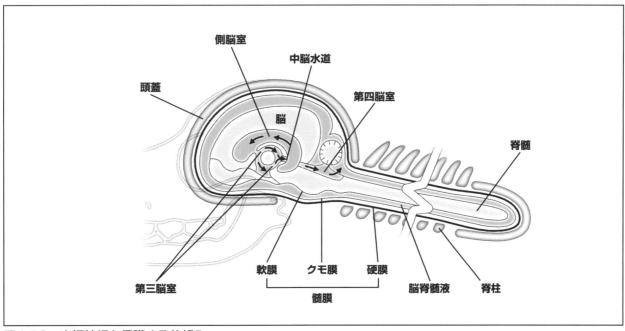

図4-13 中枢神経を保護する仕組み

6 末梢神経系

(1) 体性神経系

●体性神経系は，骨格筋に分布して随意的な運動を支配しています。

●体性神経系はその役割によって，知覚からの情報を中枢に伝達する**知覚神経** sensory nerve（**求心性神経線維**）と，中枢の指令を筋肉や分泌腺に伝達する**運動神経** motor nerve（**遠心性神経線維**），知覚神経と運動神経両方の働きを合わせもつ**混合神経**の3つに分類されます。

●また，脳から出入りしている神経を**脳神経** cranial nerves，脊髄から出入りしている神経を**脊髄神経** spinal nerves とする分類もあります（これは解剖学的な分類です）。

●脳神経は主に頭部に，脊髄神経は体幹および四肢に分布しています。つまり，それぞれの神経が支配している器官（効果器）に，最も近い中枢から出入りするようになっています。

脳神経（図4-14）

●脳神経は12対あり，それぞれ役割を分担しています（**表4-1**）。

脊髄神経（図4-11）

●各脊髄の腹根から出ている運動神経線維と背根に入る知覚神経線維が，脊髄を出たところで1本となったものが脊髄神経です。

●脊髄神経は，その神経の出入りする脊椎の区分によって5つに分類されています。脊髄神経は，知覚神経と運動神経が1つになった混合神経です。

神経叢（図4-15）

●隣接する脊髄神経の腹枝は，互いに連絡し合って網状の神経叢を形成しています。この神経叢は，たとえ1本の神経が切断されたとしても，他の神経がその役割を補うための仕組みです。

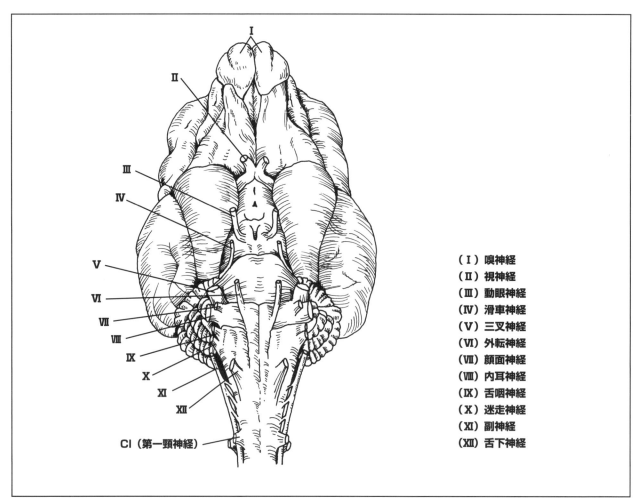

図4-14　脳神経

表4-1　脳神経の役割

脳神経	役割
（Ⅰ）嗅神経	嗅覚の情報を中枢に伝達します（知覚神経）。
（Ⅱ）視神経	視覚の情報を中枢に伝達します（知覚神経）。
（Ⅲ）動眼神経	眼球を動かしたり上眼瞼を上げる指令を，眼球と上眼瞼に伝達します。瞳孔の縮小と調節を司る副交感神経線維も含んでいます（運動神経）。
（Ⅳ）滑車神経	眼球を動かす指令を眼球に伝達します（運動神経）。
（Ⅴ）三叉神経	顔面の知覚を中枢に伝達したり，咀嚼を行う筋肉に運動指令を伝達します（混合神経）。
（Ⅵ）外転神経	眼球を動かす指令を眼球に伝達します（運動神経）。
（Ⅶ）顔面神経	味覚を中枢に伝達したり，表情を表す指令を顔面の筋肉群に伝達します（混合神経）。涙腺，鼻腺，唾液腺の分泌をつかさどる副交感神経線維も含んでいます。
（Ⅷ）内耳神経	聴覚や平衡感覚の情報を中枢に伝達しています（知覚神経）。
（Ⅸ）舌咽神経	味覚を中枢に伝達して，舌や咽頭を動かす指令を伝達します（混合神経）。唾液腺の分泌をつかさどる副交感神経線維も含んでいます。
（Ⅹ）迷走神経	外耳道，咽頭，喉頭の知覚を中枢に伝達するとともに，中枢からの運動指令も伝達しています（混合神経）。頸部，胸部，腹部の内臓に分布する副交感神経線維も含んでいます。脳神経の中では最も分布範囲の広い神経です。
（Ⅺ）副神経	頸部と肢部の一部の筋肉に運動の指令を伝達しています（運動神経）。
（Ⅻ）舌下神経	舌へ運動の指令を伝達しています（運動神経）。

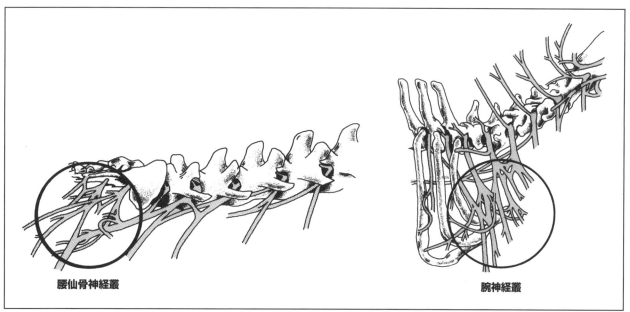

図4-15 神経叢

● なお，脊髄神経のうち胸神経は神経叢を形成していません。それぞれの胸神経が肋骨に沿って分布して，胸壁と腹壁の知覚および運動を支配しています（図4-16）。

皮膚分節（皮節）（図4-17）

● どの末梢神経が皮膚のどの部分を支配するのかということはある程度決まっていて，これを**皮膚分節（皮節）** dermatome といいます。

● 皮膚分節は，ヒトの場合はほぼ明確になっていますが，動物の場合はあまり明確ではありません。イヌでは，腰神経から仙骨神経までの皮膚分節がある程度わかっています。

（2）自律神経系（図4-18）

● 自律神経系は，脳や脊髄から出て，自身の意志では動かすことのできない内臓，血管，分泌腺などに分布して，消化，吸収，循環，代謝などを支配しています。

● 自律神経は，**交感神経系** sympathetic nervous system と**副交感神経系** parasympathetic nervous system という，お互いに拮抗的に働く2つの系統に分類されます。この2つの系統によって，自律神

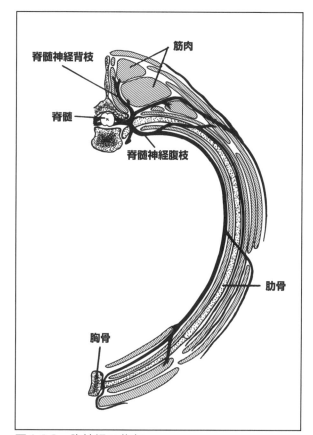

図4-16 胸神経の分布

第4章 神経系

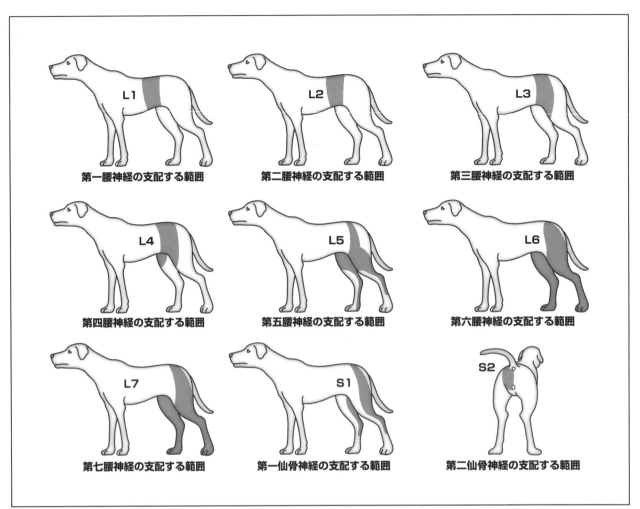

図4-17　皮膚分節（皮節）

経系は生体内部の環境を調節しています。

●体性神経系の場合は，中枢神経系から出たニューロンが直接目的の器官に分布していますが，自律神経系の場合には，神経走行路の途中に**神経節** ganglion をもち，そこでシナプスによるニューロンの交替を1回行います。

●中枢から自律神経節までのニューロンを節前ニューロン，自律神経節から直接効果器に分布するニューロンを節後ニューロンといいます。

交感神経系

●交感神経系の節前線維の細胞体は胸髄〜腰髄にあ

ります。交感神経の場合，1本の節前線維が20〜30に分枝して各分枝が1対で節後線維に接続しているので，広範囲な部位を同時に支配することができます。

副交感神経系

●副交感神経系の節前線維の細胞体は脳幹と仙髄にあります。副交感神経の節前線維と節後線維はほぼ1対1なので，1つの副交感神経は単独の器官を支配することになります。

自律神経系の二重支配（図4-18）

●ほとんどの器官は，交感神経と副交感神経の両方

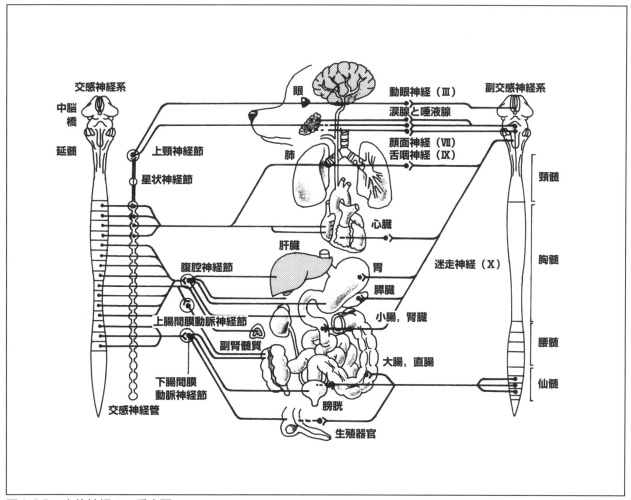

図4-18 自律神経の二重支配

が分布していて，この2つの神経によって拮抗的二重支配を受けています。また，骨格筋に分布する血管や，汗腺，立毛筋などには交感神経だけが分布しています（**表4-2**）。

●交感神経系，副交感神経系は，両方が同時に作用（興奮）することはありません。生体内外の環境に応じてこの両者がバランスをとりながら作用し合うことで，生体内の環境を調節しています。

●交感神経系が異化作用，つまり活動的な作用を支配するのに対し，副交感神経系は同化作用，つまり保護的な作用を支配しています。

自律神経系の化学的伝達物質

●前述したように，自律神経系では，神経終末からある種の化学物質が分泌されて，それが支配する器官（効果器）の細胞膜上にある**受容体** receptors と結合することによって興奮が引き起こされます（興奮が伝達されます）。

●一般的に，自律神経（交感神経，副交感神経）の節前ニューロン末端から分泌される化学的伝達物質はアセチルコリン，節後ニューロン末端から分泌される化学的伝達物質は交感神経ではノルアドレナリン（ノルエピネフリン），副交感神経ではアセチルコリンです。

表4-2 自律神経の二重支配（1）

	交感神経の作用	副交感神経の作用
瞳孔	拡張	収縮
涙腺	―	分泌増加
唾液腺	少量の粘稠な液を分泌	多量の希薄な液を分泌
末梢血管	収縮	拡張
気道	気管の拡張	気管の収縮
心拍	促進	緩徐
肝臓	グリコーゲンの分解（血糖の上昇）	グリコーゲンの合成（血糖の低下）
消化液	胃・腸・膵臓における分泌の減少	胃・腸・膵臓における分泌の増加
消化管	運動の抑制	運動の促進
皮膚	立毛筋の収縮（鳥肌）	―
膀胱	排尿筋の弛緩（尿閉）	排尿筋の収縮（排尿）

● 例外として，汗腺，骨格筋に分布する交感神経節後ニューロンからは，一般的にアセチルコリンが分泌されます。

● ノルアドレナリン（ノルエピネフリン）の受容体には，α，βおよびそれぞれのサブタイプ（α_1およびα_2，β_1およびβ_2）があり，アセチルコリンの受容体には，ムスカリン受容体およびニコチン受容体の2種類があります（**表4-3**）。

● これらの受容体が各器官に不均一に分布することによって，自律神経の作用を微妙に調節しています。

表4-3 自律神経の二重支配（2）

効果器		副交感神経	交感神経	
		反応	受容体	反応
眼	散瞳筋	―	α_1	収縮（散瞳）
	縮瞳筋	収縮（縮瞳）		―
	毛様体筋	収縮	β_2	弛緩
	涙腺	分泌増加	α	―
心臓	洞結節	心拍数減少	β_1	心拍数増加
	心房	収縮力減少・伝導速度増加	β_1	収縮力増加・伝導速度増加
	房室結節	伝導速度減少	β_1	伝導速度増加
	心室	伝導速度減少	β_1	収縮力増加
細動脈	冠状血管	収縮	α_1, α_2	収縮
			β_2	弛緩
	皮膚・粘膜	弛緩	α_1, α_2	収縮
	骨格筋	弛緩	α_1	収縮
			β_2	弛緩
	脳	弛緩	α_1	収縮
	肺	弛緩	α_1	収縮
			β_2	弛緩
	腹部内臓	―	α_1	収縮
			β_2	弛緩
	腎臓	―	α_1, α_2	収縮
			β_1, β_2	弛緩
静脈		―	α_1	収縮
			β_2	弛緩
呼吸器	気管支筋	収縮	β_2	弛緩
	気管支腺	分泌促進	α_1	分泌抑制
			β_2	分泌促進
	鼻咽頭腺	分泌促進		―
胃腸管	運動・緊張	増加	α_1, α_2, β_2	減少
	括約筋	弛緩	α_1	収縮
	分泌	促進		抑制
胆のう・胆管		収縮	β_2	弛緩
膀胱	排尿筋	収縮	β_2	弛緩
	膀胱三角・括約筋	弛緩	α_1	収縮
生殖器	雄性性器	勃起	α_1	射精
	子宮	一定しない	α_1, β_2	一定しない
皮膚	立毛筋	―	α_1	収縮
	汗腺	全身性分泌	α_1	局所性分泌
副腎髄質		ノルアドレナリン（ノルエピネフリン）分泌		―
肝臓		グリコーゲン合成	α_1, β_2	グリコーゲン分解
膵臓	腺	分泌増加	α	分泌抑制
	島	インスリン・グルカゴン分泌増加	α_2	インスリン・グルカゴン分泌抑制
			β_2	インスリン・グルカゴン分泌増加
唾液腺		水分・塩分分泌（非粘稠性）	α_1	水分・塩分分泌（粘稠性）
			β_2	アミラーゼ分泌
脂肪組織		―	β_1, β_2	脂肪分解

第5章 感覚器

1 感覚器の役割

● 生体がその生命活動を維持していくためには，常に生体内外の環境の変化や異常をキャッチして，素早い対応を行う必要があります。

● そこで生体には，これらの情報をキャッチするアンテナの役割をしている器管，つまり**感覚器** sensory organ があります。

● 感覚器には，生体外の情報をキャッチするものと，生体内の情報をキャッチするものとがあります（**表5-1**）。またその形態は，単に知覚神経の末端がその役目をはたしているもの（自由神経終末）や，特殊な形態をした細胞（**受容器細胞：図5-1**）をもつものまでさまざまです。

● ところで，網膜の視細胞は光，耳の聴細胞は音だけにしか反応しないというように，感覚器の受容器細胞はその受容器に対応する特定の刺激（適当刺激）にしか反応しません。しかし，この場合には他の感覚器の受容器よりもはるかに低い閾値で反応します。

● 感覚器が受けた刺激は，電気的な刺激に変換された後，知覚神経を経て，中枢神経系から最終的には大脳皮質の感覚野という部位に伝導されます。大脳皮質までの伝導経路や到達する大脳皮質感覚野の部位は，その感覚ごとに異なっています（4神経系参照）。

● 大脳皮質に到達した刺激は知覚として認識され，過去の知識と照らし合わせて判断された後，生体にとって必要な行動を起こすように命令が下されます。

● なお，感覚器の受けた情報の全てが大脳皮質に到達するわけではありません。一部は脳幹反射や脊髄反射を起こして，生体活動の調節を行っています。

（1）感覚の順応

● 一定の刺激が継続すると，感覚器の感受性が次第に低下して，最終的には反応しなくなってしまう場合があります。これを**順応** adaptation といいます。

● この順応の程度は感覚器によって異なっています。つまり，嗅覚や触覚は速やかに順応するのに比較して，筋紡錘（3筋肉系：4筋紡錘と腱紡錘　参照），痛覚の受容器（後述），頸動脈洞受容器（9循環器系：4血液循環の調節　参照）および肺胞の伸展受容器（11呼吸器系：6呼吸の周期性　参照）などの生体にとって大切な感覚の場合には，なかなか順応しません。

表5-1 感覚の分類

			感覚の種類	感覚器(受容器)
	特殊感覚		視 聴 嗅 味 加速度	眼(杆状体細胞と錐状体細胞) 耳(有毛細胞) 嗅粘膜(嗅細胞) 味蕾(味蕾細胞) 耳(半規管と卵形嚢,球形嚢)
一般感覚	体性感覚	皮膚感覚	触-圧 温 冷 痛	パチニ小体,マイスネル触覚小体(神経終末) (自由神経終末) (自由神経終末) (自由神経終末)
		深部感覚	関節の位置と運動 筋の伸張 筋の張力	関節包のルフィニ小体(神経終末) 筋紡錘(神経終末) 腱紡錘(神経終末)
	内臓感覚		血圧 肺胞の膨満 血液のCO_2分圧(P_{CO_2}) 血液のO_2分圧(P_{O_2}) 血液浸透圧 血糖値	頸動脈洞,大動脈弓などの圧受容器(神経終末) 肺胞壁(神経終末) 頸動脈小体,大動脈体などの化学受容器(神経終末) 延髄吸息中枢ニューロン 視床下部ニューロン 膵B細胞,視床下部ニューロン

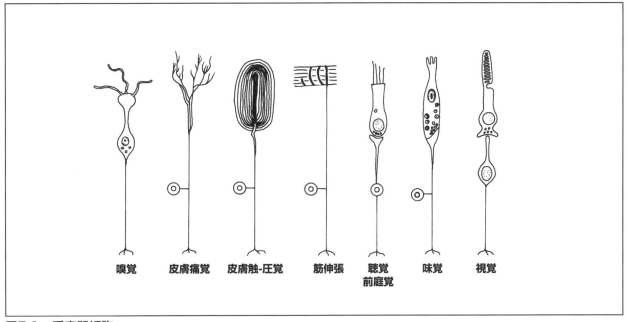

図5-1 受容器細胞

(2) 感覚の投影

●感覚の刺激は,実際には大脳皮質感覚野によって認識されていますが,刺激として感じているのは刺激を受けた部位です。

●これを**感覚の投影**といい,生体を防衛するためには都合のよい仕組みです。

2 視覚

●光によって起こる感覚が**視覚** vision で,視覚器は**眼球** eyeball および**視神経** optic nerve,光受容器は眼球内の**網膜** retina という部分です(後述)。

●網膜が光刺激を電気的刺激に変換し,それが視神経によって大脳皮質に伝達される結果,視覚が生じ

第5章 感覚器

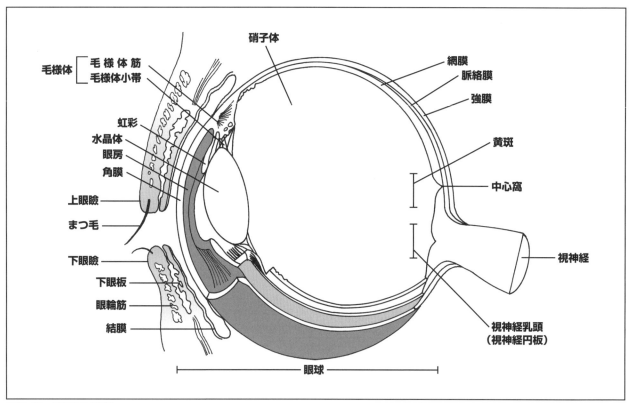

図5-2 眼球の構造

（1）眼球の役割と構造（図5-2）

●眼球は，3つの膜と通光器管から形成されています。

眼球線維膜（線維性外膜）

●眼球の最外部を覆う線維に富んだ丈夫な膜を，**眼球線維膜（線維性外膜）** fibrous tunic of eyeball といいます。

●眼球線維膜の後方約3/4は**強膜** sclera といい，血管の分布が少なく白色不透明です（白眼の部分です）。残り前方約1/4は血管の分布がなく，透明で平皿状をした**角膜** cornea を形成しています。

●角膜は非常に知覚が過敏で，眼球を保護するために都合よくできています。例えば，ゴミなどが角膜に触れると，角膜反射（角膜が刺激されることによって眼瞼が閉じる反射運動）や涙分泌を引き起こして眼球を保護します。

眼球血管膜（中膜）（図5-2）

●眼球線維膜の内側の膜は**眼球血管膜** vascular tunic of eyeball といい，**脈絡膜** choroid と**毛様体** ciliary body から形成されています。

●脈絡膜には血管が多く分布していて，血管分布のない網膜に栄養を供給しています。また，脈絡膜は色素に富んでいて，眼球内部を暗くして散乱光を吸収しています。

●なお，夜行性の動物の場合，脈絡膜の一部に反射性の色素を含む**輝板（タペタム** tapetum）という部分があります。輝板は，少ない光を最大限に利用す

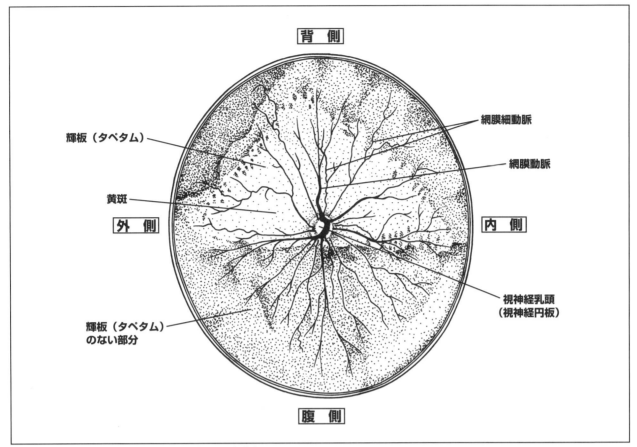

図5-3 網膜（検眼鏡で観察した右眼眼底像）

るために，一度入った光を網膜に再び反射させて利用するためのもので，夜間に活動する動物には有用なものです（夜行動物の眼が夜間反射して光るのはこのためです）（図5-3）。

●脈絡膜の前方部分は毛様体といい，肥厚して水晶体を輪のように取り巻いています。毛様体の一部は眼球内面に突出して**毛様体突起** ciliary process を形成し，ここから出る多数の細い線維（**毛様体小帯** zonula ciliaris，**チン小帯**）が**水晶体** crystalline lens につながっています。

●毛様体の前端部分は，水晶体の前面を取り囲む**虹彩** iris と呼ばれる膜を形成しています。

眼球神経膜（眼球内膜）（図5-3）

●光受容器である**網膜**（前述）の部分は**眼球神経膜（眼球内膜）** inner nervous tunic of eyeball といい，

視細胞 visual cell と視神経を含んでいます。視細胞には2つの種類があり，それぞれ役割を分担しています（図5-4，表5-2）。

●左右の網膜上には，**視神経乳頭** optic papilla あるいは**視神経円板** optic disc と呼ばれる部位があり，視神経はここから入って眼球外へ出ています。ここには視細胞がないために，この部位では光を感じません（マリオネットの盲点）。

●なお，左右それぞれの視神経乳頭外側には，**黄斑** macula lutea という黄色卵円形の斑があります。この黄斑中央のくぼんだ部分（**中心窩** fovea centralis）には錐状体細胞のみがあって，物体を注視する場合にはこの部分に像が結ばれます。

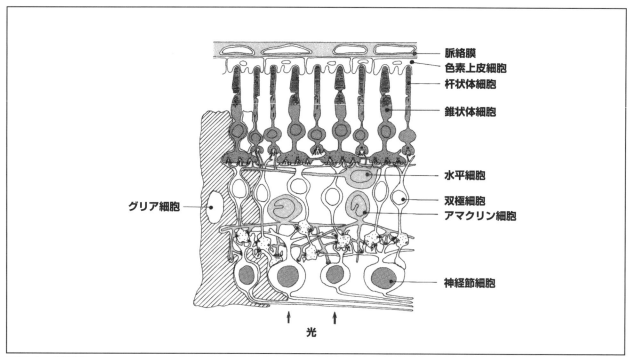

図5-4 視細胞

脊椎動物の網膜は，厚さ約0.1〜0.5mmの薄い膜で8層2膜に区分されていて，2種類の視細胞（杆状体細胞および錐状体細胞），4種類の神経細胞（双極細胞，神経節細胞，水平細胞およびアマクリン細胞），グリア細胞（ミュラー細胞）および色素細胞から形成されています。

表5-2 視細胞

	分布	役割	光感受性物質
杆状体細胞	網膜の周辺部に多く分布 黄斑部には存在しない	薄暗い場所において明暗を感じる 夜間視の受容体 微弱な光でも反応するが色彩の識別はできない 視力は弱い	視紅（ロドプシン：ビタミンAから合成される）
錐状体細胞	網膜の中心窩に多く分布 周辺部になるにつれて減少	明るい場所で光と色彩を感じる昼間視の受容体 視力は強い	赤色の光の場合はヨドプシン（ビタミンAから合成される） 青色，緑色の光の場合は不明

夜行性動物の視細胞はほとんどが杆状体細胞といわれています（イヌでは約95％が杆状体細胞）。

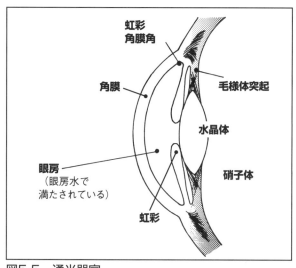

図5-5 通光器官

通光器管（図5-5）

●水晶体は虹彩の後方に位置する両凸レンズで，視覚のピントを調節する働きがあります。血管及び神経は分布していません。

●硝子体 vitreous body は，水晶体と網膜の間を満たす無色透明ゼリー様の物質です。眼房水 aqueous humor とともに，眼球内圧を保持しています。

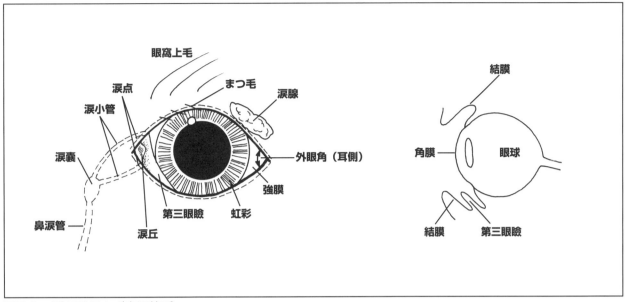

図5-6 副眼器および鼻涙管系
鼻涙管系：涙腺，第三眼瞼腺，結膜より分泌された涙液は眼球全面で涙膜を形成しますが，過剰な涙液は涙点から入り，涙小管→涙嚢→鼻涙管を経て鼻腔へと流れていきます。

● 眼房水は水晶体と角膜の間（**眼房**）を満たす液体で，その性状は脳脊髄液に似ています。眼房水は，血管の分布していない水晶体や硝子体に栄養を補給するとともに，眼圧を一定に保持する役割をもっています。

● 眼房水は，毛様体突起の上皮から分泌されて，虹彩角膜角から吸収されています。この分泌量および吸収量が平衡に保たれることによって，眼圧が一定に保持されています。

（2）副眼器の役割と構造（図5-6）

● **眼瞼** eyelids，**結膜** palpebral conjunctiva，**第三眼瞼（瞬膜）** third eyelid，眼瞼周囲の筋肉および涙器は，眼球の周囲にあって眼球を保護したり眼球の働きを助けています。これらを副眼器といいます。

● 眼瞼は眼球の保護と光刺激の遮断を行い，結膜は眼瞼運動を円滑にしています。

● 第三眼瞼（瞬膜）は可動性に優れているために，角膜を保護する役割をもっています。また，涙液を分泌する腺（第三眼瞼腺）もあります。

● 眼球周囲には3つの筋肉があります。**内眼筋**は瞳孔の調節や水晶体の形の調節，**外眼筋**は眼球の回転や後引，**眼瞼筋**は眼瞼裂の形や位置の調節を行っています。

● 涙器は涙液を分泌して，眼球前面の乾燥防止および洗浄を行う涙膜（涙の膜）を形成します。

（3）視覚の仕組み（図5-7）

視覚の伝導経路

● 瞳孔から眼球内に入った可視光線は，水晶体で屈折して網膜に到達します。

● 網膜に到達した光は，網膜を形成する4種類の神経細胞の層を貫いて**視細胞**（**杆状体細胞** rod cell および**錐状体細胞** cone cell）に到達し，これらの細胞内の**光感受性物質（視物質）**（表5-2）に作用して化学変化を引き起こし，電気的反応を発生させます。これらの電気的反応は，双極神経細胞から神経節細

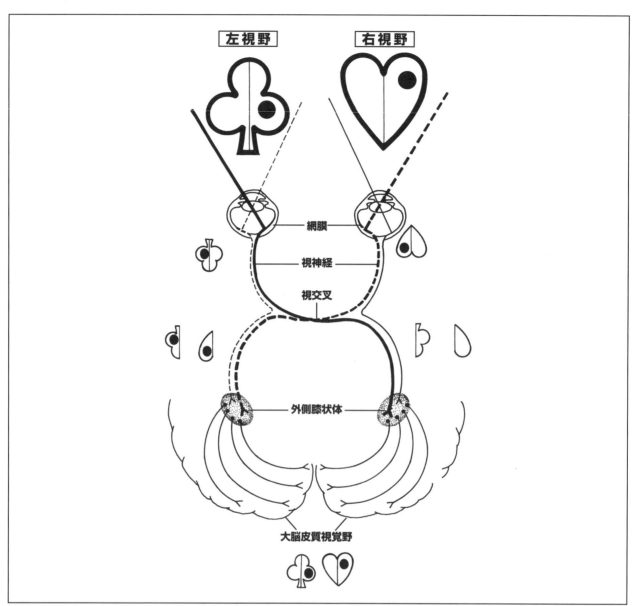

図5-7 視覚の伝達経路および映像の伝わり方

胞へと伝えられます（図5-4）。

●神経節細胞の軸索は網膜各部から放射状に集まって束となり、乳頭部から眼球外へ出て視神経となっています。光刺激によって起こった電気的反応もまた、この経路を通って視神経へと伝達されます。

●視神経は、**視交叉** optic chiasma（眼球を出た直後に視神経が交叉している部分）を経て**外側膝状体** lateral geniculate body へ到達し、ここでニューロンを替えて最終的には大脳皮質視覚野へと連絡します。

映像の伝わり方

●水晶体を通って眼球内に入った映像は、網膜上に左右上下逆に映し出されます。これらの映像が視神経を経て大脳皮質へと伝達されるわけですが、左右網膜の鼻側から出ている神経は視交叉で交叉しているために、これらの神経が伝達する映像もまた、視交叉で左右が逆になります。中心窩からの神経は、交叉するものとしないものがあります。

●映像情報は、外側膝状体で整理されて大脳皮質へと伝達され、最終的に正しい映像として認識されま

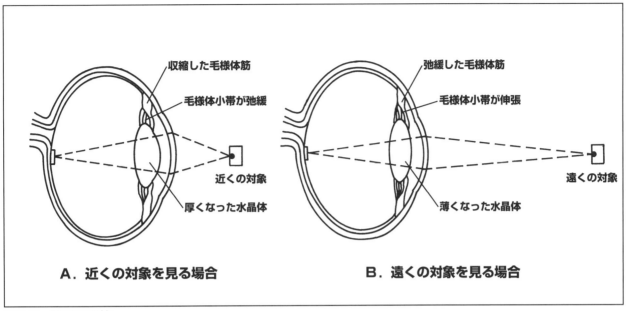

図5-8　遠近の調節

す。

明暗の調節

●明暗の調節は瞳孔の収縮，拡大によって行われています。暗い場所では瞳孔は拡大（**散瞳**）して，眼球内に入る光の量をできる限り増大させます。明るい場所では瞳孔は収縮（**縮瞳**）して，眼球内に入る光の量をできる限り減少させます。

遠近の調節（図5-8）

●遠近の調節は，水晶体の厚さを変えることによって行われています。

●近くの対象をみる場合には，毛様体筋が収縮して毛様体突起が伸張します。すると，毛様体小帯が弛緩して水晶体は自身の弾性で厚みを増します。これによって，近くの対象にピントをあわせることが可能になります。

●遠くの対象を見る場合には，毛様体筋が弛緩して毛様体小帯が伸張します。すると，水晶体が薄くなり，遠くの対象にピントをあわせることが可能となります。

3　聴覚

●音波刺激によって起こる感覚が**聴覚** audition で，聴覚器は**耳** ear です（後述）。

●音波受容器は，内耳に存在するコルチ器官基底膜上の**有毛細胞***です。

●伝音系という一連の器官とコルチ器官によって，外界の音波エネルギーが電気的刺激に変換され，それが聴神経によって大脳皮質へと伝達されて聴覚が生じます。

*有毛細胞　線毛，鞭毛などの毛状構造を有する細胞の総称で，コルチ器官の聴細胞（内・外側有毛細胞）は聴毛という多数の不動毛をもち，平衡斑上の有毛細胞は平衡毛という1本の不動毛をもっています。

（1）耳の役割と構造（図5-9）

●耳は聴覚の受容器だけではなく，身体のバランスを保つ平衡感覚の感覚器でもあります。

●そのため耳は，音波を伝達する役割の伝音系器官および音を感知する感音器と，平衡感覚にかかわる

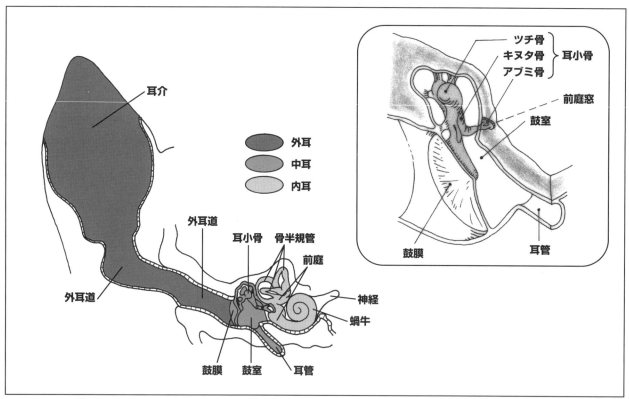

図5-9 耳の構造と耳小骨

平衡器から形成されています。耳は解剖学的に，**外耳** external ear，**中耳** middle ear，**内耳** internal ear に分類されます。

外耳

● **耳介** pinna （耳翼）および**外耳道** external auditory canal の部分が外耳です。

●耳介は，外界の音波を集める役割をもっています。特に動物の場合，耳介を自由に動かすことができるために，効率よく集音することが可能です。

●外耳道は，耳介の集めた音波を鼓膜に伝える役割をもっています。外耳道には，脂腺や耳道腺などの分泌腺があり，いわゆる耳垢と呼ばれる分泌物を産生しています。

中耳

● **鼓膜** tympanic membrane，**鼓室** tympanic cavity および**耳管** auditory tube の部分が中耳です。

●中耳は，外耳から伝達された音波を適当な強さの振動に変換して内耳へ伝導する役割をもっています。

●外耳道との境にある鼓膜は線維性の膜で，その外耳道側は皮膚，鼓室側は粘膜によって覆われています。鼓膜は，外耳道側から鼓室側に向かってやや凸状になっていて，強い音波が到達した場合でも破れにくくなっています。

●鼓室には，鼓膜側から**ツチ骨** malleus，**キヌタ骨** incus，**アブミ骨** stapes の順で，**耳小骨** auditory ossicle という3つの小さな骨があります。

●これらはそれぞれ関節で連結していて，ツチ骨は

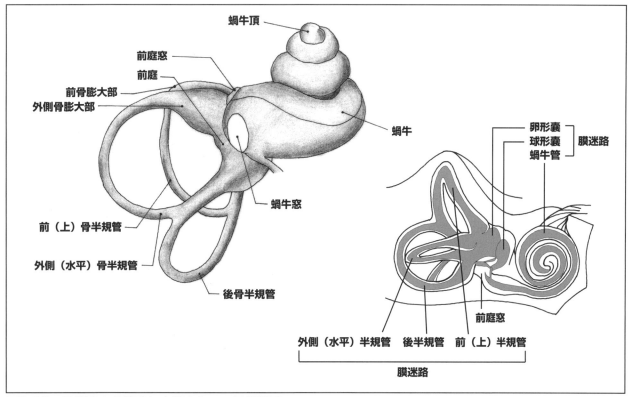

図5-10　骨迷路と骨迷路に内蔵されている膜迷路

鼓膜に，アブミ骨は**前庭窓** vestibular window（**卵円窓** oval w.）を介して内耳に連絡しています。

●耳小骨は，鼓膜によって振動に変換された音波を，振動のまま内耳に伝える役割をもっています。耳小骨にはいくつかの靱帯や筋肉が付着していて，強い音波が到達した場合でも，鼓膜や耳小骨が過度に振動しないような仕組みになっています。

●耳管は鼓室と外界をつなぐ短い管で，通常は閉鎖していますが，鼓室内と外界との気圧が異なった場合には，開いてその差をなくすように機能します。

内耳（図5-10）

●内耳は，**骨迷路** osseous labyrinth という複雑な形をした管路と，この骨迷路に内包されている骨迷路とほぼ同形の**膜迷路** membranous labyrinth という嚢から形成されています。

●両迷路の間隙および膜迷路の内部はリンパで満たされています。骨迷路と膜迷路の間隙にある外リンパは蝸牛管を経由してクモ膜下腔に流れています。一方，膜迷路内は内リンパで満たされていますが，この両者には交流はありません。

●骨迷路は，**前庭** vestibule，**蝸牛** cochlea および**骨半規管** bony semicircular canales から形成されています。

●前庭は，前方は蝸牛，後方は骨半規管と連絡している不正卵円形の腔で，中耳側の壁はアブミ骨底で閉じられています（前庭窓）。前庭は，アブミ骨から前庭窓を介して受け取った音波の情報（振動）を蝸牛に伝導する役割をもっています。

●前庭はまた，膜迷路に属する**耳石器**（**卵形囊** utricle および**球形囊** sacculus）という平衡感覚に関連する器官を内包しています。

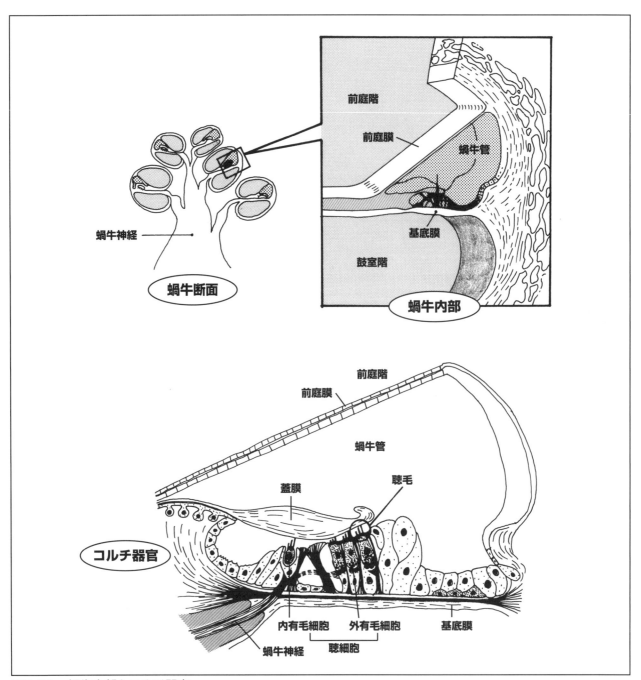

図5-11 蝸牛内部とコルチ器官

●カタツムリ（蝸牛）の殻に似た形をしているところからその名が付けられた蝸牛は，ラセン状に2巻き半した管で，その内部は，上段の**前庭階** scala vestibuli，中段の**蝸牛管**（中央階 scala media）および下段の**鼓室階** scala tympani の3つに分かれています（図5-11）。

●中段の蝸牛管と，上段の前庭階および下段の鼓室階の境は，それぞれ**前庭膜** vestibular membrane（ライスネル膜 Reissner's membrane）および**基底板** basal lamina という膜によって隔てられています。

●基底板上には，**コルチ器官** organ of Corti（ラセン器官 spiral organ）という器官があり，このコルチ器官に音波の受容器である聴細胞が多数分布しています（図5-11）。

●蝸牛内上段の前庭階は，前庭窓で始まり蝸牛頂で

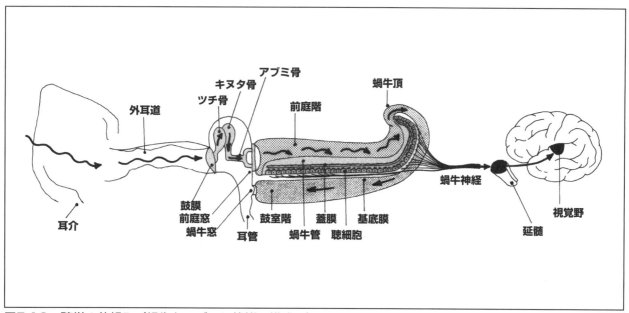

図5-12 聴覚の仕組み（蝸牛をのばした状態の模式図）

終わっています。また，下段の鼓室階は蝸牛頂で始まり蝸牛窓で終わっています。

●前庭階および鼓室階は骨迷路に属しますが，中段の蝸牛管は前庭膜および基底板によって取り囲まれていて膜迷路に属します。

●骨半規管は，互いに垂直に配置された3つの半円形の管で，それぞれ前（上）骨半規管，後骨半規管，外側（水平）骨半規管といいます。各骨半規管は前庭に連絡しています。

●骨半規管は骨迷路に属していますが，その内部にはほぼ同形をした半規管が内包されていて，これらは膜迷路に属しています。

（2）聴覚の仕組み（図5-12）

●音波（音振動）として空気中を伝達された音は，耳介で集められて外耳道を進み，鼓膜に達します。

●音波によって振動された鼓膜は，3つの耳小骨をツチ骨，キヌタ骨，アブミ骨の順で振動させます。この間，鼓膜の振動は適度に増幅されて，前庭窓へと伝導されます。

●前庭窓の振動は，蝸牛内のリンパに一連の進行波を引き起こします。つまり，前庭窓から前庭階内のリンパに伝達された振動は蝸牛頂まで達した後，2つの階を連絡している**蝸牛孔** helicotrema から鼓室階へ回り，鼓室階のリンパ内を下って蝸牛窓に至ります。

●これら一連のリンパの進行波が，蝸牛管内のリンパと，基底膜およびその上の音波受容器であるコルチ器官を振動させます。

●ところで，コルチ器官上にある聴細胞のもつ聴毛は，**蓋膜** tectorial membrane という膜に接しています。コルチ器官が振動すると，蓋膜に接している聴毛もまたその振動によって変形します。

●この聴毛の変形する刺激が，聴細胞に電気的刺激を発生させ，聴細胞に分布している蝸牛神経（聴神経），蝸牛神経核（延髄および橋の境にあります），内側膝状体を経て，最終的には大脳皮質聴覚野へと伝導されて音として認識されるのです。この間，少なくとも5～6個のニューロンを交替します。

●なお，鼓室階のリンパを下った進行波は蝸牛窓の膜（**第二鼓膜** secondary tympanic membrane）か

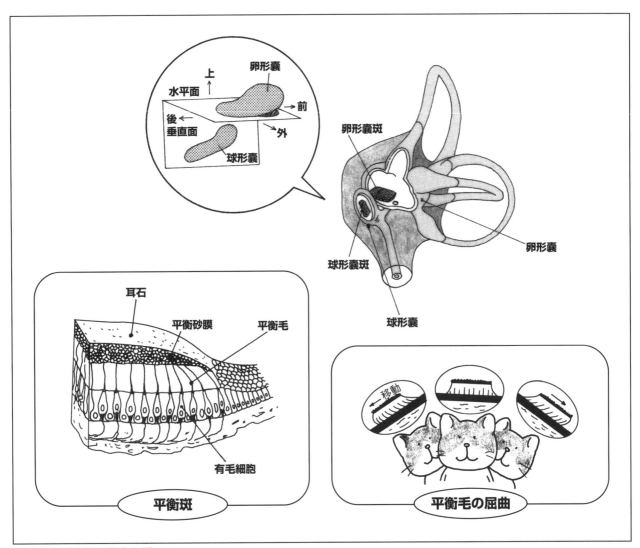

図5-13 前庭の構造と働き

ら中耳へと抜けることで，内耳内の圧力は平衡に保たれています。

4 平衡感覚

●姿勢の保持や運動の調節を行うためには，姿勢の変化や身体の移動を常に感知していなければなりません。これらの情報を収集する感覚を**平衡感覚** otolithic sensation といいます。

●耳には平衡感覚の受容器がありますが，平衡感覚は1つの感覚器から生じるものではありません。つまり，頭部の傾斜や動きを感知する前庭感覚，筋肉，腱および関節などの動きを感知する深部感覚，足底部の触覚および圧覚，視覚などの情報が総合的に分析されて，初めて平衡感覚が生じるのです。

(1) 前庭感覚

●耳にある前庭感覚の受容器には，頭部の傾斜を感知する前庭内の卵形嚢および球形嚢，頭部の回転を感知する骨半規管内の半規管があります。

前庭の構造と働き（図5-13）

●前庭内の卵形嚢と球形嚢は，それぞれほぼ水平面と垂直面にあります。

●この2つの嚢の内壁の一部は肥厚して，**平衡斑**

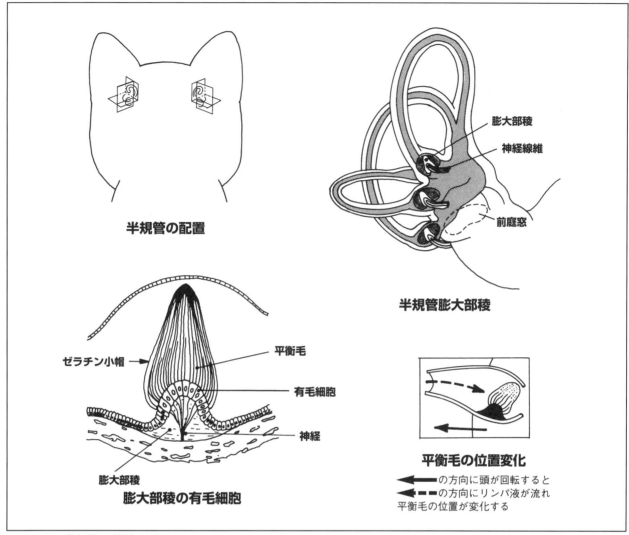

図5-14 半規管の構造と働き

macula（卵形嚢斑および球形嚢斑）という部分を形成しています。平衡斑には有毛細胞があり，これらの細胞のもつ平衡毛は，**耳石**あるいは**平衡石** otolith という炭酸カルシウムの結石を含んだゼラチン様物質（平衡砂膜）の中に伸びています。

●これらの平衡斑内では，耳石の方が前庭内部にあるリンパよりも比重が大きいため，頭部が傾斜すると，耳石が移動して有毛細胞の平衡毛を屈曲させます。この刺激によって有毛細胞に電気的刺激が発生します。

●有毛細胞に分布する神経から，前庭神経を経て小脳および大脳へ伝導された情報は，他の平衡感覚の情報と併せて総合的に判断されます。

●なお，卵形嚢は水平運動および重力に対する感覚，球形嚢は垂直運動に対する感覚を担当しています。

半規管の構造と働き（図5-14）

●骨半規管に内包されている前（上）半規管，後半規管および外側（水平）半規管は，骨半規管と同様に，互いにほぼ垂直に交叉する3つの面内に配置されています。

●各半規管の脚端は卵形嚢に開口していて，それぞれ一方が膨らんでいます（膨大部）。この膨大部には，**膨大部稜** crista ampullaris という半月状の隆起部分があり，ここには卵形嚢および球形嚢の平衡斑と同様に有毛細胞があります。

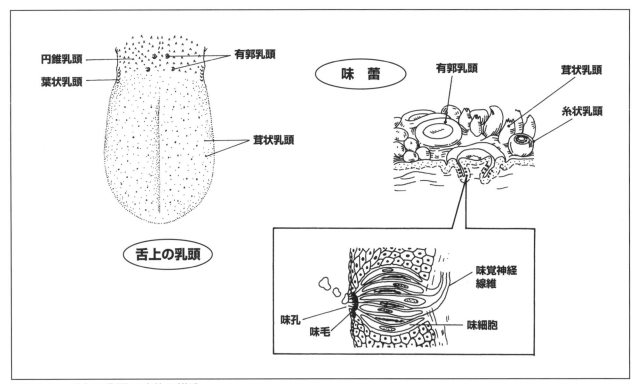

図5-15 舌上の乳頭と味蕾の構造

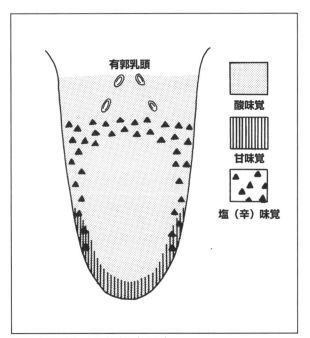

図5-16 味覚の分布（イヌ）

●これらの有毛細胞の平衡毛は長く，ゼラチン様物質で筆尖のように固められていて，半規管内のリンパを遮閉した状態となっています。

●頭部が回転すると，その回転面に最も近い半規管内のリンパが強く流れます。すると，その流れによって平衡毛の位置が変化します。さらにこの刺激によって，有毛細胞に電気的刺激が発生し，分布する神経から情報が伝導されるのです。

5 味覚

●液体に溶解している物質の化学的性質を感受することによって，食物の味を識別する感覚が**味覚** gustation です。味覚の受容器は，舌にある**味蕾** taste bud（後述）という器官です。

（1）味覚の仕組み（図5-15）

●味蕾は，舌の**有郭乳頭** vallate papilla，**葉状乳頭** foliate papilla，**茸状乳頭** fungiform papilla の側壁にあり，味細胞，支持細胞，基底細胞から形成されています。

●1つの味蕾の中には約20〜30個の味細胞があります。味細胞は味毛という線毛をもっていて，この味毛が味蕾の上端の小さな孔（味孔）から伸びています。

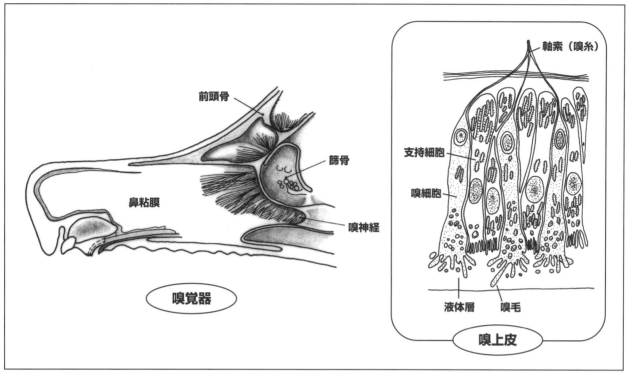

図5-17 嗅覚の仕組み（嗅覚器と嗅上皮）

●水や唾液中に溶解した分子がこの味毛を刺激すると、味細胞に電気的刺激が発生し、これが味覚神経線維から神経核、脳幹、視床を経て大脳皮質の味覚中枢に伝導され、味覚が生じます。

（2）味の識別（図5-16）

●一般的に味覚は、酸味、塩味、苦味、甘味の4つの味を識別し、これらに対する感受性は、舌の部位によって異なりますが、舌上の味細胞には形態学的な差違は認められません。

●味の識別は、味細胞によってそれぞれの味覚に対する閾値が異なるためであると考えられています。すなわち、1つの味覚に対する閾値が同じ味細胞が集中して分布するために、舌の各部の味覚に対する感受性が異なるのではないかと考えられています。

6 嗅覚

●気体中のにおい物質を識別する感覚が**嗅覚** olfaction です。嗅覚器は、呼吸器に属する鼻腔粘膜上部の黄色味を帯びた**嗅上皮**（嗅粘膜 olfactory mucous membrane）にある**嗅細胞**（嗅杆状体）です（後述）。

（1）嗅覚の仕組み（図5-17）

●鼻腔粘膜には、支持細胞と嗅腺の間に嗅細胞が多く分布する嗅上皮という部分があります。

●嗅細胞は、それ自体が1つのニューロン（神経細胞）（4神経系：2神経の基本的構造 参照）で、嗅細胞の先端からは鼻腔に向かって嗅毛が伸びています。嗅細胞軸索（嗅線維）は、嗅上皮基底部で約20本で1束にまとまっていて（嗅糸）、これらがさらに集まって嗅神経を形成しています。

●嗅神経は、篩骨（篩板）を突き抜けて嗅球に達しています。

●鼻腔粘膜上皮の支持細胞と嗅腺は、常に粘液を分泌して嗅上皮を薄い液体層で覆っています。この液体層に溶解したにおい物質の分子が嗅毛を刺激すると、嗅細胞に電気的刺激が発生し、これが嗅球、嗅

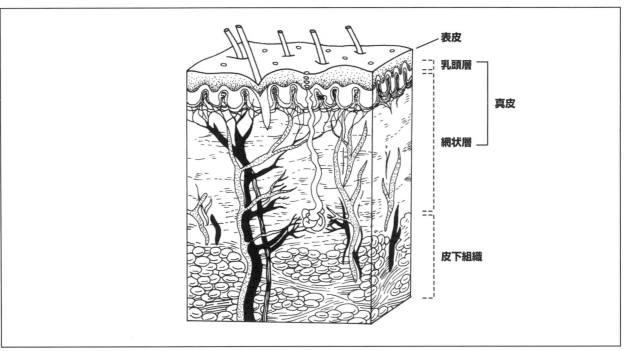

図5-18 皮膚の構造

索を経て大脳皮質嗅覚野に伝導されて，嗅覚が生じます。

7 皮膚感覚

●皮膚（および被毛などの付属物）は，生体全体を乾燥，外傷，感染症，有毒物質などから防御するとともに，体温調節を行って生体のホメオスタシスを助けています（1生体を構成する要素：4ホメオスタシス　参照）。

●また，皮膚および粘膜は外部刺激の感覚器としても重要な役割を演じています。皮膚の感受する感覚つまり**皮膚感覚** cutaneous sensation（後述）と，**深部感覚** deep sensation（後述）を合わせて**体性感覚** somatic sensation といいます（**表5-1**）。

（1）皮膚の役割と構造（図5-18）

●皮膚は生体内最大の器官系で，**表皮** epidermis と **真皮** dermis から形成されています。

表皮

●表皮は身体の各部分において特殊化していて，毛，汗腺，脂腺，爪，羽，角などさまざまな付属器官を形成しています。

●表皮は部分的に厚くなって，鼻，肉球を形成しています。被毛がある表皮の厚さは，イヌで約25〜40 μm です。

真皮

●真皮は表皮の数倍の厚さをもち，線維組織，血管，神経，各種の細胞や組織から形成されています。

●真皮に分布する血管は，暑いときには拡張して熱を放散し，寒いときには収縮して熱が放散することを防いで，体温調節を行っています（15体温の調節　参照）。

●真皮の下層には，疎性結合組織からなる皮下組織という層があり，筋膜あるいは骨膜と緩く結合しています。

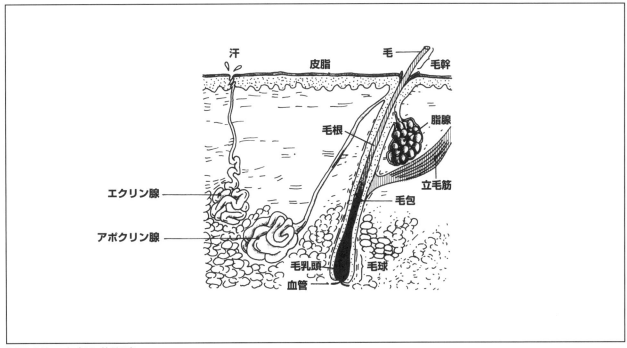

図5-19 皮膚の分泌腺

●皮下組織には脂肪細胞が多数あり，いわゆる皮下脂肪を形成しています。皮下脂肪は，保湿と栄養素の貯蔵に重要な役割をもっています。

(2) 皮膚の分泌腺（図5-19）

●皮膚には，**脂腺** sebaceous glands と**汗腺** sudoriferous glands（sweat glands）の2つの分泌腺があります。

脂腺

●脂腺は，毛包に開口しています。脂腺から分泌される皮脂は，抗菌あるいは防水剤としての役割ももっています。

●ネコの肛門嚢周囲や，イヌの包皮と肛門の周囲には，変化した汗腺を伴った脂腺が集合しています。肉球，爪などに脂腺はありません。

汗腺

●汗腺は，その形態と分泌液の性状によって**アポクリン腺** apocrine gland（大汗腺）と**エクリン腺** eccrine gland（小汗腺）の2つに分類されます。

●アポクリン腺は，毛包に開口しています。アポクリン腺から分泌される液体は粘稠性で，フェロモン*を含む場合もあります。イヌやネコの場合，全身におけるアポクリン腺の分布は乏しいものの，尾の周囲では脂腺とともに大きく発達しています。

●エクリン腺は，イヌやネコの肉球など特殊な皮膚に多く認められます。エクリン腺から分泌される液体は水様性です。

*フェロモン　動物が生体内で合成して体外に放出する物質で，同種個体間のコミュニケーション（性的誘因，マーキングなど）に用いられます。

(3) 皮膚感覚（図5-20）

●皮膚や粘膜は，外界の刺激を感受する大切な感覚器でもあります。

●皮膚には**触覚** tactile sensation，**圧覚** pressure sensation，**温度感覚** temperature sensation（**温覚** warm，**冷覚** cold），**痛覚** pain sensation の受容器が点状に分布しています（これらを**感覚点**といいま

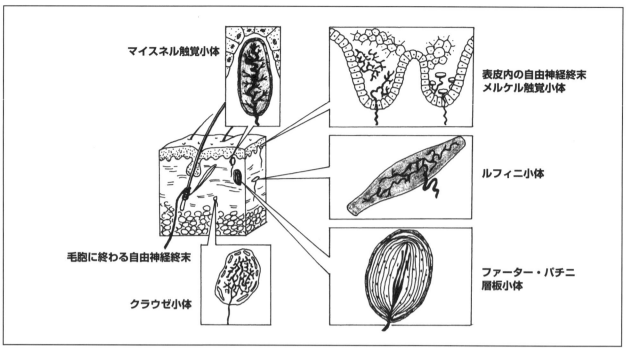

図5-20 皮膚感覚の受容器（皮膚の感覚点）

す)。これらの感覚点は，身体の各部分によって密度の差はあるものの，全身にまんべんなく分布しています。

●感覚点は，感受する感覚の種類によって知覚神経の末端そのものであったり（自由神経終末），先端が膨大した神経終末であったり，被覆性の神経終末であったりと，さまざまな形態をしています。

●これらの感覚点が，外界の刺激を知覚神経を介して大脳皮質体性感覚野に伝導することで，皮膚感覚が生じます。

触-圧覚

●皮膚面に変形やひずみが加わったときに生じる感覚が触-圧覚です。"さわった"という触覚と"おされた"という圧覚を，それぞれ異なった感覚として区別しているわけですが，厳密には区別することは難しいといえます。また，皮膚や粘膜の表面で起こる感覚を触覚，その深い部分で起こる感覚を圧覚として，それぞれを区別することもあるようです。

温度感覚

●皮膚温より高い温度に反応するのが温覚，冷たい温度に反応するのが冷覚です。温度感覚は相対的な温度差を感じることは可能ですが，正確な温度を感知することはできません。

痛覚

●いわゆる痛みを感受する痛覚の受容器はほぼ全身に分布していて，電気的，化学的，機械的，温熱，寒冷など必要以上に大きい刺激が加わった場合に痛覚が生じます。

●何らかの刺激が皮膚を損傷すると，ある種の化学物質（ヒスタミン，セロトニン，キニン類，プロスタグランジン類）が遊離され，これらが表皮内にある痛覚受容器を刺激して痛覚が生じます（14炎症とオータコイド　参照）。

●痛みには2種類あると考えられています。つまり，刺激によって瞬間的に起こる鋭い痛みと，それに続く鈍い痛みです。

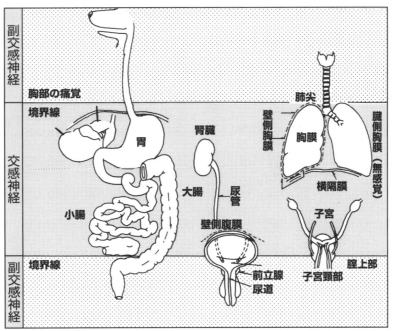
図5-21　内臓痛覚の伝達

●前者は，痛む部分が明瞭で刺激がなくなるとすぐに解消しますが（有髄神経線維による伝導），後者は痛む部分は明瞭ではなく，刺激がなくなっても痛みの感覚が継続します（無髄神経線維による伝導）（4神経系：2神経の基本的構造　参照）。

●痛覚は，生体防御の上から順応しにくい感覚です。

8　深部感覚

●筋肉，腱，筋膜，骨膜，関節，靱帯など，皮膚と内臓の中間に位置する組織の，接触あるいは動きといった機械的刺激を感知する感覚を**深部感覚**といいます（**表5-1**）。

●深部感覚の受容器は，関節包内のルフィニ小体，腱紡錘，関節靱帯の腱紡錘，皮膚，骨膜の自由神経終末などで，これらの感知する感覚を総合して深部感覚として感知しています（3筋肉系：4筋紡錘と腱紡錘　参照）。

●これらの感知する痛みは，うずくような鈍い痛みです。

9　内臓感覚

●内臓の状態を感受する感覚が内臓感覚 visceral sensation です（**表5-1**）。

●内臓感覚は，渇き，悪心，便意，尿意，性感覚などの生存にかかわる原始的な欲求を感知する**臓器感覚** organic sensation と，内臓の異常な状態を痛みによって感知する**内臓痛覚** visceral pain の2つに分類されます。

（1）内臓痛覚（図5-21）

●内臓痛覚は，通常，内臓平滑筋の急激な伸展あるいは強い収縮によって生じます。これらの痛みには，局所の貧血，不安感，悪心，嘔吐などといった自律神経様の症状が伴う場合がほとんどです。

●痛覚受容器は，自由神経（無髄神経）終末で，交感神経系あるいは副交感神経系に含まれる神経によって中枢に伝達されます。

第6章 内分泌系

1 内分泌系の役割

●さまざまな機能をもつ組織，器官（系）から形成されているにもかかわらず，生体は1つの生命体として秩序ある状態を維持しています（ホメオスタシス）（1生体を構成する要素：4ホメオスタシス参照）。

●このような状態を可能にしているのは，それぞれの組織および器官（系）を連絡して情報を伝達，交換し，協調し合う仕組み，つまり，**神経系**と**内分泌系** endocrine system があるからです。

●前述したように，神経系はニューロンと神経伝達物質によって情報伝達を行っていますが（4神経系：3情報伝達の仕組み　参照），内分泌系は，血液中に**ホルモン** hormone という化学物質を放出することによって情報伝達を行っています（図6-1）。

●なお，"**内分泌** internal secretion" とは，化学物質を産出・分泌する細胞から直接血液中に化学物質が放出される現象を意味する言葉です。

●"内分泌"に対して，管（導管）を介して放出される状態は "**外分泌** external secretion" と表現されます（汗，乳汁，消化液などは外分泌されています）（図6-2）。

（1）内分泌系の器官とホルモンの作用

内分泌系の器官（図6-3）

●生体内における情報伝達の手段の1つであるホルモンは，通常，内分泌系の器官で産生・分泌されています。

●脊椎動物における内分泌系の器官としては，
　下垂体 hypophysis（pituitary gland）
　松果体 pineal body
　甲状腺 thyroid gland
　副甲状腺 parathyroid gland（上皮小体）
　副腎 adrenal gland
があげられます。

●さらに，**生殖腺（卵巣・精巣），膵臓，胎盤**は内分泌によってホルモンを生産・分泌していますが，そのほかにも重要な機能を有しています。

●また，腎臓，肝臓，胸腺は，本来の機能ではない二次的な機能としてホルモンを分泌していますし，胃，腸などの細胞や組織もホルモン様物質を産生しています。

●例外として，神経組織（神経分泌細胞：後述）が産生するホルモンもあります。

●内分泌系の器官はいずれも小さく，腺細胞が直線あるいは索状に配列した組織（**内分泌腺** endocrine gland）から形成されています。通常，これらの細胞の間には豊富に毛細血管が分布していて，全ての細胞は直接血管に隣接しています。

●分泌細胞から血液中に放出されたホルモンは，血液の流れにのって全身へ運ばれ，やがてそのホルモンが情報を伝達すべき臓器に到達し，そこで初めて

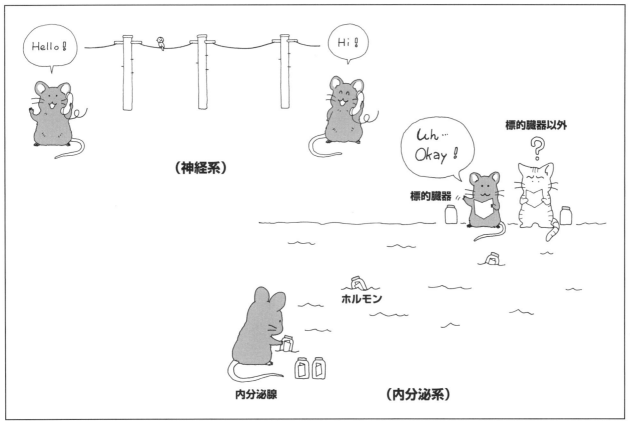

図6-1 神経系と内分泌系

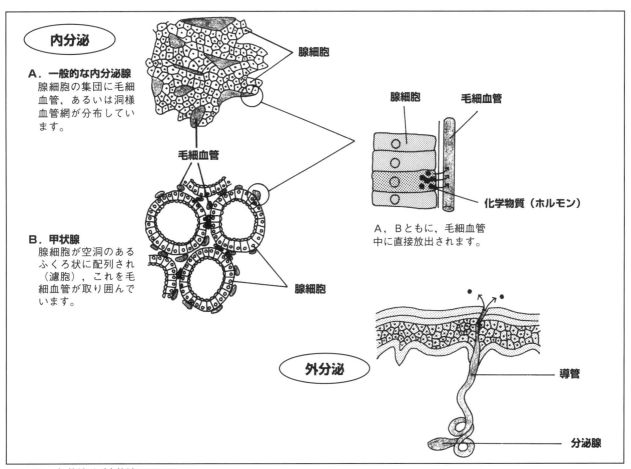

図6-2 内分泌と外分泌

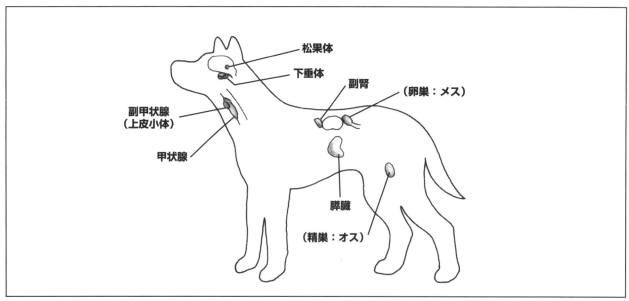

図6-3　内分泌系の器官

ホルモンが作用します（この臓器を**標的臓器** target organ といい，そのホルモンの受容体をもつ**標的細胞** target cell があります）。

ホルモンの作用

●ホルモンは標的臓器に到達すると，その臓器の代謝に変化を生じさせたり，他のホルモンを分泌させたりします。

●これらの標的臓器は，通常，分泌腺から遠く離れた部位にある場合がほとんどで，そのため，到達するホルモンの濃度も極めて低いものですが，それでも長期間にわたって作用することが可能です。

●ホルモンが標的臓器ではない臓器に到達した場合には，たとえ極めて高い濃度であったとしても何ら作用を示しません（図6-1）。

（2）内分泌系の調節

●さまざまに変動する生体内外の環境に対応するためには，内分泌腺もホルモンの分泌量を微妙に変化させて標的臓器の機能を調節し，適応する必要があります。

●内分泌系と神経系は，互いに連絡，協調し合うことによって環境の変化に適応していますが，内分泌系は単独で自身を調節する仕組みももっています。これを**フィードバック機構** feedback mechanism といいます。

ホルモンの作用におけるフィードバック機構（図6-4）

❶ある内分泌腺（A）がホルモンを分泌・放出します。

❷血液の流れにのって標的臓器にたどり着いたホルモンは，標的臓器の代謝を変化させたり，標的臓器からホルモンを分泌させます。

❸②の結果，代謝によって産生された物質や分泌されたホルモンが標的臓器から血液中に放出されます。

❹③の濃度は内分泌腺（A）によって感知されます。

❺内分泌腺（A）は，これらの濃度を検討し，目標としている濃度であるかどうかを分析します。

❻分析の結果，目標値との間に差がある場合には，それに応じてホルモン分泌量を調節します。つまり，目標値と比較して濃度が高い場合には負

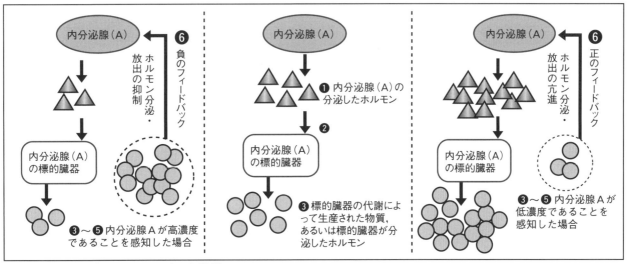

図6-4　内分泌系のフィードバック機構

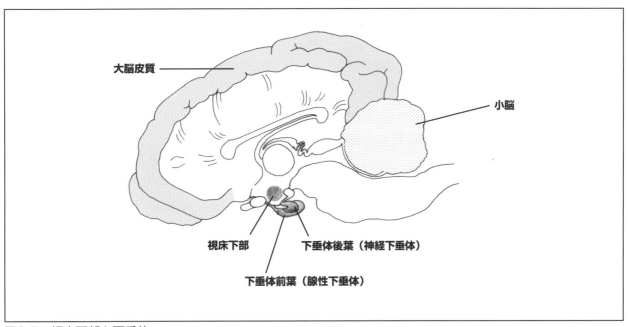

図6-5　視床下部と下垂体

のフィードバックを行って内分泌腺（A）のホルモン分泌・放出を抑制しますし，濃度が低い場合には正のフィードバックを行って分泌・放出を亢進させます。

2　視床下部・下垂体系

●前述したように，生体内は神経系と内分泌系が協調し合い，安定した状態が維持されています。しかしそのためには，この両者が密接に連絡し，情報交換を行う必要があります。

●この役割を行っているのが，間脳の底部を形成している**視床下部** hypothalamus と，その腹側に付着する**下垂体**です。

（1）視床下部（図6-5）

●視床下部は，生命の維持に欠かせない体温調節，

第6章　内分泌系　93

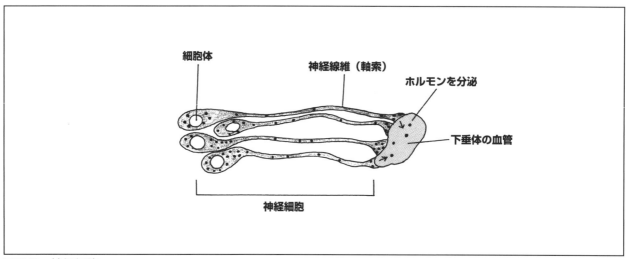

図6-6 神経細胞

水分調節，消化・吸収，生殖機能，新陳代謝を，生体の意志とは無関係に支配する自律神経の最高中枢です。また視床下部には，体液の変化やホルモン濃度を感知する受容体もあります。

●さらに視床下部は，神経によって大脳皮質や他の脳・脊髄とも連絡しています。視床下部には生きていく上で必要な生体内のさまざまな情報が集中しているのです。

●ところで，この視床下部には，神経細胞と内分泌細胞の両者の形態と機能をもつ細胞群（**神経細胞：図6-6**）があります。これらの神経細胞は，生体内のさまざまな情報を感受して総合的に判断し，その結果に基づいて，いくつかのホルモンを産生しています。

●神経細胞は長い神経線維（軸索）をもっていて，その終末は下垂体に達しています。神経細胞の産出したホルモンは，その神経終末から下垂体へと分泌されています。

（2）下垂体（図6-7，表6-1）

●下垂体は，長頭種の中型犬でも長さ約1cm，幅約0.7cm，厚み約0.5cm程度の非常に小さい器官ですが，内分泌系の総指令本部ともいえる重要な役割を演じています。

●下垂体には，**前葉** prehypophysis（**腺性下垂体** adenohypophysis）と**後葉** posthypophysis（**神経性下垂体** neurohypophysis）という部分があります。

●視床下部の神経細胞によって産生されたホルモンの一部は，下垂体前葉に，残りは後葉に分泌されています。

視床下部から下垂体前葉に分泌されるホルモン

●視床下部から下垂体前葉に分泌されるホルモンを，**向下垂体ホルモン** hypophysiotropic hormone（**視床下部ホルモン**）といいます。

●このホルモンは，視床下部と下垂体を連絡する**下垂体門脈系** portal hypophyseal vessel*という血管内に放出されて，下垂体前葉に到達します。

●下垂体前葉にはいくつかのホルモンを産生・分泌する腺細胞があって，向下垂体ホルモン（視床下部ホルモン）はこれらの腺細胞に働きかけてホルモン（**前葉ホルモン** anterior pituitary hormone）を分泌させています。

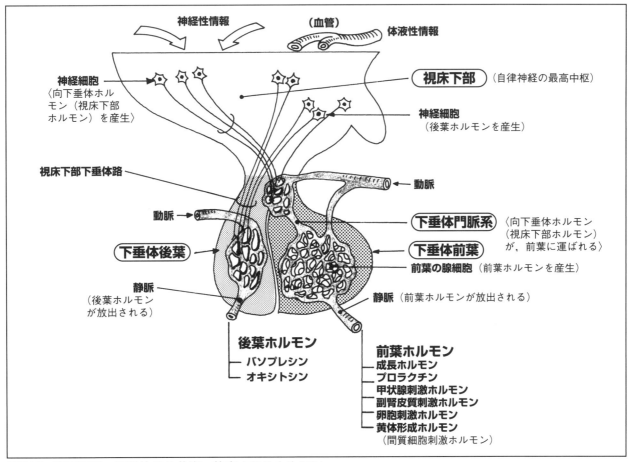

図6-7 視床下部：下垂体から分泌・放出されるホルモン

表6-1 下垂体から分泌される主要ホルモン

分類	産生・分泌	主要ホルモン	英語名（略語）	主要作用
前葉ホルモン：向下垂体ホルモン（視床下部ホルモン）の作用により産生・分泌	産生：下垂体前葉 分泌：下垂体前葉	成長ホルモン	growth hormone（GH）	身体成長の促進：血糖の上昇／タンパク質合成の促進／蓄積脂肪の動員促進／骨の成長促進
		プロラクチン（乳腺刺激ホルモン）	prolactin（PRL）	乳汁分泌の促進／母性行動を刺激／黄体の維持（ゲッ歯類）
		甲状腺刺激ホルモン	thyroid-stimulating hormone（TSH）	甲状腺の成長および甲状腺ホルモン分泌の促進
		副腎皮質刺激ホルモン	adrenocorticotropic hormone（ACTH）	副腎皮質の成長および副腎皮質ホルモン分泌の促進
		卵胞刺激ホルモン	follicle-stimulating hormone（FSH）	メス：卵胞発育の促進／オス：精子形成の促進
		黄体形成ホルモン（メスの場合）／間質細胞刺激ホルモン（オスの場合）	luteinizing hormone（LH）／interstitial cell-stimulating hormone（ICSH）	メス：排卵の誘起および卵胞の黄体化／オス：アンドロゲン分泌の促進
後葉ホルモン	産生：視床下部 分泌：下垂体後葉	バソプレシン（抗利尿ホルモン）	vasopressin（VP）（antidiuretic hormone〔ADH〕）	水分保持：末梢血管収縮, 血圧上昇／水の再吸収促進／尿量減少
		オキシトシン	oxytocin（OT）	子宮筋収縮, 陣痛促進／乳汁放出促進

第6章 内分泌系

●つまり向下垂体ホルモン（視床下部ホルモン）は，それ自身が遠く離れた標的臓器に作用するのではなく，近くの腺細胞が産生するホルモンの分泌を亢進させたり抑制させたりすることによって末梢の内分泌腺を支配し，間接的に末梢の内分泌腺の標的臓器を支配しているのです。

●主要な前葉ホルモンは，以下の6つです。
　　成長ホルモン
　　プロラクチン（乳腺刺激ホルモン）
　　甲状腺刺激ホルモン
　　副腎皮質刺激ホルモン
　　卵胞刺激ホルモン
　　黄体形成ホルモン
　　（オスの場合は間質細胞刺激ホルモンといいます）

*一次毛細血管叢と二次毛細血管叢をつなぐ1本あるいは数本の静脈で，特殊な役割をもつ血管叢を門脈といいます。一般的な血管では毛細血管叢を2回も形成しません。門脈には，下垂体門脈のほかに肝門脈があります（9循環器系：6主な静脈参照）。

視床下部から下垂体後葉に分泌されるホルモン

●視床下部から下垂体後葉に分泌されるホルモンを，後葉ホルモン posterior pituitary hormone といいます。後葉ホルモンは，後葉の毛細血管内に放出され，一時貯留されたのち，標的臓器に到達します。

●後葉ホルモンは，向下垂体ホルモン（視床下部ホルモン）とは異なり，それ自身が直接標的臓器に作用します。

●主要な後葉ホルモンは，以下の2つです。
　　バソプレシン
　　オキシトシン

3　成長ホルモン

●**成長ホルモン** growth hormone(GH)は，向下垂体ホルモン（視床下部ホルモン）の刺激によって下垂体前葉で産生・分泌される前葉ホルモンの1つです。

●成長ホルモンは，骨およびさまざまな臓器・組織を成長させたり，糖および脂肪の代謝に影響を及ぼすことによって，生体の成長を促進させる作用をもっています。

（1）骨および臓器・組織に対する作用（図6-8）

●成長ホルモンの骨および臓器・組織に対する作用は，成長ホルモン自身が直接働きかけるのではなく，ある物質を介して間接的に行われています。

●下垂体前葉から分泌された成長ホルモンは，肝臓に作用して**ソマトメジン** somatomedin という物質（一種の成長因子）の産生・分泌を促進させます。

●このソマトメジンが，長骨を成長させる細胞（長骨骨端線に存在する軟骨細胞）に働きかけて，長骨が長軸方向へ成長することを促進させ，骨格全体を成長させるのです。

●また，ソマトメジンは，筋肉，心筋，膵臓，肝臓，腎臓などを形成する細胞の増殖を促進させる作用ももっていて，これらの臓器，組織を成長させています。

●このように，成長ホルモンはソマトメジンを介して間接的に生体の成長を促進させているのです。

（2）代謝に対する作用（図6-8）

●成長ホルモンは，糖および脂肪の代謝（7栄養と代謝　参照）にも影響を及ぼします。成長ホルモンは，細胞のエネルギー源であるブドウ糖（グルコース）が細胞内へ取り込まれるのを抑制してブドウ糖消費量を減少させたり，肝臓中に貯蔵されているブドウ糖を放出させて，血糖値の上昇を引き起こします（抗インスリン作用）（後述）。

●また，成長ホルモンは脂肪組織の脂肪細胞に働きかけて，貯蔵脂肪の分解を促進させ，血中遊離脂肪酸の増加を引き起こします。

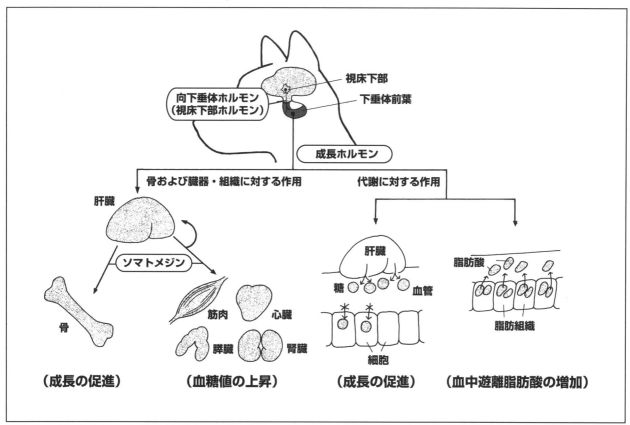

図6-8　成長ホルモンの作用

●成長ホルモンの糖および脂肪の代謝に対する作用は，骨および臓器・組織に対する作用とは異なり，自身が直接働きかけるものです。

4　プロラクチン

●プロラクチン prolactin （PRL）（乳腺刺激ホルモン）は，成長ホルモンと同様に，向下垂体ホルモン（視床下部ホルモン）の刺激によって下垂体前葉で産生・分泌される前葉ホルモンの1つで，ほかのいくつかのホルモンと共同で，乳腺の発育を促進させる作用をもっています（図6-9）。

●特に分娩前夜の一定期間には，下垂体前葉からのプロラクチンの分泌が亢進し，乳汁分泌の開始および分泌の維持が行われます（これらの作用も，他のいくつかのホルモンと共同で行われます）。

●ところで，ほ乳類にとっては授乳中に次の発情期（排卵）（13生殖機能系：5性周期　参照）が訪れてしまうことは，現在授乳中の子を育てるうえで非常に不都合なことです。

●プロラクチンには，血中濃度が高くなると生殖機能を抑制する作用もあることが知られています。

●プロラクチンの分泌は，授乳の際に子が乳頭を吸引する刺激によって促進されるために，授乳している期間はプロラクチンの血中濃度が特に高くなります。

●つまり，プロラクチンとその分泌の仕組みは，結果的に授乳中に排卵を抑制して，子育てに専念できる環境をも作り出しているのです。

第6章　内分泌系

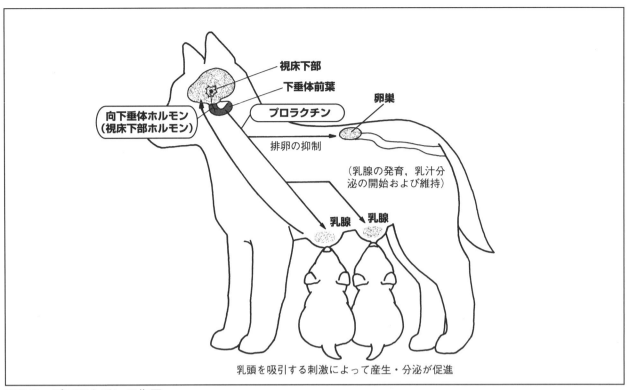

図6-9　プロラクチンの作用

5　バソプレシン

●バソプレシン vasopressin（**VP**）は，視床下部で産生され，下垂体後葉から分泌される後葉ホルモンの1つです（**図6-10**）。

●バソプレシンは，別名**抗利尿ホルモン** antidiuretic hormone（**ADH**）といい，その名の示す通り，抗利尿作用をもっています。抗利尿作用とは，尿の産生を減少させて，水分を生体内に貯留させる作用のことです。

●バソプレシンは腎臓の集合管に作用して，水の再吸収を促進させて抗利尿作用を発現させます（12泌尿器系：3尿生成の仕組み　参照）。

●生体において多量の発汗あるいは多量の排尿が生じた場合，血液中の水分は減少し，血液中（血漿中）のナトリウムイオン（Na^+）濃度が増加して血液浸透圧は増大します。

●バソプレシンは，この血液浸透圧の増大によって分泌が促進され，抗利尿作用，つまり"これ以上生体内から水分が喪失して血液浸透圧が増大しないようにするための作用"が発現するのです。血液の浸透圧が減少すると，バソプレシン分泌は抑制されます。

●抗利尿作用のほかに，バソプレシンは末梢血管を収縮させて血圧を上昇させる作用ももっています。

●心臓内を流れる血流量の変化は，心臓にある**容量受容器**（9循環器系：4血液循環の調節　参照）などによって常に感知されています。

●バソプレシンの分泌はこの受容器と連動していて，受容器によって血流量の減少が感知された場合にはバソプレシンの分泌は促進され，末梢血管が収縮して血圧の上昇を引き起こします（出血や脱水の

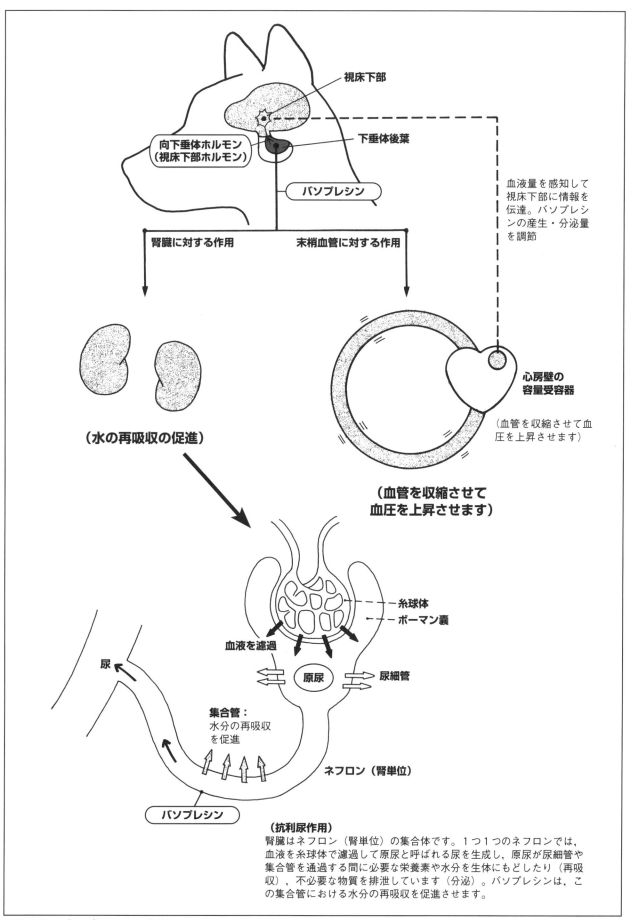

図6-10 バソプレシンの作用

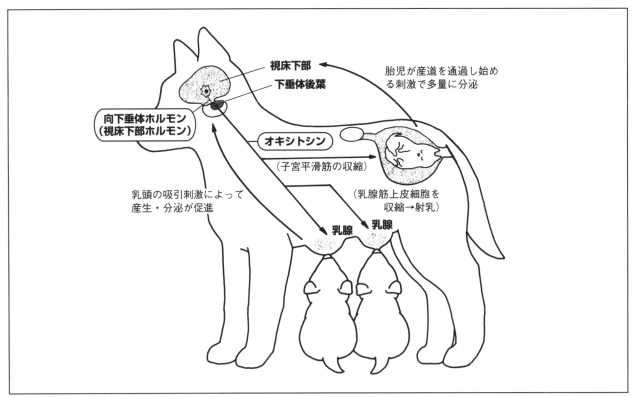

図6-11　オキシトシンの作用

場合など)。

●逆に，血流量の増大が感知された場合にはバソプレシンの分泌は抑制されて，末梢血管は収縮せずに血圧は下降します（大量の水を飲んだり，輸血を受けた場合など)。

●このようにバソプレシンの分泌は，血圧が上昇した場合には抑制され，血圧の下降した場合には促進されます。

●これは，脱水，出血などで生体内の血液量が減少した場合に，生体が循環不全に陥ることを防ぐためにも有用なものです。

●生体にとって水分平衡は重要で，その重要な水分平衡に深くかかわるバソプレシンもまた，重要なホルモンなのです。

6　オキシトシン

●オキシトシン oxytocin（OT）はバソプレシンと同様に，視床下部で産生されて，下垂体後葉から分泌される後葉ホルモンの1つです（図6-11)。

●オキシトシンは，乳腺の筋上皮細胞に働きかけてこれを収縮させ，腺房にたまっている乳汁を乳房から押し出し，射出させる作用をもっています（図6-12)。

●乳汁の産生・分泌そのものは，プロラクチンやほかのいくつかのホルモンの作用によるものですが，オキシトシンが乳腺の筋上皮細胞を収縮させない限り，射乳はうまく行われず，子は十分に母乳を得ることができません。オキシトシンの産生・分泌は，授乳の際に子が乳頭を吸引する知覚刺激によって引き起こされます。

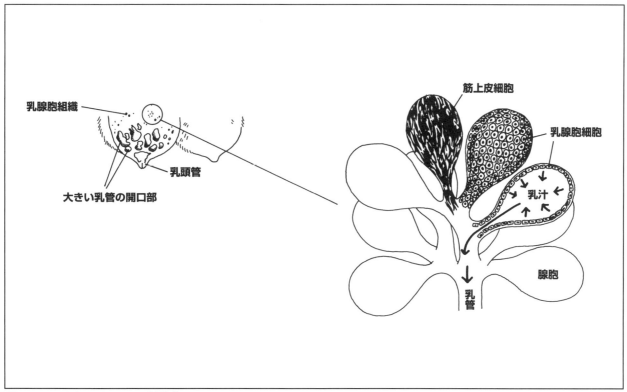

図6-12　オキシトシンの射乳作用
オキシトシンは，乳腺の筋上皮細胞を収縮させて，腺胞にたまっている乳汁を押し出す作用をもっています。

●ところで，オキシトシンは乳汁の射出を促す作用以外に，子宮の筋肉（子宮平滑筋）を収縮させる作用ももっています[*]。

●オキシトシンが授乳の際の知覚刺激によって分泌されることは前述しましたが，オキシトシンはさらに，胎児が産道を通過し始める刺激によっても多量に分泌されます。

●分娩の際，胎児が産道を通過し始めると，その刺激によってオキシトシンが大量に分泌されて子宮筋が強く収縮します。その結果，胎児の娩出がスムーズに行われます（これは，$PGF_{2\alpha}$というホルモンと共同で行われます）。

[*]妊娠末期に血中濃度が上昇するエストロゲン（卵胞ホルモン）は，子宮平滑筋にあるオキシトシン受容体の形成を促進させる作用をもっているために，妊娠末期にはオキシトシンに対する子宮平滑筋の感受性が非常に高くなっています。このことも，子宮平滑筋により強い収縮を引き起こすことを助けています（14生殖機能系：7分娩　参照）。

7　甲状腺のホルモン

●**甲状腺** thyroid gland は，内分泌系として最も重要な器官の1つで，生体の発育促進，代謝の調節を担う甲状腺ホルモンの産生・分泌を行っています。

●また甲状腺は，**カルシトニン** calcitonin という血中カルシウムイオン（Ca^{2+}）濃度を低下させる作用をもつホルモンの産生・分泌も行っています。

（1）甲状腺の構造（図6-13）

●甲状腺は，ほとんどのほ乳類において，咽喉頭部に近い気管の外側に付着しています。多くの場合左右1対で，中型の成犬でも縦5cm，横1.5cm，厚さ0.5cm程度の比較的小さな器官です。

●甲状腺がほかの内分泌系器官と大きく異なる点は，**濾胞** follicle （小葉 acinus）という構造をもっ

第6章　内分泌系

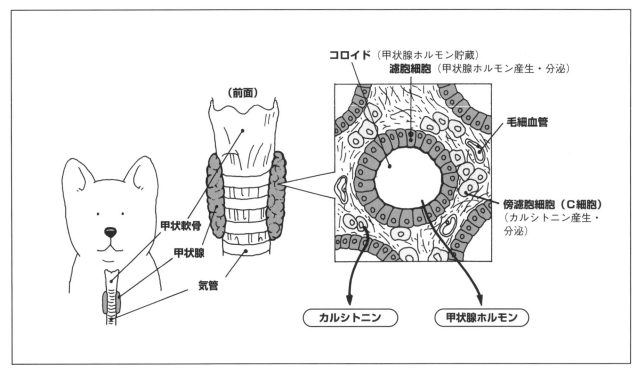

図6-13　甲状腺の構造

ていることにあります。濾胞は，濾胞細胞が単層で袋状に配列したもので，濾胞細胞は甲状腺ホルモンというホルモンを産生・分泌しています。

●分泌された甲状腺ホルモンは，濾胞中のコロイド様物質として貯留され，必要に応じて血液中に放出されます。

●また，カルシトニンは，濾胞と濾胞の間を埋める組織中にある細胞（**傍濾胞細胞** parafollicular cell あるいは**C細胞** C cell）によって産生・分泌されています。

（2）甲状腺ホルモン（図6-14）

●甲状腺ホルモンは，チロシンというアミノ酸とヨードから合成されていて，食物中から摂取されるヨードは，そのほとんどがこの甲状腺ホルモンの材料として利用されています。

●甲状腺ホルモンには，類似した作用をもつ以下の2つのホルモンがあります。

　サイロキシン thyroxine（T_4）
　トリヨードサイロニン triiodothyronine（T_3）

●この2つの甲状腺ホルモンの分泌は，向下垂体ホルモン（視床下部ホルモン）の刺激によって下垂体前葉から分泌される甲状腺刺激ホルモンによって促され，その調節は，甲状腺刺激ホルモン，サイロキシン，トリヨードサイロニンによるフィードバック機構によって行われています。

●甲状腺ホルモンの作用は，熱産生作用，糖代謝，脂肪代謝，タンパク質代謝に対する作用，神経系および血管系に対する作用などさまざまです（表6-2）。

●これらは全て，間接的な作用ですが，順応力に乏しい成長期の動物にとっては非常に重要な役割を演じています。甲状腺ホルモンは，生体の成長や成熟を，多方面から支えているホルモンなのです。

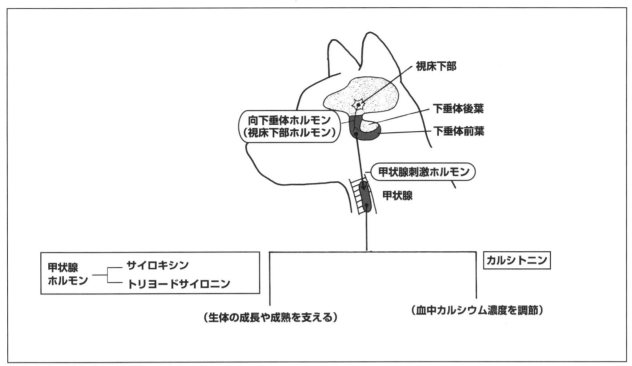

図6-14 甲状腺から産生・分泌されるホルモン

表6-2 甲状腺ホルモンの作用

①熱産生作用	組織において酸素消費量を増大させて熱を産生 （成長した動物の脳，精巣，子宮，リンパ節，脾臓，下垂体前葉を除く）
②糖代謝に対する作用：糖利用の促進	腸におけるブドウ糖吸収の促進 脂肪組織，筋組織へのブドウ糖移行の促進 細胞内へのブドウ糖の取り込み促進 少量の甲状腺ホルモン：グリコーゲン合成 大量の甲状腺ホルモン：グリコーゲン分解
③脂肪代謝に対する作用：脂肪分解の促進	血漿コレステロールの減少 血漿遊離脂肪酸およびグリセロールの増加
④タンパク質代謝に対する作用：成長の促進	タンパク質合成の促進（成長ホルモンと共同で行う作用）
⑤神経系および血管系に対する作用	神経系：胎児と子の中枢神経系の発育促進 血管系：心拍数，心収縮力の増大

8 カルシウムとリンの代謝

● 生体内のカルシウムの約99％は，骨組織中の**水酸化リン灰石（ハイドロキシアパタイト）結晶** hydroxyapatite crystals として，骨格系を維持しています。

● そして，残り約1％のカルシウムは神経伝達，筋肉の収縮，内分泌腺および外分泌腺の機能調節，血液凝固など，生体内のさまざまな反応に深く関わり，ホメオスタシスに重要な役割を果たしています。

● リンもまた，骨組織および歯の主要な成分ですが，細胞内の小器官を形成する成分で，ホメオスタシスにも重要な役割を演じています。

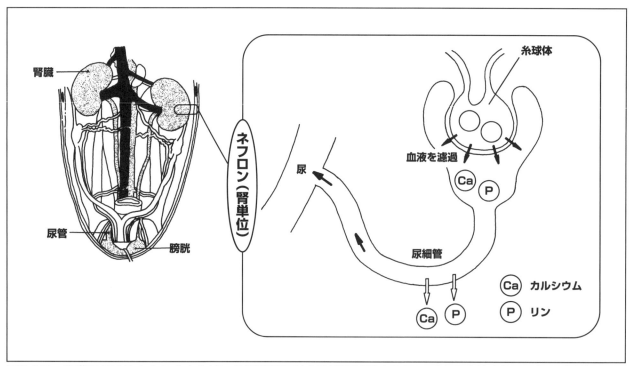

図6-15　腎臓におけるカルシウムとリンの再吸収に対する副甲状腺ホルモン（上皮小体ホルモン）の作用
糸球体においてカルシウムおよびリンの大部分は濾過されますが，尿細管でその大部分が再び吸収されて生体内にもどされます。その際，副甲状腺ホルモン（上皮小体ホルモン）は，カルシウムの再吸収には促進的に，リンの再吸収には抑制的に作用します。

● 生体内のカルシウムとリンの濃度調節の仕組みは連動していて，カルシウムとリンの血中濃度の比率は，ほぼ一定の範囲内に調整されています。

● この仕組みを支えているのが以下の3つの物質で，これらはカルシウム調節ホルモンともいわれています。
　　ビタミンD　vitamin D
　　副甲状腺ホルモン
　　　〈上皮小体ホルモンあるいはパラソルモン
　　　parathormone（PTH）〉
　　カルシトニン　calcitonin（CT）

(1) カルシウムとリンの代謝（図6-15）

カルシウムの代謝

● 食物中のカルシウムは，小腸の上部からビタミンDの作用によって生体内に吸収されます（8消化器系：5吸収　参照）。生体内に入ったカルシウムは，細胞外液，細胞内液，腎臓（糸球体濾液または原尿）および骨組織の間を，それぞれの組織が必要とする濃度に分布するように常に移動しています。

● カルシウムは，腎臓の糸球体で大量に濾過されますが，そのほとんどは副甲状腺ホルモン（上皮小体ホルモン）の作用によって尿細管から再吸収されて，生体内に戻されます（12泌尿器系：3尿生成の仕組み　参照）。

リンの代謝

● リンもカルシウムと同様に，小腸上部から生体内に吸収されます（8消化器系：5吸収　参照）。生体内のリンもその約85～90％が水酸化リン灰石結晶として骨組織に存在し，残りは血液中や細胞中などの有機物に含まれたり，PO_4^{3-}，HPO_4^{2-}，$H_2PO_4^-$といった無機リン化合物として存在しています。

● リンの腎臓の糸球体で濾過されますが，85～90％は再吸収されて生体内に戻されます（12泌尿器系：3尿生成の仕組み　参照）。

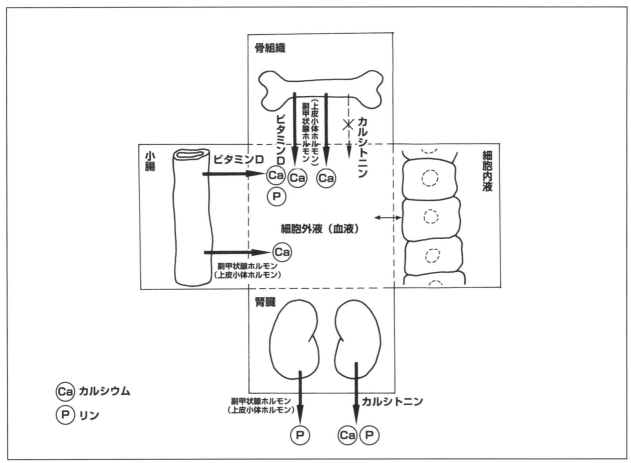

図6-16 カルシウム調節ホルモン〈活性型ビタミンD，副甲状腺ホルモン（上皮小体ホルモン），カルシトニン〉の作用

●この過程にも副甲状腺ホルモン（上皮小体ホルモン）が関与していますが，カルシウムの場合とは異なり，再吸収を抑制するように作用してリンの排泄を促進します。

（2）カルシウム調節ホルモン（図6-16）

活性型ビタミンD

●栄養素として知られているビタミンDは，ステロイドに類似した構造とその作用からむしろホルモンと呼ぶべき物質です。

●通常，ビタミンDは，皮膚の上皮細胞内にあるビタミンDの前駆物質が紫外線に曝されることによって生体内で合成されます。

●ビタミンDは，腸管上皮細胞に働きかけて，カルシウムとリンの吸収を促進するとともに，骨からカルシウムを遊離させて，血中カルシウム濃度を上昇させる作用をもっています。そのためビタミンDが不足すると，**低カルシウム血症**（16CV：〔11〕低カルシウム血症　参照）を引き起こします。

副甲状腺ホルモン（上皮小体ホルモン）（図6-17）

●副甲状腺ホルモン（上皮小体ホルモン）は，副甲状腺（上皮小体）の**主細胞** chief cell によって産生・分泌されるホルモンで，血中カルシウム濃度が低下すると，その刺激によって産生・分泌が促進されます。

●副甲状腺ホルモン（上皮小体ホルモン）は，骨の再吸収を促進させる作用や，ビタミンDの代謝に働きかけて間接的に腸管からのカルシウムの吸収を増

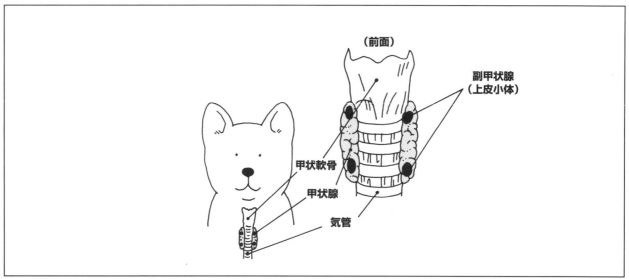

図6-17　副甲状腺（上皮小体）

加させる作用をもち，血中カルシウム濃度を上昇させます。

●副甲状腺ホルモン（上皮小体ホルモン）は，血中リン濃度の調節にも関与していますが，カルシウムの場合とは異なり，腎臓の尿細管に作用してリンの再吸収を抑制し，血中濃度を低下させます（12泌尿器系：5尿生成の仕組み　参照）。

●血中カルシウム濃度が高くなると，副甲状腺ホルモン（上皮小体ホルモン）の産生・分泌は抑制されます。

カルシトニン

●カルシトニンは，甲状腺にある**傍濾胞細胞（C細胞）**で産生・分泌されるホルモンです。

●カルシトニンの産生・分泌は血中カルシウム濃度によって調節され，カルシウム濃度が上昇するとその産生・分泌は亢進し，血中カルシウム濃度が低下すると抑制されます。

●カルシトニンは，骨の再吸収を抑制したり（2骨格系：2骨格の基本的構造　参照），腎臓における再吸収を抑制する作用によって，カルシウムとリンの血中濃度を低下させます（12泌尿器系：3尿生成の仕組み　参照）。

9　副腎のホルモン

●副腎は，左右の腎臓のすぐ前方に位置する小さな器官ですが，内分泌系の器官として非常に重要な役割を演じています。

●副腎は，発生学的にも機能的にも全く異なる外側の**皮質** adrenal cortex と，内側の**髄質** adrenal medulla の2つの部分から形成されていて，それぞれいくつかのホルモンとカテコールアミン（神経伝達物質）（4神経系：3情報伝達のメカニズム　参照）を産生・分泌しています。

（1）副腎皮質

副腎皮質の役割と構造（図6-18）

●副腎皮質は，外側から**球状帯** zona glomerulosa，**束状帯** zona fasciculata，**網状帯** zona reticularis という3つの層から形成されていて，それぞれ異なったホルモンを産生・分泌しています。

●これらのホルモンを，**ステロイドホルモン**

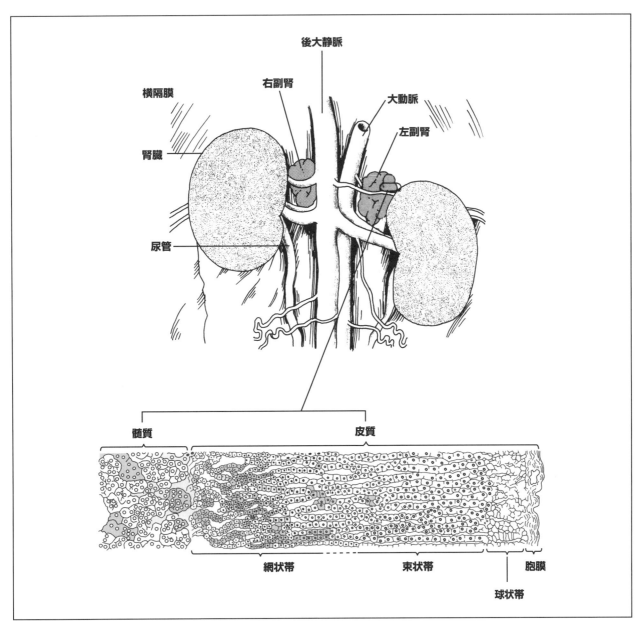

図6-18 副腎

表6-3 ホルモンの分類

分類	ホルモン	特徴
タンパクホルモン	成長ホルモン インスリン 副腎皮質刺激ホルモン	腺細胞のリボソーム内でタンパク質から産生され，分泌されるまでゴルジ装置を経て分泌顆粒として貯蔵されます。 親水性で，血漿に溶解されて生体各部へ輸送されます。
ペプチドホルモン	オキシトシン バソプレシン	
アミン系ホルモン	ドパミン メラトニン アドレナリン（エピネフリン）	
ステロイドホルモン	副腎皮質ホルモン 性腺分泌ホルモン	肝臓で合成されたコレステロールから産生され，産生後直ちに分泌されます。 脂溶性で，血漿中のアルブミンなどのタンパク質（結合タンパク）と結合して生体各部へ輸送されます。

第6章 内分泌系

表6-4　電解質コルチコイドと糖質コルチコイドの作用

ホルモン	作用	作用部位
糖質コルチコイド	糖新生*を刺激	肝臓
	グリコーゲン合成の増加	肝臓
	血中ブドウ糖の増加	肝臓
	脂肪分解の促進	脂肪組織
	タンパク質分解の促進	筋肉，肝臓
	副腎皮質刺激ホルモン分泌の抑制	視床下部，下垂体前葉
	水排出の促進	腎臓
	炎症反応の阻止	生体各部
	免疫系の抑制	マクロファージ，リンパ球
	胃酸分泌刺激	胃
電解質コルチコイド	ナトリウムイオン（Na^+）の再吸収促進	腎臓，唾液腺，汗腺
	カリウムイオン（K^+）の排泄促進	腎臓，唾液腺，汗腺
	水素イオン（H^+）の排泄促進	腎臓

*糖新生　アミノ酸，乳酸などの糖以外の物質から，ブドウ糖などの糖が合成されること。

steroid hormone といい，生体内でコレステロールから合成されています（**表6-3**）。

●副腎皮質の球状帯で産生・分泌されるホルモンは，生体内の電解質（ナトリウムイオン〔Na^+〕，カリウムイオン〔K^+〕など）の代謝に作用するため，**電解質コルチコイド** mineralocorticoid といいます。

●電解質コルチコイドとは1つのホルモンの名称ではなく，副腎皮質で産生・分泌されるホルモンの中で，電解質代謝に対する作用の強いホルモンを総称したものです。その代表が**アルドステロン** aldosterone です。

●電解質コルチコイドはさまざまな作用をもっていますが，これらは全て血圧の調節に深く関与しています（**表6-4**）。

●束状帯および一部網状帯で産生・分泌されているホルモンは，主に糖代謝に作用するために**糖質コルチコイド** glucocorticoid といいます。

●糖質コルチコイドもまた，1つのホルモンの名称ではなく，副腎皮質で産生・分泌されるホルモンの中でコルチゾルなどのように，糖代謝に対する作用の強いホルモンを総称したものです。

●糖質コルチコイドは，単独あるいはほかのホルモンと共同で，生体内における糖代謝の調節を行っています（**表6-4**）。

●網状帯からは，わずかですが，**アンドロゲン** androgen や**エストロゲン** estrogen などの性ステロイドホルモンが産生・分泌されています。

電解質コルチコイド（アルドステロン）の分泌調節：レニン-アンジオテンシン系（図6-19）

●アルドステロンの分泌は，レニン-アンジオテンシン系と呼ばれる一連の反応系によって調節されています。

●**レニン** renin は，腎臓の糸球体に隣接する傍糸球体細胞（12泌尿器系：2 腎実質の微細構造　参照）で産生・分泌される酵素で，血液中のアンジオテンシノーゲン angiotensinogen （α_2グロブリン分画に属する血漿タンパクで肝臓で合成されます）を**アンジオテンシン I** angiotensin I という物質に変換します。

●レニンによって変換されたアンジオテンシン I は，さらに肺などの血管内皮細胞に存在するアンジオテンシン変換酵素 angiotensin converting enzyme （ACE）によって**アンジオテンシン II** angiotensin II という物質に変換されます。

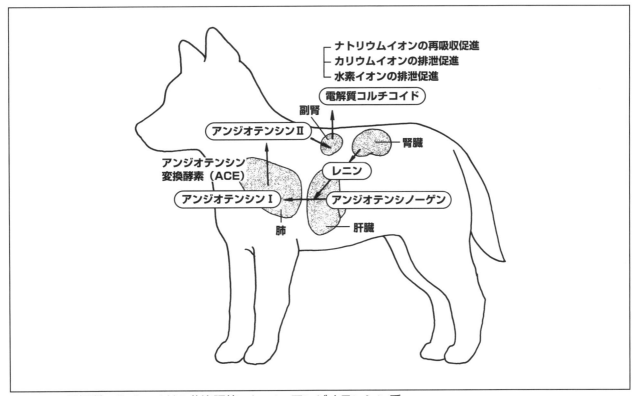

図6-19 電解質コルチコイドの分泌調節：レニン-アンジオテンシン系

●このアンジオテンシンⅡが副腎皮質に働きかけて，電解質コルチコイドの分泌を促進させるのです。

●つまり，レニンの産生・分泌→アンジオテンシノーゲンからアンジオテンシンⅠへの変換→アンジオテンシン変換酵素によるアンジオテンシンⅡへの変換→電解質コルチコイドの合成という一連の反応が，電解質コルチコイドの分泌を調節していることになります。

●レニンは，細胞外液の減少，血圧下降，交感神経の興奮および立位などによって分泌が促進され，その結果，電解質コルチコイドもまた分泌が促進されます。

糖質コルチコイドの分泌調節（図6-20）

●糖質コルチコイドの産生・分泌は，向下垂体ホルモン（視床下部ホルモン）の刺激で下垂体前葉で産生・分泌される副腎皮質刺激ホルモンによって促されます。

●糖質コルチコイドの産生・分泌は，基本的には，向下垂体ホルモン（視床下部ホルモン），副腎皮質刺激ホルモン，糖質コルチコイドの3つのホルモンのフィードバック機構によって調節されていますが，それ以外にもいくつかの要因が関連しています。

●視床下部には生理時計の機能があるために，副腎皮質刺激ホルモンの分泌は朝方に促進されて，夕方に抑制されます。その結果，糖質コルチコイドの産生・分泌も，朝方に促進されて，夕方に抑制されます（**日周期** diurnal rhythm あるいは circadian rhythm）。

●さらに，何らかの有害なストレスが生体に加えられた場合にも，糖質コルチコイドの産生・分泌は促進されます。これは，ストレスによって視床下部の活動が亢進し，その結果，向下垂体ホルモン（視床下部ホルモン），副腎皮質ホルモンの産生・分泌が促進されることによるものです。

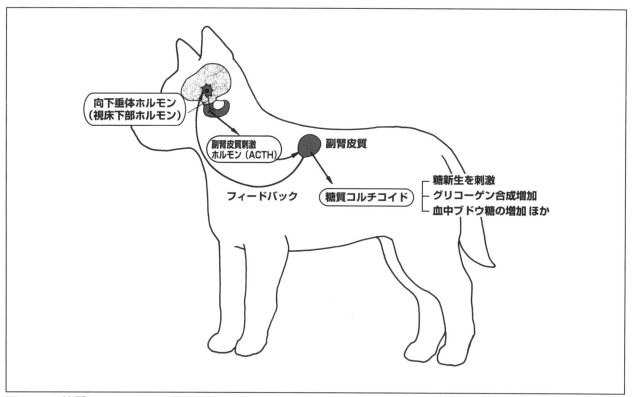

図6-20 糖質コルチコイドの分泌調節

●何らかの原因によって糖質コルチコイドの分泌が過剰になった場合には，**クッシング症候群**（16CV：〔12〕クッシング症候群　参照）という病態を引き起こします。

●また逆に，何らかの原因によって副腎が機能不全に陥り，糖質コルチコイドの分泌が抑制〜停止すると，**アジソン病**（16CV：〔12〕クッシング症候群　参照）が引き起こされて，わずかなストレスによってショック症状に陥ることになります。

（2）副腎髄質

副腎髄質の役割と構造

●副腎髄質は，神経組織から発生していて，交感神経節前ニューロン（内臓神経）によって支配されています。

●副腎髄質の細胞は，アミノ酸のチロシンから，カテコールアミンのアドレナリン（エピネフリン），ノルアドレナリン（ノルエピネフリン），ドパミン（チロシン→ドパ→ドパミン→ノルアドレナリン（ノルエピネフリン）→アドレナリン（エピネフリン）の経路で産生されます）を産生・分泌しています（4 神経系：3 情報伝達のメカニズム　参照）。

●つまり，副腎髄質の細胞は，交感神経節後ニューロンの細胞体に相当するわけです（図6-21）。

●副腎髄質で産生・分泌されるカテコールアミンは，その約80％がアドレナリン（エピネフリン），残りの大部分がノルアドレナリン（ノルエピネフリン），わずかな部分がドパミンで構成されています。

●これらのカテコールアミンの作用は，基本的には交感神経の興奮作用と同様で，筋肉運動，寒冷，精神的活動，血圧の低下などのストレスによって交感神経が興奮した場合に大量に分泌されて，生体がストレスに順応できるようにしています。

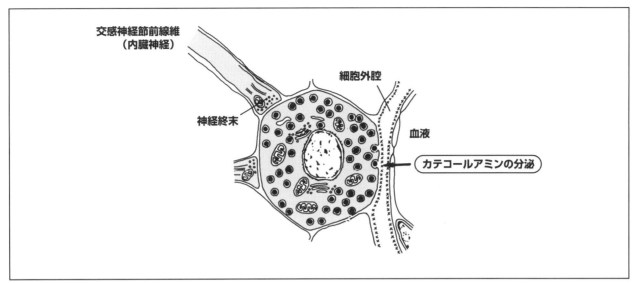

図6-21　副腎髄質細胞

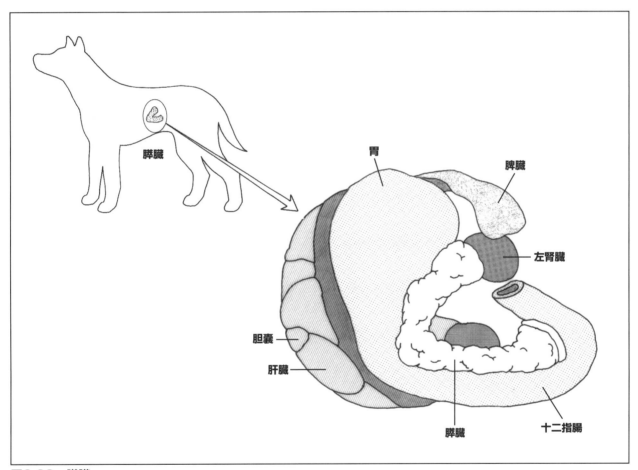

図6-22　膵臓

●カテコールアミンの産生・分泌は，血中ブドウ糖濃度の低下によっても，促進されます。

10　膵臓のホルモン

●肝臓の後方，胃の背側に位置する**膵臓** pancreas

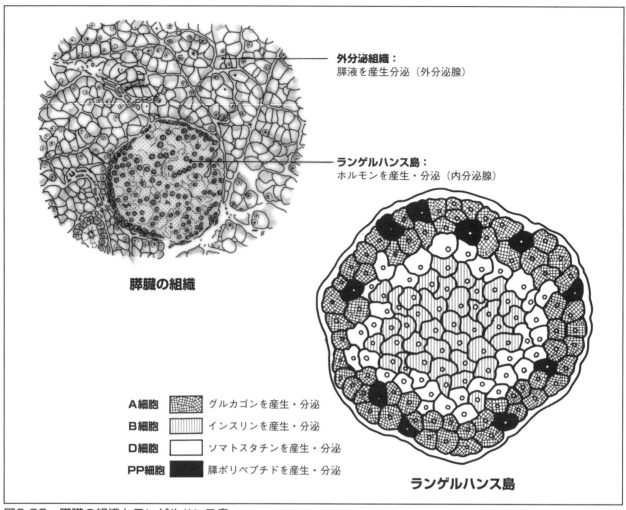

図6-23 膵臓の組織とランゲルハンス島

は，**膵液** pancreatic juice という消化酵素を産生して小腸上部に外分泌する外分泌系の機能と，いくつかのホルモンを産生・分泌する内分泌系の機能の2つを併せもつ臓器です（図6-22）。

（1）膵臓の役割と構造（図6-23）

●膵臓の組織は，そのほとんどが膵液を産生・分泌する外分泌腺組織で占められていますが，それらの外分泌腺の間隙にホルモンを産生・分泌する**ランゲルハンス島** island of Langerhans（略して**ラ島**，あるいは**膵島**）という内分泌腺群が散在しています。

●これらのランゲルハンス島には，A細胞，B細胞，D細胞およびPP細胞という4種類の細胞があり，A細胞は**グルカゴン** glucagon，B細胞は**インスリン** insulin，D細胞は**ソマトスタチン** somatostatin，PP細胞は**膵ポリペプチド** pancreatic polypeptide というホルモンを産生・分泌しています[*]。

[*]ランゲルハンス島の細胞を呼ぶ際にギリシア文字を用いることもありますが，A，B，Dのアルファベットを用いるべきであり，α，β，δ などギリシア文字を用いるのは不適当であるとする意見があります。膵ポリペプチドはランゲルハンス島以外の細胞からも産生・分泌されます。

（2）インスリン

●膵臓ランゲルハンス島のB細胞で産生・分泌されるインスリンは，糖，脂肪，タンパク質のそれぞれの代謝過程に作用するホルモンです（図6-24，表6-5）。

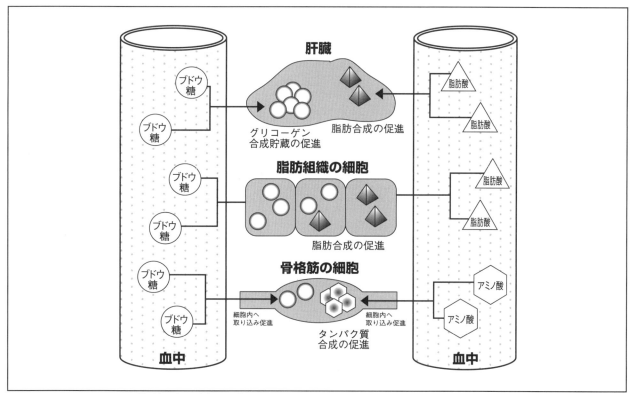

図6-24 インスリンの代謝過程に対する作用

表6-5 代謝過程に対するインスリンの作用

	代謝に対する作用	作用部位		
		肝臓	骨格筋	脂肪
糖の代謝	血中ブドウ糖の細胞内への取り込み促進		○	○
	細胞内におけるグリコーゲンの合成促進	○	○	○
	細胞内におけるグリコーゲンの分解抑制	○	○	○
	細胞内における糖新生の抑制	○		
脂肪の代謝	細胞内における脂肪の合成促進	○		○
	細胞内における脂肪の分解抑制	○		○
タンパク質の代謝	血中アミノ酸の細胞内への取り込み促進		○	
	細胞内におけるタンパク質の合成促進		○	
	細胞内におけるタンパク質の分解抑制		○	
	細胞内における糖新生の抑制	○		

● インスリンは，糖の代謝過程において，骨格筋および脂肪組織の細胞内への血中ブドウ糖の取り込みを促進する作用ももっています。

● さらにインスリンは，（特に）肝臓，骨格筋および脂肪組織の細胞内に取り込んだブドウ糖からグリコーゲンを合成して貯蔵することを促進する作用も もっています。

● インスリンのこれらの作用によって，血中ブドウ糖濃度は低下します（インスリンは，生体内において血中ブドウ糖濃度を低下させる作用をもつ唯一のホルモンです）。

表6-6 インスリンの産生・分泌に影響を及ぼす因子

産生・分泌を促進する因子	産生・分泌を抑制する因子
ブドウ糖	ソマトスタチン
アミノ酸	アドレナリン
脂肪酸	（エピネフリン）
ガストリン*	ノルアドレナリン
コレシストキニン	（ノルエピネフリン）
ーパンクレオザイミン	
セクレチン*	
胃抑制ポリペプチド*	
グルカゴン*	
アセチルコリン	

*消化酵素

●インスリンはまた，タンパク質の代謝過程において，骨格筋細胞内への血中アミノ酸の取り込みとタンパク質合成を促進する作用をもっています。さらに脂肪の代謝過程においても，脂肪の脂肪酸およびグリセロールへの分解を抑制して細胞内貯蔵を促進する作用をもっています。

●このようにインスリンは，糖，脂肪，タンパク質を細胞内に貯蔵させるように作用するホルモンなのです（生体内における同化作用を促進して，異化作用を抑制します）。

●ところで，生体内におけるインスリンの産生・分泌にはさまざまな因子が影響していて，それらが複雑に関与しながら産生・分泌の調節を行っています（表6-6）。

●血中ブドウ糖濃度の低下もインスリンの産生・分泌を抑制する因子の1つですが，インスリンの産生・分泌が抑制されれば，血中ブドウ糖の細胞内への取り込みと貯蔵もまた抑制されることになります。

●この仕組みは，空腹時などにおいて血中ブドウ糖濃度が低下している場合に，それ以上に濃度が低下しないようにして，生体のエネルギー源を確保するために非常に有用です（ブドウ糖は，生体のエネルギー源です）（7栄養と代謝 参照）。

（3）グルカゴン

●膵臓ランゲルハンス島のA細胞で産生・分泌されるグルカゴンは，インスリンとほぼ逆の作用をもっています。肝臓の細胞中に貯蔵されたグリコーゲンの分解を促進したり，アミノ酸からのブドウ糖合成を促進して（糖新生），血中ブドウ糖濃度を上昇させる作用です。

●また，細胞中の脂肪の分解を促進して，血中脂肪酸を増加させるように作用します。脂肪酸は肝臓におけるケトン体合成の基質となるため，グルカゴンは結果的に，生体内におけるケトン体*合成を促進することになります。

●グルカゴンは，インスリン，ソマトスタチンおよび成長ホルモンなどの分泌刺激によってその産生・分泌が促進されます。

*ケトン体 アセト酢酸，β-ヒドロキシ酪酸，アセトンの総称。正常な状態における血中ケトン体は低濃度ですが，糖や脂肪の代謝に異常が生じると高濃度となり，ケトーシスと呼ばれるさまざまな症状を呈する状態に陥ります。

（4）ソマトスタチン

●D細胞によって産生・分泌されるソマトスタチンは，インスリンおよびグルカゴンの産生・分泌を抑制する作用をもっています。

●またソマトスタチンは，消化管からの栄養素の吸

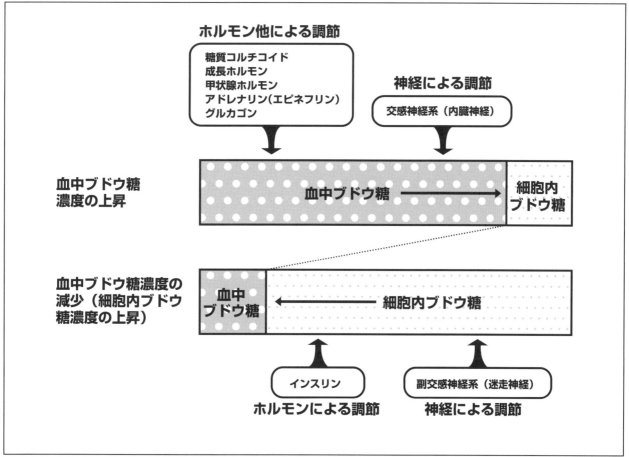

図6-25　血中ブドウ糖（血糖）濃度の調節

収を抑制する作用ももっています。

（5）膵ポリペプチド

●PP細胞によって産生・分泌される膵ポリペプチドは，採食の刺激によってその産生・分泌が促進されます。

●膵ポリペプチドは，膵臓で産生される消化酵素の分泌を抑制したり，胆嚢を拡張させる作用をもっています。

11　血中ブドウ糖（血糖）の調節

●生体のエネルギー源であるブドウ糖は，生体内において常に消費されていますが，消費された分のブドウ糖が生体外から常時補給されるわけではありません。しかも，食物によって補給されるブドウ糖の量には限界があります。

●そのため，エネルギー源として血中に放出されるブドウ糖の量と，消費せずに細胞内に貯蔵されるブドウ糖の量を，その時々の生体内外の状況に応じて微妙に調節する必要があります。

●生体にとって非常に重要であるこれらの血中ブドウ糖濃度の調節は，内分泌系と交感神経系の2つによって行われています。ゆっくりと持続的な調節を行う内分泌系と，急激な外界の変化に対応して迅速な調節を行う神経系の2つが，うまくバランスをとることで微妙な調節を行っているのです（図6-25）（4神経系：6末梢神経系　参照）。

●インスリンおよび副交感神経系（迷走神経）は，血中ブドウ糖を細胞内に取り込んで貯蔵するように作用しますし，グルカゴンなどいくつかのホルモンおよび交換神経系（内臓神経）は，細胞内に貯蔵さ

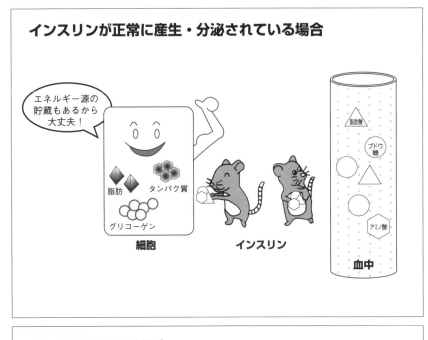

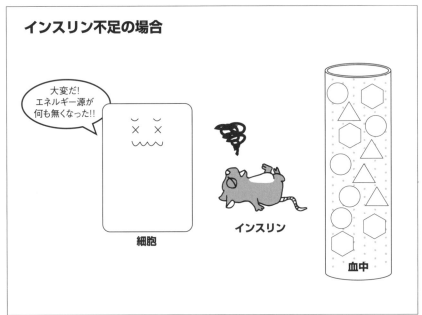

図6-26　インスリン不足によって細胞は飢餓状態に陥る

れているブドウ糖を血中に放出してエネルギー源として利用するように作用します。

●何らかの原因によってインスリンの産生・分泌が不足した場合には，**糖尿病** diabetes mellitus（16CV：〔13〕糖尿病　参照）が引き起こされます（図6-26）。

12　その他のホルモン

●生殖腺である**精巣** testis と**卵巣** ovary は，それ自体がいくつかのホルモンを分泌して生殖機能をつかさどる内分泌系の器官でもあります（13生殖機能系　参照）。

●また，腎臓のネフロンに存在する内皮細胞からは，赤血球の産生に関与するホルモンの**エリスロポエチン** erythropoietin が分泌されていると考えられています（12泌尿器系：2腎実質の微細構造　参照）。

第7章 栄養と代謝

1 栄養と代謝

●動物が食物を摂取する目的は，生体が生きていくために必要なエネルギー，つまり生命活動を維持するために必要なエネルギーを得ることです。

●食物中には，糖質 glucide（**炭水化物** carbohydrate；糖質と食物繊維をあわせて炭水化物といいます），**脂質**（脂肪）lipid，**タンパク質** protein という物質が含まれていますが，生体は，これらを低分子へと分解していく過程で産生されるエネルギーを，いったん，**高エネルギーリン酸化合物** high-energy phosphate compound という物質や，利用しやすい形の糖質，脂質，タンパク質に変えて貯蔵し，それらを必要に応じて利用することで生命活動を維持しています。

●このように，生体外から物質を摂取して生命活動を営む状態を**栄養** nutrition といい，栄養に利用される物質を**栄養素** nutrient といいます。

●また，生体内で栄養素が受けるすべての化学変化とエネルギー変換を，語源的に"変化"を意味する**代謝** metabolism という言葉で表します。

●なお，この代謝過程において，栄養素を水（H_2O），炭酸ガス（CO_2），窒素化合物までに酸化分解してエネルギーを得る過程を**異化作用** catabolism といい，エネルギーを高エネルギーリン酸化合物の形で生体内に蓄積したり，余剰なエネルギーを利用しやすい形の糖質，脂質，タンパク質として蓄積する過程を**同化作用** anabolism といいます。

●さらに，生体内で栄養素が同化あるいは異化されていく過程を物質の化学的変化でとらえる場合には**中間代謝** intermediary metabolism，エネルギーの変化でとらえる場合には**エネルギー代謝** energy metabolism といいます。

（1）栄養素

●ヒトや動物が食物を摂取するもう1つの目的は，生体を構成するのに必要な成分を得ることです。

●生体は，約60％を占める体液（1生体を構成する要素：3組織　参照）と，タンパク質約18％，脂質約15％，無機質（ミネラル）約7％などの栄養素から構成されていますが，これらの生体の構成成分もまた，食物中から得ています。

●なお，栄養素と呼ばれる物質には，糖質（炭水化物），脂質，タンパク質，**ビタミン** vitamin，**無機質**（ミネラル）mineral，**水** water の6つがありますが，これらの中でも特に生体内でエネルギーを産生することが可能な物質である糖質（炭水化物），脂質，タンパク質を**3大栄養素**といいます（表7-1）。

（2）高エネルギーリン酸化合物

●生体内において，3大栄養素の分解によって生じ

表7-1 3大栄養素

栄養素	生体内に取り入れられる時のかたち	生体内における役割
糖質	ブドウ糖 フルクトース ガラクトース	・ブドウ糖：エネルギー源 　　　　　　グリコーゲンとして貯蔵 　　　　　　脂肪として貯蔵 ・ガラクトース：脳糖として重要 ・リボース：核酸の構成成分
タンパク質	各種アミノ酸	・生体の重要な構成成分 ・酵素，タンパクホルモン，免疫抗体などの構成成分 ・ブドウ糖欠乏時のエネルギー源
脂質	脂肪酸，グリセロール コレステロール リン脂質 糖脂質など	・リン脂質，糖脂質：細胞膜，脳・神経の構成成分 ・コレステロール：ステロイドホルモンの母体 ・ブドウ糖欠乏時のエネルギー源

たエネルギーの大部分は，いったん，高エネルギーリン酸化合物という物質に貯えられることは前述しましたが，この高エネルギーリン酸化合物にはいくつかの物質があります。

●そのなかでも最も重要なものは，生体内に広く分布する**アデノシン3リン酸** adenosine triphosphate（**ATP**）と，主に骨格筋に分布する**クレアチンリン酸** creatine phosphate という物質です。

●ATPは，生体内において最も効率よくエネルギーを貯えることのできる物質で，加水分解によってリン酸の1つがはずれてアデノシン2リン酸（ADP）となる際に，非常に大きなエネルギー（モル当たり約8.8kcal）を放出します。

●生体は，このエネルギーを直接生命活動に利用しています。

●またクレアチンリン酸は，ATPが過剰になった際に，余剰のエネルギーをクレアチンリン酸合成に利用することによってエネルギーを貯蔵しておき，ATPが欠乏した際にはエネルギーをADPに補給することによって，ATPを再生します。

●なお，生体内でATPが合成される過程にはいくつかありますが，最も効率のよい合成過程はブドウ糖（糖質の代謝産物）からの過程です（後述）。

●この場合，生体はブドウ糖1モル当たり686kcalのエネルギーを得ることが可能となります（20～30代の日本人女性が1日に必要なエネルギー量は約1,700～2,000kcalです。このことからもいかに大きなエネルギーが産生されるかが分かります）。

●このエネルギーのうち，約60％は熱として体温維持に利用され（15体温の調節　参照），残り約40％は，高エネルギーリン酸化合物として貯蔵されます。

2　中間代謝

●生命活動を維持するためのエネルギーを常に必要としているのにもかかわらず，生体は絶え間なくエネルギー源となる栄養素を得ているわけではありません。

●なぜならば，通常ヒトでは1日3回，飼育されているイヌやネコでも1日1～2回，野生動物にいたっては数日に1回の割合でしか食物を摂取しないた

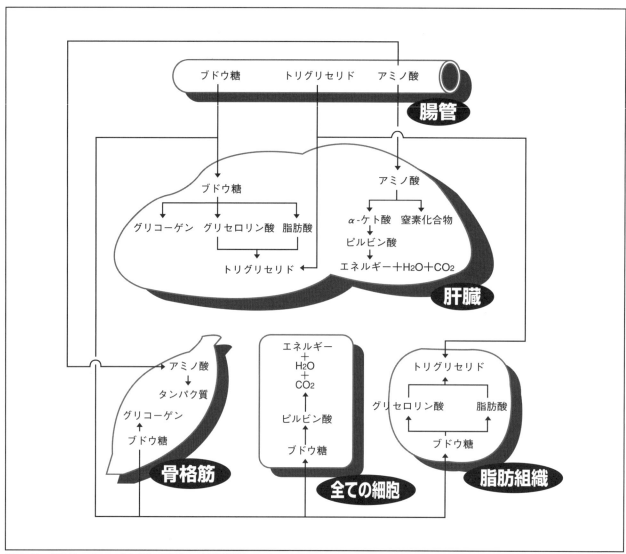

図7-1 糖質, タンパク質, 脂肪の中間代謝

め，それ以外の時期には，生体外からのエネルギー源を得ることができないからです。

●そのため，生体内には生体外からのエネルギー源の供給の有無にかかわらず，エネルギー源を確保するための仕組みがあります。

●特に，中枢神経系（4 神経系：5 中枢神経系　参照）の利用できるエネルギー源はブドウ糖のみであるため，生体内における安定したブドウ糖供給の仕組みが絶対不可欠となります（中枢神経系への一定量のブドウ糖供給が停止すると，生体は数分のうちに脳障害を引き起こし，昏睡から死に至ります）。

●食物を摂取したのち数時間は，腸管から栄養素が吸収されている時期で，代謝機能の面からは**吸収期**といいます。

●吸収期にはエネルギー源は豊富にありますが，この時期は，主に腸管から吸収されたばかりの栄養素であるブドウ糖が利用されます（スポーツ選手が試合前にバナナやおにぎりなどの糖質を多く含んだ食物を摂取するのはこのためです）。

●吸収期を過ぎて腸管内が空となる時期は，**空腹期**といいます。

●生体外からエネルギー源を得ることのできない空

腹期には，生体内に貯蔵されていた栄養素（主に貯蔵されていた脂質）が利用されています（後述）。

（1）糖質の中間代謝（図7-1）

吸収期

● ヒトや動物は，食物中から生命活動を維持するためのエネルギー源を得ていますが，その源は植物が光合成によって炭酸ガスから変換する糖質（デンプン）です。

● 食物中の糖質（主に植物性の食物からのデンプンと，一部動物性の食物からのグリコーゲン）が，唾液中の酵素によってわずかに分解されますが，ほとんどは小腸内における消化酵素の作用によって加水分解されて，単糖類であるブドウ糖となります（8 消化器系：4 消化　参照）。

● このブドウ糖は小腸粘膜から吸収されて門脈に入り，肝臓（肝細胞）に運ばれます。

● 肝臓に入ったブドウ糖は，酸化されてグルコース6リン酸という物質に変換されます。

● グルコース6リン酸の一部は，血流によって全身の細胞に運ばれたのちに，**解糖** glycolysis（**エムデン-マイヤーホフ回路** Embden-Meyerhof pathway）*，**TCA回路** TCA cycle（**クエン酸回路** citric acid cylce）という一連の化学反応によって酸化され，ATPを介してエネルギーを産生します（この際には，水と炭酸ガスも産生されます）（図7-2）。

● なお肝臓は，全身にエネルギーを供給する過程に深く関与しているのにもかかわらず，自身のエネルギー源はアミノ酸（タンパク質の代謝産物）の分解産物を酸化することによって得ています。

● エネルギー産生に利用されない残りのグルコース6リン酸は，血流によって肝臓や骨格筋に運ばれ，グリコーゲンという物質に変換されて貯蔵されます。

● ブドウ糖からなるホモ多糖であるグリコーゲンは，動物が生体内にブドウ糖を貯蔵するための物質で，植物のデンプンに相当する物質です。

● さらに過剰なブドウ糖は，肝臓や脂肪組織に運ばれたのちに脂質に変換されて貯蔵されます。

● なお，食物中にはデンプンとグリコーゲン以外の糖質もありますが，それぞれ加水分解されて，最終的にはブドウ糖，フルクトースおよびガラクトースなどの単糖類となったのちに，小腸粘膜から吸収されて，ブドウ糖の代謝に組み込まれます（8 消化器系：4 消化　参照）。

*解糖はエネルギー獲得のために行われるブドウ糖分解の過程で，最終産物は乳酸あるいはピルビン酸です。解糖の速度は，酸素供給が十分な場合には抑制されてエネルギーの過剰生産を抑え，酸素供給が不十分な場合には促進されます。

空腹期

● 前述のように，空腹期には生体外からのブドウ糖の供給はありません。したがって，生体内でエネルギー源として利用できるブドウ糖を確保すると同時に，生体内におけるブドウ糖の利用を節約する必要があります。

ブドウ糖の確保

● まず，余分なブドウ糖を変換して肝臓に貯蔵されていたグリコーゲンが，再びブドウ糖に変換されて利用されますが，これだけでは空腹期に生体内で利用されるブドウ糖量の全てをまかなうことができません。そのため，次には筋肉組織に貯蔵されていたグリコーゲンが利用されます。

● しかし，筋肉組織中に貯蔵されていたグリコーゲンは，肝臓に貯蔵されていたものとは異なり直接ブドウ糖に変換することは不可能です。そのため，間接的に肝臓におけるブドウ糖生成に利用されることになります。

● さらに，脂肪組織中のトリグリセリド〈トリアシルグリセロール（中性脂肪の1つ）；8 消化器系：

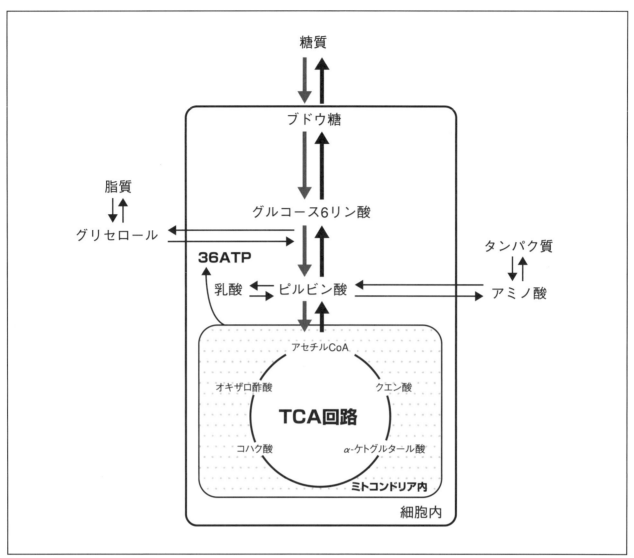

図7-2 解糖系とTCA回路

4消化 参照〉も肝臓に運ばれてブドウ糖に変換されます。

●これらのブドウ糖を利用してもさらにエネルギー源とするブドウ糖が不足している場合には，生体内にあるタンパク質を分解して得たアミノ酸をブドウ糖に生成することを開始します。

●このように，脂質やタンパク質からブドウ糖を生成する過程を**糖新生** gluconeogenesis といい，生体はたとえエネルギー源として利用できるブドウ糖が生体内で不足した場合であっても，他の栄養素からエネルギー源を確保する手段をもっているのです。

●なお，これらの反応は肝臓のみならず腎臓においても起こることが知られています。

ブドウ糖の節約

●前述のように，たとえ空腹期であっても，ブドウ糖を唯一のエネルギー源としている中枢神経系に対しては，ブドウ糖の供給を停止することはできません。

●そのため，中枢神経系を除いた生体内の全ての器官では，ブドウ糖の利用を停止して，脂質をエネルギー源として利用することを開始します。

●まず脂肪組織において，トリグリセリド（トリアシルグリセロール）の異化によって生成された脂肪

酸が血液中に遊離します。

●これらの脂肪酸は，神経組織以外のほとんど全ての細胞に取り込まれ，細胞内で**β酸化系** β oxidation という一連の化学反応によって酸化されます。この酸化の過程においてエネルギーが産生されるのです。

●なお，このエネルギー産生と同時に**アセチル CoA** acetyl-CoA という物質が産生されますが，このアセチル CoA はTCA回路に入り代謝されます。

●肝臓における脂肪酸の酸化過程では，アセチル CoA から**ケトン体** ketone body という物質が産生されます。

●生体が長時間の絶食や糖尿病などに陥った場合には，これらのケトン体が大量に血液中に遊離してケトアシドーシス（16CV：〔13〕糖尿病　参照）を生じることになります。

（2）タンパク質の中間代謝（図7-1）

●タンパク質は，小腸内で消化酵素によって各種のアミノ酸に分解されて小腸粘膜から吸収されたのちに，門脈を経て肝臓に運ばれます（8消化器系：4消化　参照）。

●肝臓に運ばれたアミノ酸は，そのまま肝細胞内に留まって血漿タンパク質などのタンパク質に合成されたり，あるいは，アミノ酸のまま肝臓から血流によって全身の細胞に運ばれて，その生体に必要なタンパク質に合成されます。

●タンパク質の合成に利用されないアミノ酸は，主に肝臓において糖質や脂質の代謝経路に入り，ブドウ糖に変換されたり（糖新生：前述），脂質に変換されることになります。

●また，エネルギー産生に利用することのできるブドウ糖が不足している場合には，エネルギーを産生する代謝経路に入りエネルギー産生の基質となります。

●なお，アミノ酸からエネルギーを産生する際には，水，炭酸ガスのほかに窒素化合物が産生されます。

（3）脂質の中間代謝（図7-1）

●脂質は小腸内で消化酵素によって，脂肪酸とモノアシルグリセロールという物質に分解されたのちに，小腸粘膜から吸収されます（8消化器系：4消化　参照）。

●小腸粘膜に吸収された脂肪酸とモノアシルグリセロールは，小腸粘膜の細胞内にトリグリセリド（トリアシルグリセロール）に合成されて，小腸リンパ管，胸管を経て血液中に入ります。

●しかし，トリグリセリドは水に不溶性のために，このままの形ではリンパや血液中に分布することは不可能です。

●そのため，トリグリセリドは小腸粘膜細胞内でリポタンパクに覆われた**乳状脂粒**〈キロミクロン（**カイロミクロン**）chylomicron〉という状態となったのちに，リンパや血液中に入ります（採食後の血漿は多くの乳状脂粒が現れてミルク様の外観を呈するようになります。この状態を**脂血症** lipemia といいます）。

●この乳状脂粒は，肝臓に運ばれてそのまま肝臓に留まるか，あるいは血流によって脂肪組織，心筋，肺などの組織に運ばれて貯蔵されます。

●なお，一部の乳状脂粒は，吸収期においてもさまざまな組織で酸化分解されてエネルギー源として利用されます（この際，水と炭酸ガスが産生されます）。

●特にこの場合には，同じ重量の糖質やタンパク質の2倍のエネルギーを産生することが知られています。

（4）中間代謝の調節

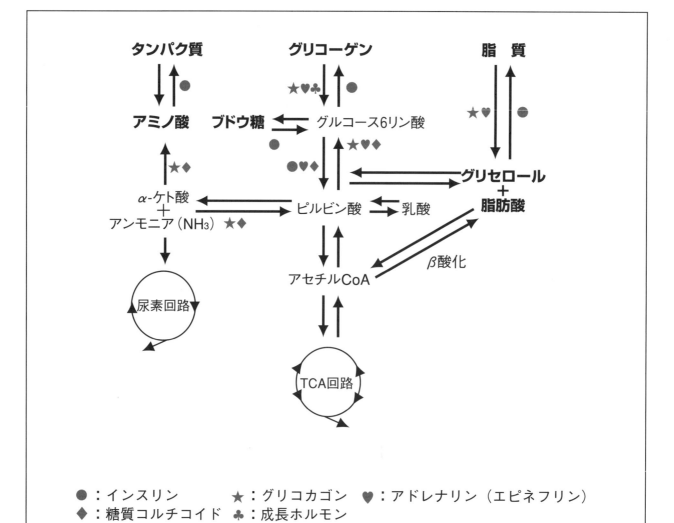

図7-3 ホルモンによる中間代謝の調節

●以上のように生体は，吸収期と空腹期という全く状況の異なった2つの時期を調節しながら，エネルギー源の確保を絶え間なく行っていますが，これらの調節は，主にホルモンによってなされています。

●中間代謝にかかわるホルモンとしては，吸収期では主にインスリン，空腹期ではアドレナリン（エピネフリン），グルカゴン，成長ホルモン，甲状腺ホルモン，副腎皮質ホルモンなどがあげられ，これらが複雑に関与しながら，生体のエネルギー源の確保を行っています（**図7-3**）（6内分泌系　参照）。

第8章 消化器系

1 消化器系の役割と構造 (図8-1)

(1) 消化器系の役割

●動物は，生命活動を維持するためのエネルギーや，生体を構成するための成分を，食物中の栄養素から得ていますが，これらの栄養素は**消化器系** digestive system という器官系を介して生体内に取り入れられています。

●消化器系は，糖質，脂質，タンパク質などの栄養素を，主に小腸内で分解して吸収可能な低分子物質としたり（**消化** digestion），これらの低分子物質やビタミン，ミネラル類および水分を，血液およびリンパ（液）中に取り入れる（**吸収** absorption）ことを行っています。

●さらに消化器系は，これらの消化・吸収によって生じた固形老廃物を，糞便として生体外に排泄することも行っています。

(2) 消化器系の構造

●消化器系の器官は，その働きの違いからおおよそ2つに分類することができます。つまり，食物を輸送して消化液と混和し，消化・吸収を行う**消化管群**と，酵素の働きによって栄養素を化学的に分解する消化液を産生・分泌する**消化腺群**の2つです。

●哺乳類の消化管は，**口腔** oral cavity，**食道** esophagus，**胃** stomach，**小腸** small intestine（**十二指腸** duodenum，**空腸** jejunum，**回腸** ileum），**大腸** large intestine（**盲腸** cecum，**結腸** colon，**直腸** rectum）から形成されています。

●これらは，それぞれの動物種の食性や生理学的機能の違いを反映して，解剖学的に大きく異なっています。

●例えばヒトやイヌ，ネコなどの場合，胃は1つですが（**単胃** monogaster），ウシなど反芻*を行う動物やゲッ歯類の一部では胃腔が複数の部屋に分かれています（**複胃** complex stomach）。

●また，イヌやネコなどの肉食動物の場合には，短い盲腸と上行性，横行性および下行性の部位から成る単純な結腸をもっていますが（後述），草食動物の場合には，動物種によって異なる複雑な結腸をもっています（図8-2）。

●なお，食道から肛門までの消化管壁は，それぞれの消化管によって生理学的，解剖学的違いはあるものの，ほぼ同じ構造をもっています（図8-3）。

*反芻（はんすう）　かみ返し。いったん第一胃内に嚥下された食物を再び口腔内へ吐出して再咀嚼したのち再び嚥下する動作のことで，反芻を行う動物を反芻動物といいます。これらの動物は反芻胃と呼ばれる複数の胃をもっています。

(3) 消化管を支配する神経 (図8-3)

●消化管は食物を輸送して消化液と混和していますが，これらはすべて，腸壁内に網状に分布する**腸管神経系** enteric nervous system という神経系によっ

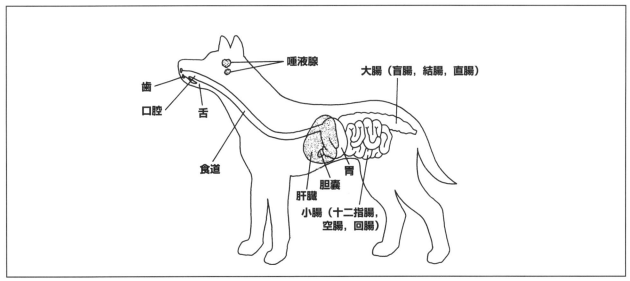

図8-1　消化管

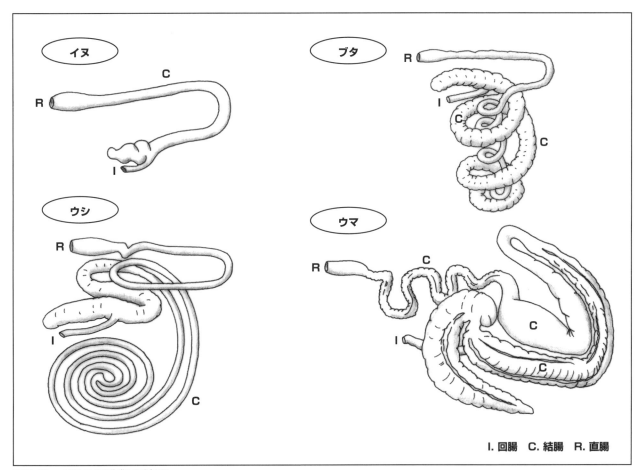

図8-2　4種のほ乳類の結腸

て支配されています。

●腸管神経系には，筋層（外縦走筋層と内輪走筋層の間）にある**筋層間神経叢** myenteric plexus（アウエルバッハ Auerbach 神経叢）と，筋層（内輪走筋層）と粘膜層の間にある**粘膜下神経叢** submucous plexus（マイスネル Meissner 神経叢）の2つがあります。

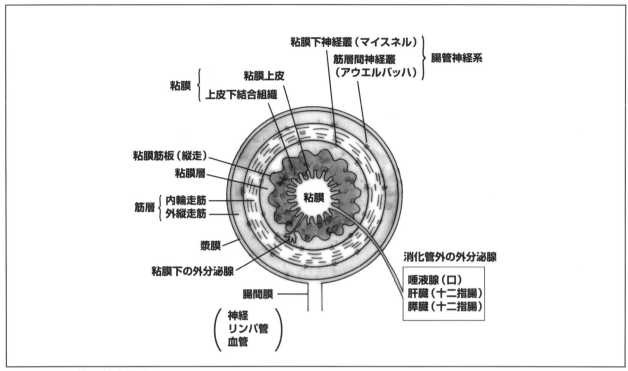

図8-3　消化管の基本構造

●この2つの神経叢は互いに連絡し合いながら、筋層間神経叢は主に消化管の運動を、粘膜下神経叢は主に粘膜内にある消化腺の分泌を調節しています。

●なお消化管には、外来性の自律神経（副交感神経および交感神経）も分布しています。

●これらの自律神経は、中枢神経系と腸管神経系の間をつないで、間接的に消化管の運動と消化腺の分泌を支配しています。

●さらに、胃、十二指腸、小腸上部の運動には、神経系のほかにも消化管ホルモン gastrointestinal hormone というホルモンも関与しています（後述）。

（4）消化器系への血液供給（腹腔循環）

●胃、腸、肝臓、脾臓、膵臓は、イヌやネコでは大動脈（腹腔に入ると腹大動脈に名称が変わります）から分岐した腹腔動脈、前腸間膜動脈および後腸間膜動脈によって動脈血が供給されています。

●これらの臓器は腹腔内で非常に大きな部分を占めているために、供給される血液量は、心拍出量の約30％を占めるほど大量です。

●これらの臓器を灌流した血液は、肝門脈を経て肝臓に入った後に、肝静脈を経て後大静脈へと注いでいます（9循環器系：6主な静脈系　参照）。

●小腸および大腸は非常に長い臓器のため、これらに対する血液供給は、腸間膜に分布する前腸間膜動脈および後腸間膜動脈によって行われています。

●腸間膜への血液供給量は通常でも非常に多いのですが、栄養素の吸収が行われる食後には、通常より2倍以上多い量が供給されます。

●消化管から吸収された栄養素やその代謝産物は、小腸粘膜内を走る毛細血管やリンパ管に取り入れられて生体内に運ばれます。そのため、これらの仕組みは、小腸粘膜から効率よく栄養素を吸収するために、非常に有用です（栄養素の吸収が終了すると考えられる数時間後まで、2倍量以上の血液供給が継続します）。

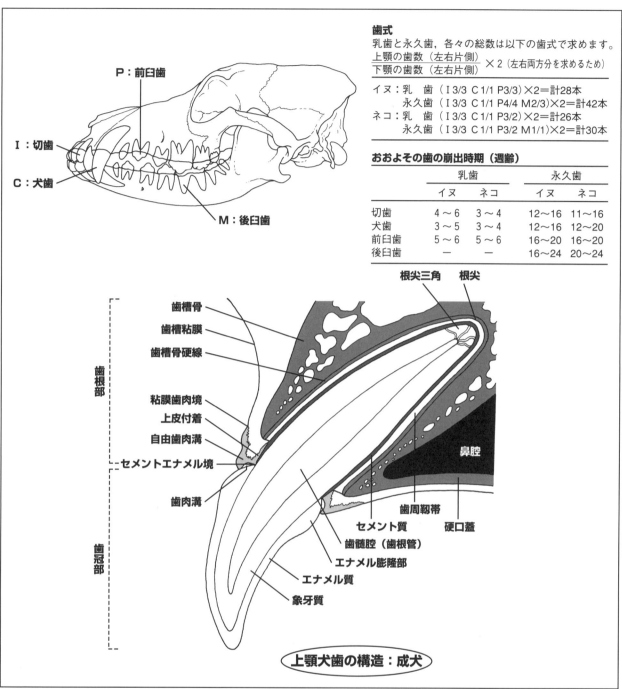

図8-4 歯とその構造

2 消化管の運動と調節

●消化管は，食物を輸送して消化液と混和することで消化・吸収を行っていますが，そのために，咀嚼（そしゃく：噛むこと）mastication，嚥下（えんげ：飲み込むこと）swallowing，分節運動 segmentation movement，蠕動運動 peristalsis などといったさまざまな運動を行っています。

●消化管のこれらの運動は，口腔，咽頭，食道上部，肛門の一部については横紋筋，そのほかの部位については平滑筋の働きによって行われています（3 筋肉系：2 筋肉の基本的構造　参照）。

(1) 咀嚼

●口腔に入った食物は，顎と歯（図8-4），舌，頬の動きとともに噛み砕かれ，唾液と混ぜ合わされます

第 8 章 消化器系

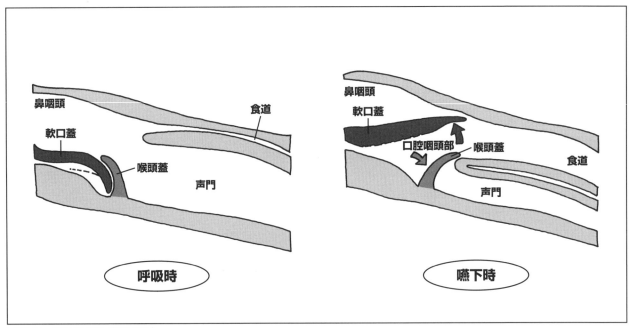

図8-5 嚥下反射（模式図）

（歯の並びと形態は，動物の食性によって大きく異なります）。

●消化の最初のステップである咀嚼は，食物片を小さくすることと唾液とよく混ぜ合わせて水分で潤すことによって，食塊が食道内を通過しやすいようにするための運動です。

（2）嚥下（図8-5）

●嚥下は，随意的な運動と，不随意的な運動が組み合わさって行われます。

●まず，十分に咀嚼された食塊が舌の上に集められて咽頭内に押し入れられます（随意的な運動，つまり意識的に行う運動です）。

●食塊が咽頭内に入ると，その刺激によって不随意的な反射運動（嚥下反射）が引き起こされます。

嚥下反射

●嚥下反射は，主に咽頭と食道に引き起こされる以下の一連の運動です。

①呼吸はしばらくの間停止する。
②軟口蓋が上昇して鼻咽頭開口部を閉じる（外鼻腔への食塊流入を阻止する）。
③舌骨と咽頭が前方へ引かれることによって，喉頭蓋が喉頭開口部を閉じる（気道への食塊流入を阻止する）。
④咽頭壁の筋肉が収縮して食塊を食道開口部へ押し出す。
⑤食塊の刺激によって，食道上部の筋肉が食塊を受け入れやすいように弛緩する。

●なお，これらの嚥下反射は，延髄にある嚥下中枢によって制御されています（4神経系：5中枢神経系 参照）。

（3）食道の運動（図8-6）

●嚥下された食塊は，食道壁が輪状に規則正しく収縮・弛緩を繰り返す以下のような蠕動運動によって胃まで輸送されます。

●まず，嚥下された食塊を感じた食道の筋肉は，食塊の咽頭側で輪状に収縮します。食道壁が収縮することで食道腔が狭窄あるいは閉鎖するため，食餌塊

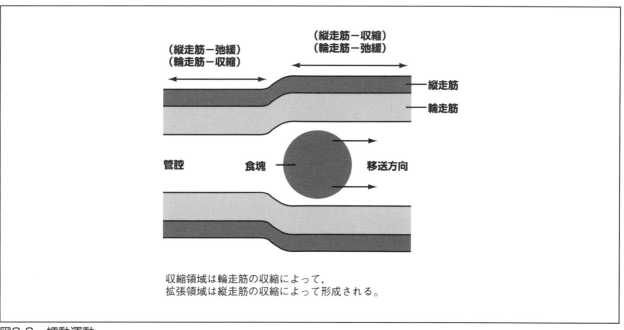

図8-6　蠕動運動

が前方へと押し出されます。

●このような蠕動運動が胃の方向へ順次繰り返し引き起こされることによって、食塊は胃へと輸送されます。

●食道と胃の移行部（下食道括約筋）は、通常緊張性に収縮していますが、嚥下が開始されると弛緩して、到達した食塊を胃内へと流入させます。

●蠕動運動は、消化管の食塊を移送するための運動の一般的な形で、胃、小腸および大腸でもみられます。

（4）胃の運動（図8-7）

●胃は、動物の種類によってさまざまな形態がみられ、その運動も異なっていますが、ここではヒト、イヌおよびネコなどのもつ最も単純な胃について述べます。

●これらの動物の胃はその働きによって、主に食塊を貯留する役割の近位部（食道側）と、小腸へ入る食塊を細かく分ける役割の**幽門洞** gastric antrum という遠位部（小腸側）の2つに分類されます。

胃近位部の運動

●胃近位部の筋肉は、食塊が胃内に流入すると反射的に弛緩し（**適応性弛緩** adaptive relaxation）、これによって胃内腔が拡張するために、大量の食塊を受け入れることが可能となります。

●胃近位部では食塊の撹拌などの運動はほとんど行われず、微弱で持続的な収縮を繰り返して胃内の食餌塊を包み込み、ゆっくりと胃の遠位部へと食塊を移送していきます。

幽門洞（胃遠位部）の運動

●幽門洞（胃遠位部）の運動は、近位部とは明らかに異なっています。

●食塊が胃内腔に充満してくると、力強い蠕動運動が胃の中央部付近で開始されます。この蠕動波は幽門洞（胃遠位部）に達すると最も強くなり、胃内の食塊は胃液と混和されながら蠕動波とともに幽門方向へと移送されていきます。

第8章　消化器系

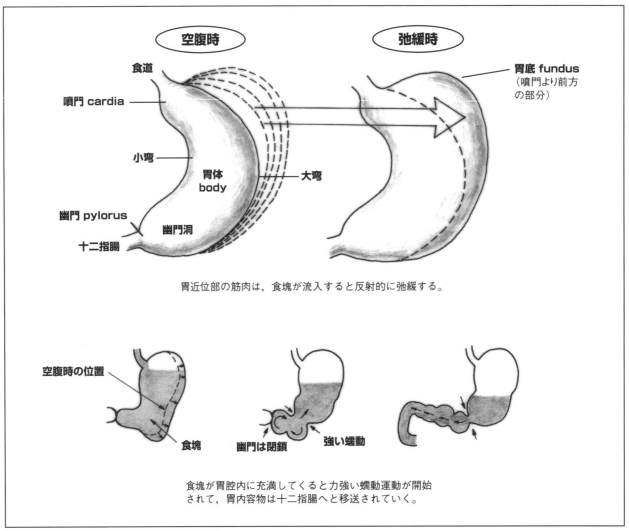

図8-7　胃の適応性弛緩と幽門洞の運動

●蠕動波が幽門に近づくと幽門は収縮します。そのため，非常に小さな粒子（直径2mm以下）以外は幽門を通過することができなくなり，幽門を通過できない大きな粒子は，押しつぶされて幽門洞へと戻されます。

●幽門洞，幽門，十二指腸はまとまった1つの単位として働いていて，幽門洞が収縮すると，続いて幽門，十二指腸が次々と収縮していきます。

腸胃反射

●ところで，万一幽門から排出される胃内容物の量が，小腸における消化・吸収の能力を超えるほど大量の場合いには，小腸における消化・吸収に大きな不都合が生じることになります。

●そのために，十二指腸にある受容器によって通過する胃内容物を判断し，胃から排出される胃内容物の量を調節する**腸胃反射** enterogastric reflex という仕組みがあります。

（5）小腸の運動（図8-8）

●小腸の運動には，前述した移送性の蠕動運動と，非移送性の分節運動の2つがあります。

●分節運動では，ほぼ一定の距離を隔てて腸管のところどころで輪状の収縮が引き起こされ，やがてこ

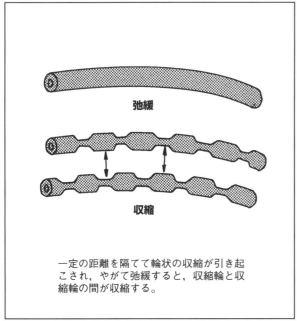

図8-8　小腸の分節運動

一定の距離を隔てて輪状の収縮が引き起こされ、やがて弛緩すると、収縮輪と収縮輪の間が収縮する。

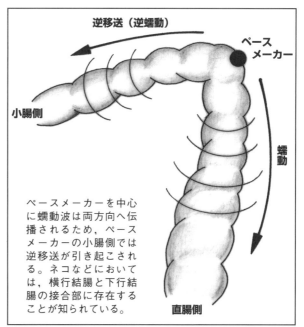

図8-9　ペースメーカー

ペースメーカーを中心に蠕動波は両方向へ伝播されるため、ペースメーカーの小腸側では逆移送が引き起こされる。ネコなどにおいては、横行結腸と下行結腸の接合部に存在することが知られている。

れらが弛緩すると、収縮輪と収縮輪との間が代わって収縮するという運動が繰り返し行われます。

●この分節運動によって、小腸内容（**かゆ状液** chyme）は消化液とまんべんなく混合されるとともに、繰り返し小腸表面と接触するため、消化された栄養素や代謝産物が効率よく吸収されます。

●分節運動によって混和された小腸内容（かゆ状液）は、強力な蠕動運動＊によって大腸へと移送されていきます。

●小腸と大腸の接続部分には、輪走筋の発達した回盲部括約筋があり、回腸内容物が結腸へ移行するとき以外の時間は収縮して、結腸内容物の回腸内への逆流を阻止しています。

＊小腸の強力な蠕動運動は、十二指腸輪走筋から肛門側に伝播する平滑筋脱分極波〈移動性運動群 migrating motility complex（MMC）〉によって制御されています。

（6）大腸（結腸）の運動

●前述したように、結腸は動物種によって、生理学的にも解剖学的にも大きく異なります。

●しかし、その運動の様式にはいくつかの類似点があり、多くの動物種で小腸と同様な蠕動運動と分節運動がみられます。

●さらに結腸では、これらの運動のほかにも**逆移送** retropulsion あるいは**逆蠕動** antiperistalsis という特徴的な運動もみられます＊。

●逆移送は通常の蠕動運動とは逆方向、つまり、結腸内容物を小腸側に移送する運動で、結腸内容物は結腸内に長く貯留して強力に撹拌されるため、水分や電解質の多くが吸収されることになります。

●直腸に近づくにつれて、結腸内容物は半固形状となり糞便様を呈していきます。

＊逆移送あるいは逆蠕動は、小腸と同様に平滑筋の脱分極によって引き起こされますが（4神経系：3情報伝達のメカニズム参照）、その発生は1つあるいはいくつかの「ペースメーカー」という部位で開始されます。蠕動波はペースメーカーを中心に両方向へ伝播されるため、ペースメーカーの小腸側では逆移送が引き起こされます（図8-9）。

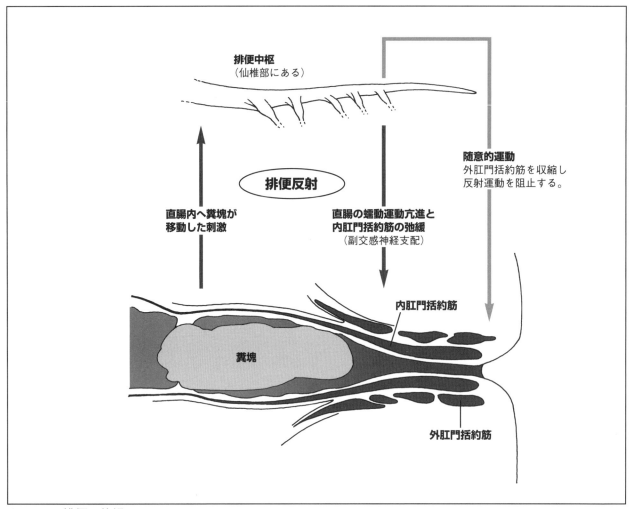

図8-10 排便の仕組み

（7）排便の仕組み

●糞塊が直腸内に流入すると，その刺激によって直腸壁の蠕動運動が開始されます。

●さらに，通常は緊張性に収縮している内肛門括約筋が弛緩し，糞塊が直腸を通過して肛門から排泄されます（図8-10）。

●肉食動物では，横隔膜および腹筋を収縮して腹内圧を上げて排便姿勢をとると，肛門の筋肉が弛緩して排便が行われます。

●なお，これらの仕組みは**排便反射** defecation reflex という反射運動ですが，ヒトやイヌおよびネコなどの訓練された動物では，外肛門括約筋を随意的に収縮させることによって，一連の反射運動を阻止することが可能となります。

3 消化液

●消化器系には消化液を産生・分泌する消化腺群が分布していて，これらの消化腺から産生・分泌される消化液は，腸管運動（前述）に助けられて食物の消化を行っています。

●ヒトや動物の消化液には**唾液** saliva，**胃液** gastric juice，**膵液** pancreatic juice，**胆汁** bile および**腸液** intestinal juice があり，これらの産生・分泌は，神経系および内分泌系（消化管ホルモン）（**表8-1**）によって支配されています。

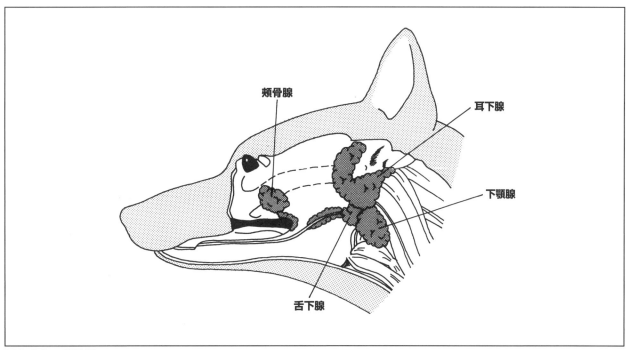

図8-11 唾液腺

（1）唾液（図8-11）

●唾液は，唾液腺という腺から産生・分泌されていて，多くの哺乳動物では，**耳下腺** parotid gland，**下顎腺（顎下腺）** submandibular gland，**舌下腺** sublingual gland の主要な3つの唾液腺と，いくつかの小さな唾液腺があります。

●これらの唾液腺の産生・分泌する唾液は，それぞれの腺によって粘度が異なり，さらさらした唾液（**漿液性の唾液** serous saliva）を分泌する腺，粘度の高い唾液（**粘液性の唾液** mucous saliva）を分泌する腺，あるいは両者を分泌する腺などさまざまです。

●唾液の役割は，食物を十分に湿らせて嚥下しやすい状態にすることで，食物と唾液は咀嚼によって十分に混合されます。

●また，雑食動物の唾液は消化作用をもっていて，**唾液アミラーゼ** salivary amylase という消化酵素を含んでいます（肉食動物のイヌやネコの唾液中にはありません）。

●この唾液アミラーゼは，口腔内における消化にはあまり役立ちませんが，撹拌などの運動がほとんど行われない胃近位部において消化効果を発揮すると考えられています。

●そのほかにも，ある種の動物の唾液には抗菌作用のあることが知られています。

●通常，口腔内には非常に多くの微生物が常在していますが，唾液は，これらの微生物の増殖の抑制にも役立つと考えられています（唾液機能に障害を生じた動物では，口腔内の感染症にかかりやすくなるといわれています）。

●さらに唾液は，汗腺が少ない動物が高体温に陥った場合に，唾液の分泌を増加させて，その蒸発によって熱損失を増大させて体温低下をはかることにも利用されています（**気化冷却作用**）（15体温の調節：2体温調節の仕組み　参照）。

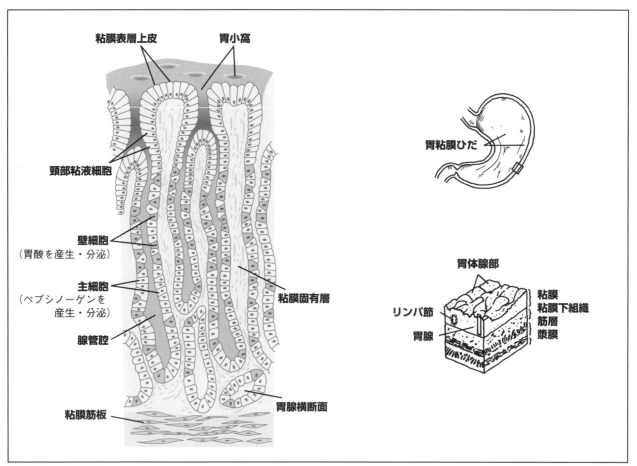

図8-12 胃小窩

●なお，唾液の産生・分泌は副交感神経系（4神経系：6末梢神経系　参照）のみに支配されていて，他の消化腺のように内分泌系（消化管ホルモン）は関与していません。

(2) 胃液（図8-12）

●胃の粘膜には，**胃小窩**（いしょうか）gastric pits という孔が多数あります。

●この胃小窩は，胃粘膜にある胃腺という深い分泌腺の開口部で，この分泌腺によって，胃液が産生・分泌されています*。

●胃腺の開口部付近は，頸部粘液細胞という細胞に覆われています。この細胞は胃腺開口部以外の主要な胃内部表面も覆っていて，特徴的な濃厚で粘稠な粘液を産生・分泌しています。

●また，胃腺に存在する粘液細胞も，粘液を産生・分泌しています。

●これらの粘液は，胃腔内の酸性状態と胃の運動によって受ける胃粘膜細胞の損傷を防ぐ役割をもっています。

●このほかにも胃腺には，**壁細胞** parietal cell（**酸分泌細胞** oxyntic cell）という細胞や，**主細胞** chief cell という細胞があります（図8-13）。

●壁細胞は，主に胃腺の上部に密集して，**胃酸** HCl を産生・分泌しています。この胃酸は，殺菌作用をもっていて，外部からの微生物の侵入を阻止するとともに，タンパク質分解酵素ペプシンが作用を開始するのに必要な胃内pHを維持する役割を果しています。

●主細胞は，主に胃腺の基底部に密集して，タンパ

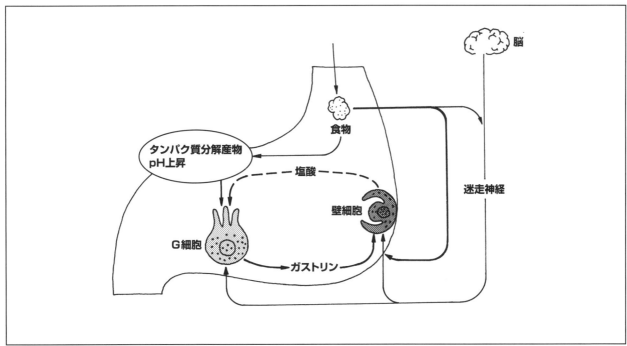

図8-13 胃液の産生・分泌の仕組み

ク質の消化酵素ペプシン pepsin の前駆物質である**ペプシノーゲン** pepsinogen を産生・分泌しています。つまり胃液は、これらいくつかの成分を含んだ液体なのです。

●なお、噴門と幽門付近の粘膜には、以下のような異なった型の細胞を含む胃腺もあることが知られています。

●噴門付近の胃腺（**噴門腺** cardiac glands）はアルカリ性の粘液のみを分泌していて、隣接する食道粘膜を胃の酸性分泌液から保護していると考えられています。

●また、幽門付近の胃腺（**幽門腺** pyloric glands）は壁細胞を含んではいませんが、**ガストリン** gastrin（後述）という消化管ホルモンを分泌する**G細胞** G cell を含んでいます。

*ウマおよびラットなどの胃体上部領域粘膜には分泌腺のない部分があって、鮮明な境界線によって胃腺のある部分と隔てられています。この領域の機能は十分に解明されていません。

胃液の産生・分泌の仕組み（図8-13）

●胃液の産生・分泌の仕組みは、①**頭（脳）相** cephalic phase、②**胃相** gastric phase、③**腸相** intestinal phase という以下の3つの時期に分類されています（実際には、3つの相が重なり合って胃液の産生・分泌がされています）。

①頭相
●頭相による胃液の産生・分泌は、食物を視覚や嗅覚でとらえた刺激や、食物について考えた刺激、あるいは食塊が口腔内に入った刺激によって引き起こされます。

●これらの反応は迷走神経を介した反射的な反応で、迷走神経は胃粘膜にある壁細胞を直接刺激して胃酸を産生・分泌させたり、G細胞を刺激して消化管ホルモンのガストリンを産生・分泌させます。

●ガストリンは血液中に放出されますが、血流によって再び胃壁に運ばれ、壁細胞を刺激して胃酸の産生・分泌を促進します。なお、ガストリンによる胃酸の産生・分泌には、ヒスタミンが深く関与してい

ます（後述）。

②胃相
●胃相による胃液の産生・分泌は，胃に流入した食塊の物理的・化学的刺激によって引き起こされます。食塊が胃内に流入することによる胃壁の拡張や，タンパク質の分解産物（アミノ酸）の存在が，壁細胞を強く刺激してガストリンを産生・分泌させます。

●ガストリンはまた，食物の流入によって胃内のpHが上昇することでも産生・分泌が刺激されます。

●頭相と同様に，ガストリンは血流を介して胃壁に運ばれ，壁細胞を刺激して胃酸に富んだ大量の胃液を産生・分泌させます（この際ガストリンは，主細胞を刺激してペプシノーゲンの産生・分泌も促進させます）。

●胃相による胃液の分泌は，ヒトでは胃液分泌全体の約80％を占めていて，約3～4時間持続することが知られています。

●胃酸の分泌が促進されて胃内のpHが2以下になると，この刺激によってガストリンの産生・分泌が抑制され，胃液分泌と胃運動も抑制されます。

③腸相
●腸相による分泌は，十二指腸内に流入した食塊の物理的刺激によって引き起こされます。十二指腸壁にあるG細胞が，これらの刺激によって小腸ガストリンを産生・分泌し，血流を介して塩酸の分泌を促進します。

●なお，酸性物質，タンパク質の分解産物，脂肪などが十二指腸壁に接触すると，ガストリンや胃液の分泌および胃運動が抑制されます*。

*この反応には，セクレチンなど複数の消化管ホルモンが関与しています（表8-1）。

胃酸分泌の調節

●幽門付近の胃腺（幽門腺）に存在するG細胞は，頭相，胃相，腸相などといった刺激によって消化管ホルモンであるガストリンを産生・分泌します。

●分泌されたガストリンは，直接壁細胞を刺激して胃酸を産生・分泌するのですが，同時に，付近に存在する**腸クロム親和性細胞様細胞（ECL細胞）**と呼ばれる細胞にも働きかけます。

●ECL細胞は，ガストリンの刺激によってヒスタミンを分泌し，このヒスタミンは，壁細胞の細胞膜に存在するH_2**受容体**と呼ばれる受容体に結合します。ヒスタミンがH_2受容体と結合すると，壁細胞内のcyclic AMP（cAMP）*濃度が上昇し，プロテインキナーゼA（cAMP依存性プロテインキナーゼ）*と呼ばれる酵素が活性化されます。

●ところで，壁細胞にはK^+と交換してH^+（プロトン）を壁細胞の胃腔側に能動輸送するプロトンポンプと呼ばれる仕組みが存在しているのですが，プロテインキナーゼAが活性化されるとこのプロトンポンプも活性化されます。活性化されたプロトポンプによって遊離されたH^+は，壁細胞内から電気的勾配に従って出たCl^-と結合し，胃酸となります。

●すなわち，ガストリンの刺激によってECL細胞から分泌されたヒスタミンがH_2受容体に結合することが，結果として胃酸の分泌を促進することになるのです（胃酸分泌については，ガストリンによる壁細胞への直接の働きかけよりも，ECL細胞からのヒスタミン分泌による壁細胞への働きかけの方が，主要な経路であると考えられています）。

●なお，壁細胞からの胃酸分泌には，ヒスタミン，ガストリンのほかにも，アセチルコリンおよびPGE_2が関与していることが知られています**。

*cAMP（サイクリックAMP）プロテインキナーゼA（cAMP依存性プロテインキナーゼ）と呼ばれる酵素を活性化して，細胞内の機能を媒介・調節する役割を持つ物質です。

**アセチルコリンはプロテインキナーゼを活性化させて胃酸分

表8-1 消化管ホルモン

消化管ホルモン	産生・分泌する細胞	産生・分泌する細胞の分布する部位	分泌を引き起こす刺激	作用
ガストリン	G細胞	胃幽門部・十二指腸	迷走神経反射 胃壁の拡張 タンパク質の分解産物 胃内pHの上昇	壁細胞刺激：塩酸分泌の促進 胃運動の促進
セクレチン	S細胞	十二指腸・小腸上部	酸性物質	中心腺房細胞刺激：HCO_3^-に富んだ膵液の分泌促進 胃液分泌の抑制 肝臓からの胆汁分泌促進
コレシストキニン-パンクレオザイミン	I細胞	十二指腸・小腸上部	タンパク質の分解産物 脂肪	膵腺房細胞刺激：消化酵素に富んだ膵液の分泌促進 胆嚢を収縮させて胆汁の排出を促進

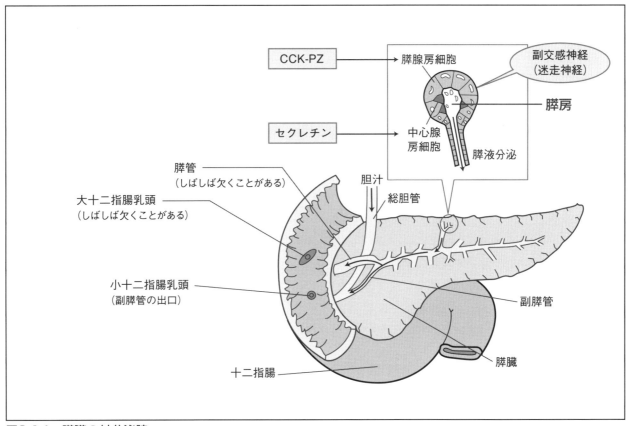

図8-14 膵臓の外分泌腺

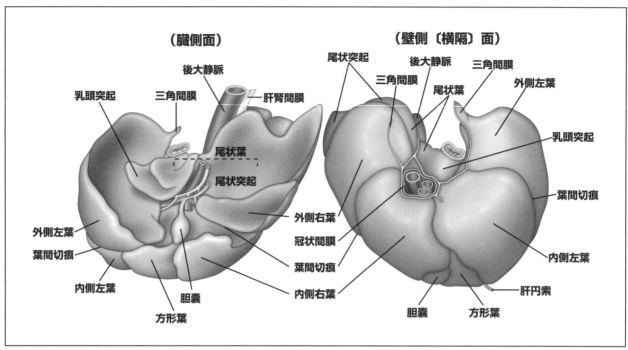

図8-15　肝臓

泌を促進し，PGE2はcAMP濃度を低下させて胃酸分泌を抑制するように作用します。

（3）膵液（図8-14）

●膵液は，膵臓の大部分を占める**外分泌腺**（外分泌膵 exocrine pancreas）の膵腺房細胞という細胞から産生・分泌されていて，この細胞は，それぞれの細胞内で10種類以上の消化酵素を産生しています*。

●また，膵房と導管の接合部付近にある中心腺房細胞という細胞は，重炭酸イオン（HCO_3^-）を豊富に含んだ水様性の液体を産生します。

●これらの消化酵素とHCO_3^-を含んだ膵液は，無色透明な弱アルカリ性の液体で，膵房から導管を経て十二指腸腔に分泌されます。

●膵腺房細胞の産生する消化酵素は，それぞれタンパク質，糖質，脂質の消化酵素を含んでいて，胃から流入した内容物を強力に消化します。

●また，膵液中のHCO_3^-は胃酸を中和する働きをも

っています。

●消化されるべき栄養素の大部分は，膵液によってほぼ吸収可能な段階にまで消化されることになります。膵液は消化において重要な役割をもっているために，産生・分泌される膵液量も非常に大量です（ヒトで1日0.8〜1.5ℓも分泌されることが知られています）。

*膵臓には，インスリン，グルカゴンなどのホルモンを分泌する内分泌腺（ランゲルハンス島）もあります（6内分泌系：10膵臓のホルモン　参照）。

膵液の産生・分泌の仕組み

●膵液の産生・分泌の仕組みは，胃液の産生・分泌と同様に3つの時期に分類されています。

①頭相

●頭相による膵液の分泌は，胃液の産生・分泌と同様に食物を視覚や嗅覚でとらえた刺激や，食物について考えた刺激，あるいは食塊が口腔内に入った刺激によって引き起こされます。

②胃相
● 胃相による膵液の分泌は，胃に流入した食塊の物理的・化学的刺激によって引き起こされます。

● 頭相と胃相による膵液の分泌は，食物の流入に先だって膵液の分泌を刺激し，小腸に消化の準備をさせる仕組みです。

③腸相
● 腸相による膵液の産生・分泌は最も重要で，胃から十二指腸に流入した内容物の物理的・化学的刺激や，酸性物質，タンパク質の分解産物（アミノ酸），脂質などの存在によって引き起こされます。

● これらは，十二指腸および小腸上部にあるS細胞やI細胞を刺激し，それぞれ**セクレチン** secretin, **コレシストキニン-パンクレオザイミン（CCK-PZ）**という消化管ホルモンを産生・分泌させます。

● S細胞から産生・分泌されるセクレチンは，血液を介して中心腺房細胞に作用し，HCO_3^-を多量に含む膵液の分泌を促進します。セクレチンの産生・分泌は，小腸内容がアルカリ性に傾くと抑制されます。なお，セクレチンは，肝臓からの胆汁の分泌を促進させる作用ももっています（後述）。

● I細胞から産生・分泌されるCCK-PZは，血液を介して膵腺房細胞に作用し，各種の消化酵素に富んだ膵液の分泌を促進します。CCK-PZの産生・分泌は，十二指腸に対する物理的刺激，つまり内容物がなくなると抑制されます。また，CCK-PZは胆嚢を収縮させて貯蔵されていた胆汁を小腸内へ放出させる作用ももっています（後述）。

（4）胆汁（図8-15）

● 脂肪の消化に不可欠な胆汁は，**肝臓** liver で産生・分泌されています。

肝臓の構造と働き

● 肝臓は横隔膜の後方にある大きな臓器です。

● 肝臓は，いくつかの葉という部位に分かれていて，それぞれが同じ機能をもっています（イヌやネコの肝臓は6葉で，6つの部位に分かれています）。

● 肝臓の脈管系は，他の臓器とは異なる2つの特徴をもっています。

● その1つは，肝臓には輸入血管が2つあること，つまり，肝臓に栄養を供給する役割の肝動脈以外に，肝門脈という血管が肝臓に血液を運んでいるということです。

● 肝門脈は，胃，腸，脾臓，膵臓で毛細血管叢を形成した血管が，1本の太い静脈となって肝臓内へ入ったもので，腸で吸収した栄養分や代謝産物を直接組織へ運ばずに，いったん肝臓へ運んで代謝処理するための特別な血管です（一般的な臓器では，輸入血管は栄養を供給する血管〔栄養血管〕のみです）（9循環器系：6主な静脈系　参照）。

● 肝臓の脈管系のもう1つの特徴は，肝臓に分布する毛細血管が**肝洞様毛細血管**（類洞）sinusoidal blood capillaries という特殊な構造をもっていることです（図8-16）。

● 肝臓は，その大部分が肝細胞という細胞から形成されていますが，この肝細胞は，数個〜十数個ずつが1列に並んだ**肝細胞板** plate という構造を形成しています。

● 肝細胞板と肝細胞板の間隙には小空間があり，この部位に，肝門脈や肝動脈から分岐した血管によって，肝洞様毛細血管と呼ばれる毛細血管網が形成されているのです。

● 肝洞様毛細血管は肝細胞に接しているために，肝細胞と血液の接触面積は非常に大きくなります。つまり，この構造は肝細胞と血液との間の物質交換に

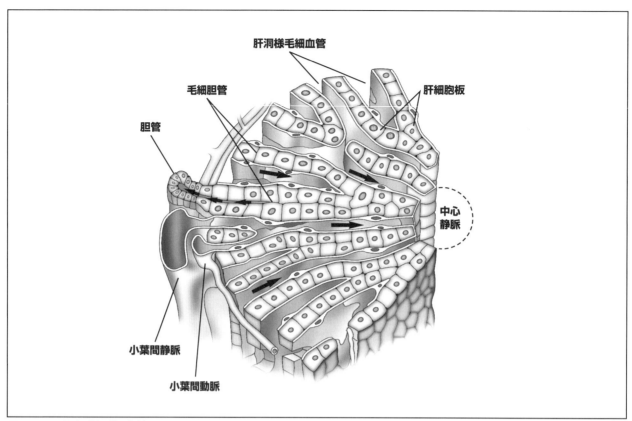

図8-16　肝洞様毛細血管

は非常に都合がよく，肝臓のさまざまな機能（表8-2）を行ううえで，非常に有用なのです。

●肝洞様毛細血管の内皮には多数の**星細胞** stellate cells*（クッパー細胞 Kupffer's cells）という細胞があり，古くなった血球の破壊や微生物，異物の貪食を行っています。

●なお，肝細胞板は，中心静脈という静脈を中心に放射状に配列されていて，**肝小葉** hepatic lobules という多面形構造を形成しています（図8-17）。肝臓は，この肝小葉が集合して形成された臓器で，類洞を充たした血液は，中心静脈を経て肝静脈から心臓へ戻る静脈に流れ込みます。

*肝臓，腎臓，リンパ節などに分布するマクロファージ（10血液・リンパ系：2血液　参照）の一種。抗原を貪食することによって抗原を身体内から除去する作用をもっています。

胆汁の役割

●胆汁成分の大部分は水分で占められています。

●その他の成分としては，**胆汁酸** bile acid，**胆汁色素** bile pigment，HCO_3^-などが含まれていますが，消化酵素は含まれていません。

●胆汁中の胆汁酸は，肝細胞によって**コレステロール** cholesterol から生成されます。

●胆汁酸は親水性と疎水性の両方の性質をもっていて，一種の界面活性剤あるいは洗浄剤として作用することで食物中の脂質を乳化し，消化酵素の影響を受けやすい状態にする作用をもっています。

●また，胆管の上皮細胞によって産生・放出される胆汁中のHCO_3^-は，強酸性の胃液を中和する作用をもっています。

●胆汁中の胆汁色素は，その大部分がビリルビン bilirubin で，骨髄，脾臓，リンパ節などで赤血球が破壊されて放出された血色素（**ヘモグロビン** hemoglobin〔Hb〕）（10血液・リンパ系：2血液　参照）から生成されます。

表8-2　肝臓の働き

①胆汁の産生と分泌	脂質の消化にかかわる胆汁を産生・分泌します。
②栄養素の代謝	腸から吸収された栄養素を門脈によって集め，過剰な糖質をグリコーゲンや脂質に変換して貯蔵したり，必要に応じてグリコーゲン，脂質，タンパク質をブドウ糖に変換します。 脂溶性ビタミンの吸収・排泄に関与します。 水溶性ビタミンの代謝に関与します。
③物質の解毒・不活化	有毒物質を破壊したり，無毒化します。有害物質を胆汁中に排泄します。 アミノ酸代謝によって生じる窒素廃棄物を排泄可能な尿素に転換して，腎臓や汗腺から排泄します。 ステロイドホルモンや他のホルモンを不活化します。
④生体防御作用	星細胞が細菌や異物を貪食します。
⑤血漿タンパクの合成	急性期タンパクを産生します。 アルブミンを産生します。 プロトロンビン，フィブリノーゲン，ヘパリンなどの血液凝固因子を産生します。 ステロイド結合タンパク，他のホルモン結合タンパクを産生します。
⑥造血・血液量の調節	胎生期には骨髄，脾臓とともに血球を産生します。 古くなった赤血球を破壊してビリルビンを生成します。 出血時に貯蔵血液を放出し血液量を調節します。

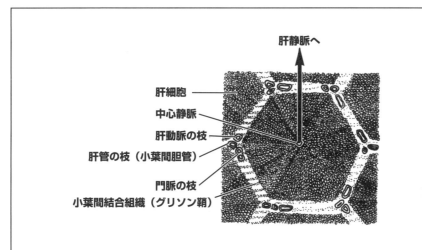

中心静脈を中心に肝細胞板が放射状に配列している。ブタなどでは肉眼で観察することができる。

図8-17　肝小葉

●胆汁色素は消化には何ら関与していませんが，老廃物の排泄には重要な役割を演じています（こうした作用に，胆汁酸の洗浄作用も加わるため，肝臓はさまざまな脂溶性物質の排泄器官としても機能しているといえます）。

●なお，胆汁として排泄される胆汁色素は糞便の特徴的な褐色を呈しますが，胆汁酸の大部分は再び生体内に戻されて，胆汁として再利用されています（**腸肝循環** enterohepatic circulation：図8-18）。

胆道系（図8-19）

●肝細胞によって産生された胆汁は，肝細胞の周囲に多数分布する**毛細胆管** bile canalicule 内に分泌されます。

●毛細胆管は次第に集合して各肝葉からの**胆管** hepatic duct として肝臓を出ます。

●胆管は**胆嚢** gall bladder からの**胆嚢管** cystic duct

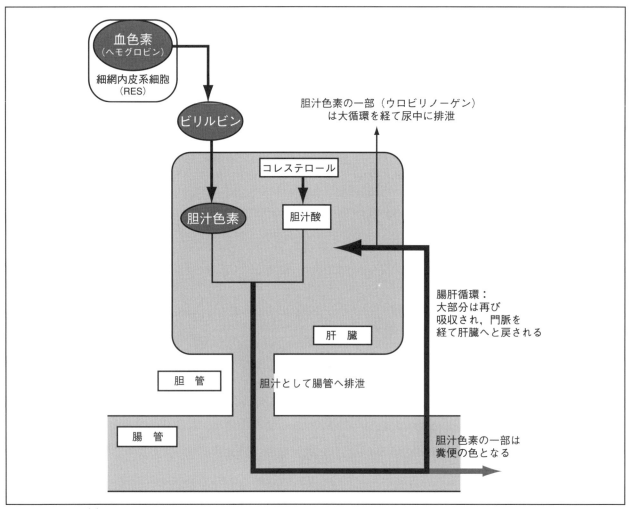

図8-18　腸肝循環

と集合して**総胆管** common bile duct となって十二指腸壁を貫き，十二指腸乳頭部から内腔に開いています。

●なお，総胆管の十二指腸開口部は**オッジ括約筋** Oddi's sphincters という筋肉によって取り囲まれています。小腸内に食塊がない場合には，オッジ括約筋は閉じられていて，胆汁は小腸内に放出されずに胆嚢内へと貯蔵されます。

●胆汁は胆嚢内に貯蔵されると，その成分のほとんどである水分が胆嚢上皮から吸収されて濃縮されるため，その量が減少します。

●食塊，特に脂肪含有物が十二指腸に到達すると，セクレチンやコレシストキニンなどの消化管ホルモン（前述）が分泌されます。

●消化管ホルモンは，オッジ括約筋を弛緩させるとともに胆嚢を収縮させて，胆汁を小腸内に分泌させます。

●また，消化管ホルモンは，胆管からのHCO_3^-分泌を刺激して胆汁をよりアルカリ性にし，胃酸の中和を助けます。

●なお，ウマやラットでは，胆嚢をもたないうえにオッジ括約筋は機能しないと考えられていて，胆汁は絶えず小腸内へ分泌されています。

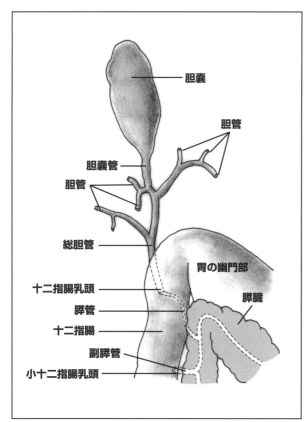

図8-19 胆道系

4 消化

●動物が，食物中の栄養素から，生命活動を維持するためのエネルギーや生体を構成するための成分を得るためには，まず，食物中の栄養素を生体内に取り入れやすい状態にする必要があります。

●そのため生体は，消化管運動の助けを借りながら，唾液，胃液，膵液，胆汁および腸液などの消化液（前述）によって，主に小腸内で食物を消化，つまり食物中の複雑な栄養素を吸収可能な単純な分子へと分解しています。

●消化液に含まれる消化酵素には，小腸管腔で作用するものと，小腸粘膜表面で作用するものとがあります。

●小腸管腔で作用する消化酵素は，唾液，胃液，膵液などに含まれている酵素で，腸管運動によって栄養素と十分に混合されることで消化を行います（**管腔相** luminal phase）。

●一方，小腸粘膜の表面には化学的に結合した酵素があり，これらは管腔相によってある程度までに消化された栄養素を，小腸粘膜から吸収可能な状態にする最終的な消化を行っています（**粘膜相** membranouse phase）。

●粘膜相によって消化された栄養素は，直ちに吸収されます。

（1）糖質の消化（図8-20）

●糖質はまた，炭水化物*とも呼ばれ，植物の光合成によって作られる動物の最も重要なエネルギー源です。

●食物中の主な糖質は，多糖類，二糖類，単糖類です。

●多糖類には，デンプン，グリコーゲン，セルロースなどがありますが，これら多糖類の中で動物の消化管が消化処理できるのは，デンプンとその誘導体だけです。

●デンプンは，植物性の貯蔵糖質で，ブドウ糖単位が重合した物質です。デンプンは管腔相で消化される唯一の炭水化物で，膵臓で産生・分泌される**アミラーゼ** amylase という消化酵素によって，**マルトース（麦芽糖）** maltose などの二糖類にまで分解されます（アミラーゼは，ヒト，ラット，ブタなどの唾液中にも分泌されています）。

●二糖類にまで分解された糖質は，最終的に小腸上皮（刷子縁）にある**マルターゼ** maltase，**スクラーゼ** sucrase，**ラクターゼ** lactase などの消化酵素によって単糖類に分解されたのち，吸収されます。

●単糖類には，**ブドウ糖** glucose，**ガラクトース** galactose，**果糖** fructose などがありますが，これらの糖質はこれ以上消化酵素によって分解されること

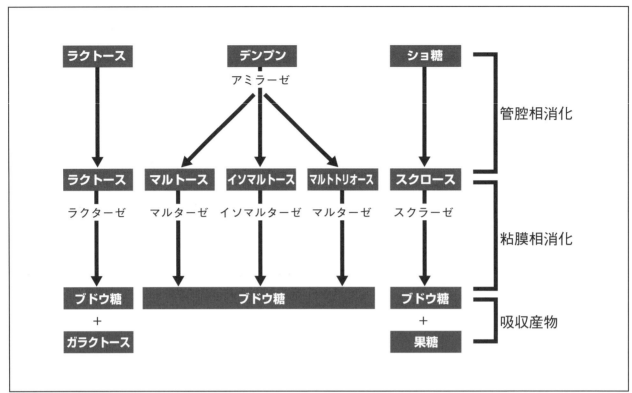

図8-20 糖質の消化

表8-3 タンパク質の消化にかかわる主要な分解酵素

消化酵素	前駆物質の産生部位	前駆物質	活性化させる因子
ペプシン	胃腺	ペプシノーゲン	塩酸，ペプシン
キモシン（レンニン）	胃腺	キモシノーゲン	？
トリプシン	膵臓	トリプシノーゲン	エンテロキナーゼ，トリプシン
キモトリプシン	膵臓	キモトリプシノーゲン	トリプシン
エラスターゼ	膵臓	プロエラスターゼ	トリプシン
カルボキシペプチダーゼA	膵臓	プロカルボキシペプチダーゼA	トリプシン
カルボキシペプチダーゼB	膵臓	プロカルボキシペプチダーゼB	トリプシン

はありません。

● ところで，草食動物の栄養は消化管内の微生物が**セルロース** cellulose などの植物性の炭水化物*を分解することに依存しています。ヒトやイヌ・ネコなどの肉食動物では，このような分解は行われませんが，食物中のセルロースやヘミセルロースなどは主要な**食物繊維** dietary fiber として，特別な生理的意義をもっています。

*食品成分表では，糖質と食物繊維を併せて炭水化物としています。

（2）タンパク質の消化（表8-3）

● タンパク質は，さまざまな種類のアミノ酸から構成されています。

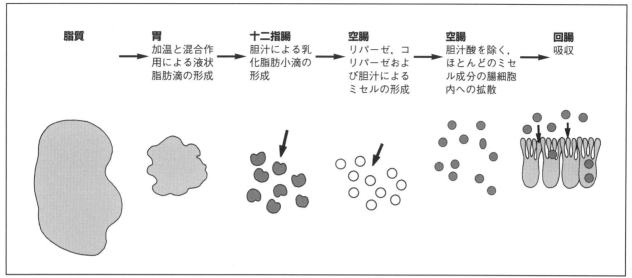

図8-21 脂質（脂肪）の消化

●したがって，タンパク質を消化する酵素も，糖質と比較すると非常に多くの種類が必要になります。

●タンパク質の消化の一般的な様式は糖質と同様で，管腔相によって大きな分子のタンパク質が分解されて小さな分子となったのちに，粘膜相でアミノ酸にまで分解されて吸収されます。

●タンパク質の消化において，管腔相にかかわる消化酵素は胃液および膵液に含まれています。

●これらのタンパク質消化酵素は，自身を産生・分泌している細胞そのものを分解しないように，不活性な状態の前駆物質として胃腺あるいは膵臓から分泌されています。

●胃液として胃内に分泌された消化酵素の前駆物質は，塩酸によって活性化されて初めて**ペプシン** pepsin や**キモシン** chymosin（**レンニン** rennin）*などのタンパク質分解酵素になります。

●また，膵液として小腸内に分泌された前駆物質は，小腸粘膜の細胞が産生する**エンテロキナーゼ** enterokinase によって活性化されて初めてタンパク質分解酵素の**トリプシン** trypsin になります。

●なおトリプシン自身も，膵臓から産生・分泌されるほかの消化酵素の前駆物質を活性化させる作用をもっています。

●さらに，胃液に含まれる塩酸は，胃内の環境をペプシンが作用しやすいpH 1〜3に維持する作用をもっていますが，塩酸自身もまた，タンパク質を分解する作用をもっています。

●小さな分子に分解されたタンパク質は，最終的に小腸上皮や細胞内にある消化酵素によってアミノ酸にまで分解されたのちに吸収されます（一部は管腔相でアミノ酸にまで分解されます）。

*牛乳を凝固させる酵素で，とくに子ウシや反芻動物の胃液中に豊富に存在しています。ヒト乳児などではペプシン形成前の胃液中に存在すると考えられています。

（3）脂質（脂肪）の消化（図8-21）

●動物が食物中から得ることのできる主要な脂質は，動物と植物の双方から得ることのできる**トリグリセリド** triglyceride（**トリアシルグリセロール**）という種類の脂質で，そのほかにも動物由来の**コレステロール**，**コレステロールエステル** cholesterol ester，動植物由来の**リン脂質** phospholipid などがあげられます。

●ところで，生体の大部分は体液と呼ばれる水分で

占められているために，生体内で行われる消化や代謝などの化学反応のほとんどは水によって媒介されています。しかし，脂質はそのままの形では水には溶けません。

● そのため，水に溶けない脂質の消化吸収は，糖質やタンパク質の場合とは多少異なる段階を経て行われます。

①乳化 emulsification
● 胃内に入った脂質は体温で暖められると同時に，胃遠位部の運動によって，小さな脂肪滴へと分解されます。

● さらに，小腸で胆汁（前述）と混合されると，胆汁酸の界面活性作用によってさらに小さな脂肪滴へと分解されて乳化します。

②消化
● 胆汁酸の働きによって乳化した脂質は，初めて消化酵素の作用を受けられる状態となります。

● 主要な脂質であるトリグリセリド（トリアシルグリセロール）は，膵臓から産生・分泌される脂質分解酵素の**リパーゼ** lipase，**コリパーゼ** colipase の複合作用によって，**脂肪酸** fatty acid と**グリセロール** glycerol（グリセリン glycerin）という物質に分解されます。

● なお膵臓からは，この他にもコレステロールエステル分解酵素や，ホスホリパーゼという脂質分解酵素が産生・分泌されています。

③ミセルの形成 micelle formation
● 脂質の分解によって形成された脂肪酸とグリセロールは，胆汁酸およびリン脂質と結合して非常に小さな水溶性の**ミセル** micelle* という状態となります。

● 脂質は管腔相のみによって消化されて，粘膜相による消化はないと考えられています。

● 脂肪酸とグリセロールは，ミセルの状態で小腸上皮まで運ばれ，吸収されます。

*界面活性剤のように親水性基と親油性基をもつ長鎖分子の物質を水に溶かしていくと，ある濃度以上で多数の分子が親油性基を内側に向けて球状に会合します。この状態をミセルといい，より水に溶けやすい状態となります。

5 吸収

● 消化によって吸収可能な低分子となった栄養素や，ビタミン，ミネラルおよび水分は，消化管の粘膜を通過して血液やリンパ中に取り入れられます。

● この過程を**吸収** absorption といい，一部は胃や大腸でも行われますが，そのほとんどは小腸で行われています。

（1）小腸粘膜の構造（図8-22）

● 吸収の大部分が行われる小腸の粘膜は，小腸管腔内容物との接触面を拡大させるために，特殊な表面構造をもっています。

● 多くの動物の小腸表面には，**輪状ひだ** plicae circulares という粘膜の大きなヒダがあり，表面積を拡大しています（ヒトでは十二指腸と空腸で約3倍に拡大されます）。

● また，輪状ひだの表面は**絨毛** villus という突起によって覆われていて，さらに面積を拡大しています。

● この絨毛はすべての動物種で確認されていて，同じ大きさの平らな面と比較した場合には，表面積を10～14倍に拡大しているといわれています。

● その上，絨毛自身は**刷子縁** brush border というハケ状の表面膜で覆われていて，小腸粘膜の表面積を一層拡大させています（刷毛縁は，**微絨毛** microvillus という絨毛によって構成されています）。

● 絨毛には毛細血管やリンパ管が豊富に分布して，小腸管腔から吸収した栄養素をすぐさま血液中やリンパ液中に取り入れることを可能にしています。

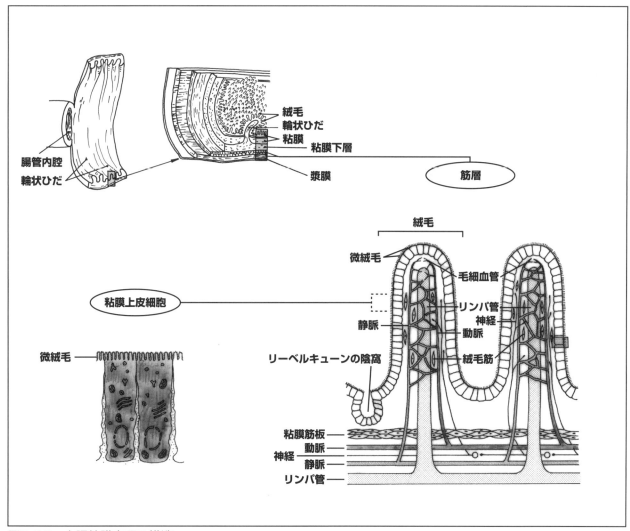

図8-22 小腸粘膜表面の構造

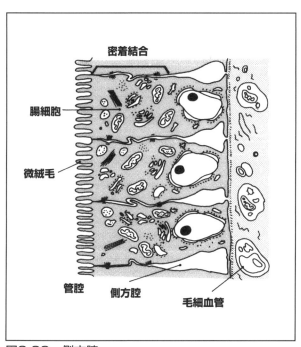

図8-23 側方腔

●絨毛の基底部には，**リーベルキューンの陰窩** crypts of Lieberkühn という腺様の構造物があります。

●リーベルキューンの陰窩からは水分や電解質が分泌されていて，これによって小腸管腔内の浸透圧を調節していると考えられています。

●なお，絨毛とリーベルキューンの陰窩を覆っている細胞を**腸細胞** enterocyte といい，隣接した腸細胞は**側方腔** lateral space という間隙をはさんで並んでいます（図8-23）。側方腔は，栄養素の吸収に重要な役割をもっています（後述）。

第8章 消化器系

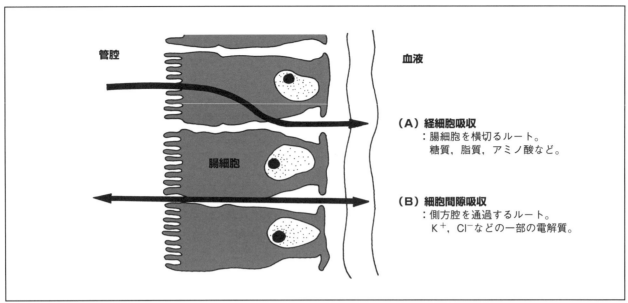

図8-24 栄養素の通過

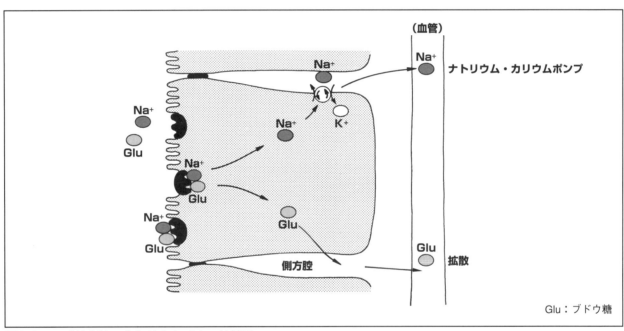

図8-25 ブドウ糖のナトリウムイオン共輸送

（2）栄養素の吸収

●小腸管腔内の栄養素は，小腸粘膜を通過する際に2つのルートのいずれかを経て吸収されます。

●その1つは小腸粘膜を構成する腸細胞を横切って吸収されるルート（**経細胞吸収** transcellular absorption）で，もう1つは腸細胞の間隙，つまり，側方腔を通過して吸収されるルート（**細胞間隙吸収** paracellular absorption）です（**図8-24**）。

糖質の吸収（**図8-25**）

●消化作用によってブドウ糖，ガラクトース，果糖に分解された糖質は，小腸管腔に面している腸細胞の表面にある特殊なタンパク質の担体（キャリア）

（1生体を構成する要素：2細胞　参照）によって腸細胞内へと輸送されます。

●ブドウ糖を輸送する担体は，ブドウ糖とナトリウムイオン（Na⁺）に対して特異的に結合する部位をもっています。

●ブドウ糖とNa⁺の結合部位にそれぞれが結合すると，担体はそのまま腸細胞膜の外側から内側へと移動します。

●細胞膜の内側へ移動した担体は，そこでブドウ糖とNa⁺を放し，再び細胞膜の外側へと戻ります。

●担体がこの輸送過程を繰り返すことによって，ブドウ糖は腸細胞内へと輸送されるのです。

●この輸送過程はNa⁺が存在しないと起こらないために，**ナトリウムイオン共輸送** sodium co-transport といわれています。

●ナトリウムイオン共輸送は，Na⁺の濃度勾配に依存していて，腸細胞表面のNa⁺濃度が高いほどブドウ糖の輸送は促進され，低いほど抑制されます。

●腸細胞内に輸送されたブドウ糖は，拡散（1生体を構成する要素：2細胞　参照）によって細胞を出て，絨毛内の毛細血管へと入ります。

●また，ブドウ糖とともに腸細胞内へ輸送されたNa⁺は，腸細胞の側壁から側方腔へとナトリウム・カリウムポンプ（1生体を構成する要素：2細胞　参照）によって能動的にくみ出されます。

●なお，ガラクトースはブドウ糖と同様の担体によって輸送され，果糖は別の担体によって輸送されていると考えられています。

タンパク質の吸収（図8-26）

●タンパク質は，消化によってアミノ酸 amino acid あるいは**ペプチド** peptide*に分解されます。

●アミノ酸は，糖質と同様にナトリウムイオン共輸送によって腸細胞内へ吸収されますが，酸性，中性および塩基性アミノ酸のために，少なくとも3つ以上の異なる担体があることが知られています（図8-27）。

●ペプチドの吸収はまだ十分に解明されていませんが，担体によって腸細胞内へ輸送されると考えられています。

●腸細胞内へ輸送されたペプチドは，細胞内ペプチダーゼという酵素によってアミノ酸に分解されます（細胞内消化）。

●腸細胞内に輸送されたアミノ酸は，ブドウ糖と同様に拡散によって腸細胞から絨毛内の毛細血管へと入ります。

*ペプチド　タンパク質はアミノ酸が鎖状に連なってペプチド結合という状態で結合した物質です。このアミノ酸鎖の小さいものをペプチドといい，明確な区別はありませんが，おおよそ2～10個程度のものをペプチド，10数～100個程度をポリペプチド，100個以上をタンパク質としています。

脂質（脂肪）の吸収（図8-27）

●ミセルとなって小腸絨毛の刷子縁まで運ばれた脂肪酸とグリセロール（前述）は，単純な拡散によって腸細胞内へ輸送されると考えられています。

●腸細胞内に入った脂肪酸とグリセロールは，ここで種々の酵素の作用を受けて〈再びトリグリセリド（トリアシルグリセロール）に合成され〉，タンパク質と結合し，カイロミクロン（乳状脂粒）（7栄養と代謝：2中間代謝　参照）というリポタンパク粒子になります。

●カイロミクロンは，腸細胞側壁から側方腔へと出ますが，絨毛内の毛細血管に入るほかの栄養素とは異なって，絨毛内のリンパ管に入ります（カイロミクロンがリンパ管に入る理由は，毛細血管の壁を通過するには大きすぎるためであると考えられています）。

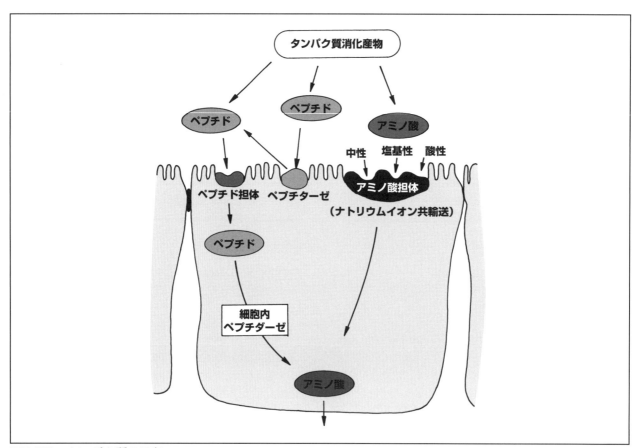

図8-26　タンパク質の吸収

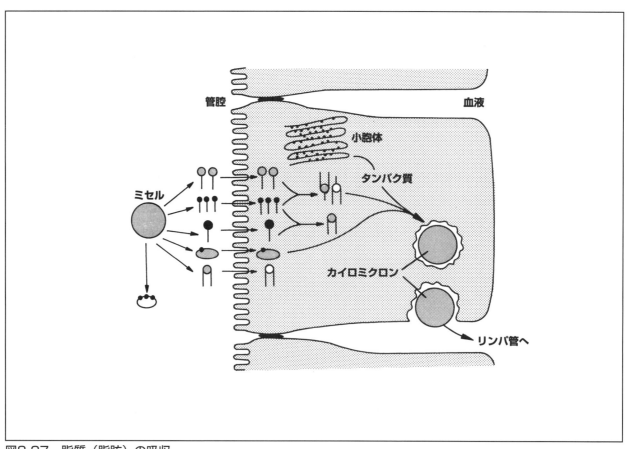

図8-27　脂質（脂肪）の吸収

●絨毛内のリンパ管は，腸リンパ管を経て腹部の主要なリンパ管である**胸管** thoracic ductから大静脈へと注ぐため，吸収された脂質は結果的に血液の流れに入ることになります（10血液・リンパ系：3リンパ系　参照）。

●なお，吸収が進むにつれてミセルを形成していた胆汁酸はほかの成分と分離されて小腸管腔に残り，回腸に運ばれてその多くが再吸収されます（腸肝循環）（前述）。

ビタミンの吸収

●水溶性ビタミンのビタミンB_1，B_2，B_6，Cなどは，拡散（1細胞を構成する要素：2細胞　参照）によって，小腸粘膜からすみやかに吸収されます。

●脂溶性ビタミンのビタミンA，D，E，Kなどの吸収は，脂質の吸収度によって左右されます。したがって，胆汁の分泌が低下することなどによって脂肪の消化機能が低下している場合には，脂溶性ビタミンの吸収量も低下します。

●ほとんどのビタミンは，小腸上部で吸収されます。

●なお，ビタミンB_{12}の吸収には，胃から分泌される内因子の存在が必要です（ビタミンB_{12}は，主に小腸下部〔回腸〕から吸収されます）。

ミネラルの吸収

●Na^+は，受動的な拡散や浸透（1細胞を構成する要素：2細胞　参照）などによって，小腸や大腸から速やかに吸収されます。また，ブドウ糖やアミノ酸の吸収にともなっても吸収されます（前述）。

●カリウムイオン（K^+），クロールイオン（Cl^-）などは，Na^+と同様に受動的な拡散や浸透によって吸収されます。

●カルシウムイオン（Ca^{2+}）は，十二指腸や空腸上部で吸収されますが，これにはビタミンDの代謝産物が必要になります。また，この吸収にはパラソルモンも関与しています（6内分泌系：8カルシウムとリンの代謝　参照）。

●リンは，無機リンとして，受動輸送あるいは能動輸送によって十二指腸や小腸上部で吸収されますが，その量は，食物中の含有量に大きく左右されます。

●鉄は，能動輸送によって，十二指腸で吸収されます。

水の吸収

●水は腸粘膜壁を両方向に移動することが可能ですが，通常は，浸透圧によって腸管壁側に吸収されます。そのほかにも，水はNa^+やアミノ酸の能動輸送にともなっても吸収されます。

6　腸内細菌叢

●一般的に十二指腸内は無菌ですが，小腸の下部に行くに従って細菌が増加し，特に大腸内には**腸内細菌** intestinal bacteria という多数の細菌が常在しています。

●これらの細菌は，動物の胎生期や出生直後には存在しませんが，採食などによって生体内に侵入し，すみやかに細菌の集団を形成します。

●腸内細菌と宿主である生体との関係は複雑で，生体に対して有益な作用を示す場合も不利益な作用を示す場合もあります。

●腸内細菌は，ビタミンKやビタミンB複合体など，ある種のビタミンを産生していることも知られています（ヒトでは確認できていません）。また，腸内細菌はアミノ酸の生成も行いますが，時に生体に有害な物質も産生しています。

●腸内細菌は，腸内のpHを抑え，腸管内容物の異常発酵や腐敗を抑えて糞便形成に役立つ面もありますが，同時に，ガスを産生したり，糞便臭の原因物質も作り出します。

7 新生児の消化と吸収

タンパク質の消化と吸収

●霊長類を除くほとんどの動物種では，母体から胎児へ胎盤を通しての抗体の移行はないため，新生児は初乳を飲むことによって，母体からの抗体を得ることになります。

●しかし，成熟動物の消化管で行われているようなタンパク質消化の仕組みでは，タンパク質である抗体は消化されてしまうため，たとえ初乳を飲んだとしても子は抗体を獲得することができません。

●そこで，初乳からの抗体を得るために，新生児の消化管は成熟動物とは異なる状態となっています。

●まず，タンパク質消化に重要な役割をもつ胃からの塩酸分泌は，出生後数日を経ないと開始されません。また，膵臓からのタンパク質消化酵素も出生後数日を経ないと産生・分泌されません。

●このように，初乳を飲む時期の子の消化管には，タンパク質消化にかかわる塩酸や消化酵素が存在しないのです。

●さらに，出生直後の消化管の小腸絨毛を覆う細胞は特殊な腸細胞で，アミノ酸に分解されていない段階のタンパク質をそのままの状態で吸収することが可能です。

●これらの細胞は出生直後から消失し始め，生後24時間後にはほとんどなくなってしまうといわれています。

●以上のように，新生児の消化管は，初乳からの抗体を得るために都合のよい状態となっています。

●初乳を飲む時期が過ぎてタンパク質吸収機能が消失することを，**消化管の閉鎖** gut closure といいます。

糖質の消化と吸収

●哺乳類の新生児や幼若動物は，母乳中に含まれるラクトースを主要な糖源としています。

●したがって，離乳前の子の消化管内ではラクターゼの働きが強い状態となっていて，成熟動物の主要な糖源であるデンプンの消化に必要なマルターゼの働きは，生後数週間はみられません。

●離乳するに従って，ラクターゼとマルターゼの働きの強さは逆転し，糖源がラクトースからデンプンへと移行していきます。

●成熟動物の消化管においては，ラクターゼの働きはほとんどみられません。

第9章 循環器系

1 循環器系の役割と構造

（1）循環器系の役割

●**心臓** heart および**血管** blood vessel から形成される器官系を**循環器系** cardiovascular system といいます（図9-1）。

●循環器系の基本的な役割は，生体内のさまざまな物質を輸送することです。循環器系は，消化管から吸収された栄養素や肺から取り込んだ酸素O_2を体内の各組織に運搬したり，組織からの二酸化炭素CO_2を肺へと運搬しています。また，代謝産物（7 栄養と代謝 参照）を腎臓へと運搬したり，体熱や，ホルモン，水および電解質なども運搬しています。

（2）循環器系の構造

●心臓と血管は，心臓血管系という流路を形成しています。

●心臓血管系は，出入口のない閉鎖された管系で，その内部を血液が流れています。その流れを作り出しているのはポンプの役割をもつ心臓です。

●心臓血管系の基本的機能である物質の運搬は，心臓の作り出す血液の流れによるもので，この流れには，**大循環** major circulation（**体循環** systemic circulation）と，**小循環** lesser circulation（**肺循環** pulmonary circulation）という2つの流路があります（図9-2）。

●大循環では，左心室から送り出された血液が大動脈から細い動脈を経て毛細血管（後述）へと到達し，周囲の組織と物質の交換を行ったのちに，今度は毛細血管から細い静脈を経て大静脈へと集まり，やがて右心房へと戻る経路です。

●一方小循環は，右心房から右心室へと流入した血液が右心室の収縮によって送り出され，肺動脈を経て左右の肺へと入り，ガス交換（酸素と二酸化炭素の交換）を行ったのちに動脈血*となって肺静脈を経て左心房へと戻る経路です。

●この2つの循環は直列に配置されているために，大循環を通過した血液も，必ず小循環を通過してガス交換を行えるという仕組みになっています。

●また，大循環では，血液が静脈に集められて心臓へ戻る前に，ただ1つの毛細血管網のみを通過する仕組みになっています**。

---

*動脈血　肺でガス交換を行ったのちの酸素を多く含んだ血液を動脈血といいます。一方，全身の組織から心臓に戻ってくる血液を静脈血といい，組織から受け取った二酸化炭素を多く含んでいます。

**これには3つの例外があり，肝門脈系（後述），腎臓（糸球体毛細血管から尿細管の毛細血管を通過する流路）（12泌尿器系：2腎実質の微細構造　参照），下垂体門脈系（視床下部内の毛細血管から下垂体前葉の毛細血管を通過する流路）（6内分泌系：2視床下部・下垂体系　参照）については2つの毛細血管網の直列配置がみられます。

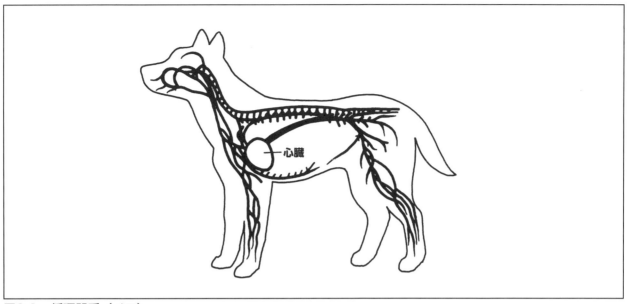

図9-1　循環器系（イヌ）

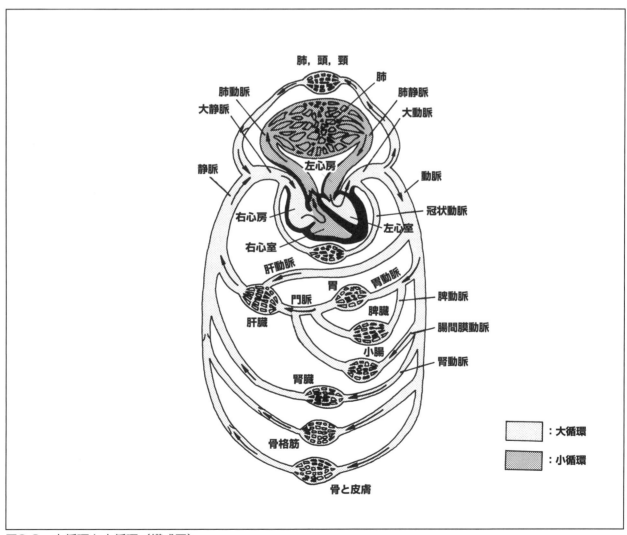

図9-2　大循環と小循環（模式図）

第9章　循環器系

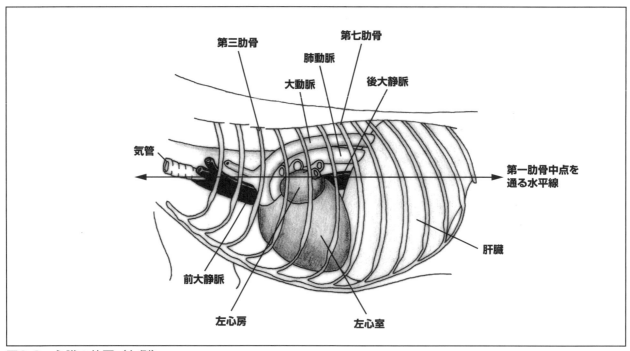

図9-3 心臓の位置（左側）

2 心臓

●心臓は，心臓血管系において血液を血管全体に駆出するポンプの役割をもっています。

●心臓は，特殊な横紋筋（3筋肉系：2筋肉の基本的構造 参照）の心筋によって形成されていて，円錐形を逆さまにしたような形をしています。

●心臓は，**心膜** pericardium という丈夫な線維性の袋に包まれて，胸腔のほぼ正中位にやや斜めになった状態で位置しています（図9-3）。

（1）心臓の構造

心臓の外形（図9-4）

●円錐形をしている心臓の底面部分を**心底** base of heart，先端部分を**心尖** apex of heart といいます。

●心底部には，一部を除いて心臓を取り囲む**冠状溝** coronary groove という溝があり，ここには心臓自身に栄養や酸素を供給し老廃物や二酸化炭素を受け取る血管の**冠状動脈**および**冠状静脈**が走っています。

●冠状溝の部分で，心臓内部は**心房** atrium と**心室** ventricle に分かれています（後述）。

●さらに冠状溝からは，心臓の右側で**洞下室間溝** subsinuosal interventricular groove，左側で**傍円錐室間溝** paraconal interventricular groove という溝がそれぞれ心尖部に向かって伸びていて，冠状動静脈から分岐した血管が走っています。

●これらの間溝の部分で，心臓内部は**左心室** left ventricle と**右心室** right ventricle に分かれています（後述）。

●冠状溝および2つの室間溝は脂肪に覆われています。特に冠状溝の冠状動静脈は豊富な脂肪によって覆われているために，表面からはほとんど確認できません。

●心底部にはいくつかの大血管が出入りしていま

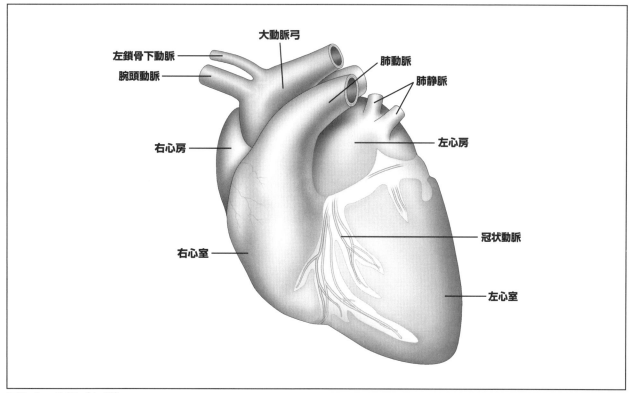

図9-4　心臓（左側）

●また，心底部には左右それぞれに**心耳** auricle という小囊があり，心房（後述）の一部を形成しています。

心臓の内景（図9-5）

●心臓の内部は，**中隔** septum という壁によって左心と右心に完全に分けられ，さらに，それぞれを弁によって心房と心室に分けられています。

右心房
●**右心房** right artium は，大循環からの血液と心臓自身からの血液を受けとって，右心室へと送り出しています。

●右心房は**大静脈洞** sinus venarum cavarum と**右心耳** right auricle から形成されています。

●右心房には，**冠状静脈洞** coronary sinus という部位に冠状静脈が開口しています。また，ほかにも**後大静脈** caudal vena cava，**前大静脈** cranial vena cava および**奇静脈** azygos vein が開口しています。

●後大静脈開口部の付近には，胎生期に左右の心房を交通させていた卵円孔の名残の**卵円窩** fossa ovalis（後述）がみられます。

●右心房と**右心室** right ventricle の間には，**右房室弁（三尖弁）** right atrioventricular valve という弾性線維に富んだ薄い板状組織があり，血液が逆流するのを防止しています（図9-6）。

右心室
●右心室は，右心房からの血液を肺に送り出しています。

●右心室内腔は，心尖まで達していません。また，その壁も左心室壁の1/2〜1/3程度の厚さしかありません。右房室弁からつながる腱索と乳頭筋が多数みられます。

第9章　循環器系　**159**

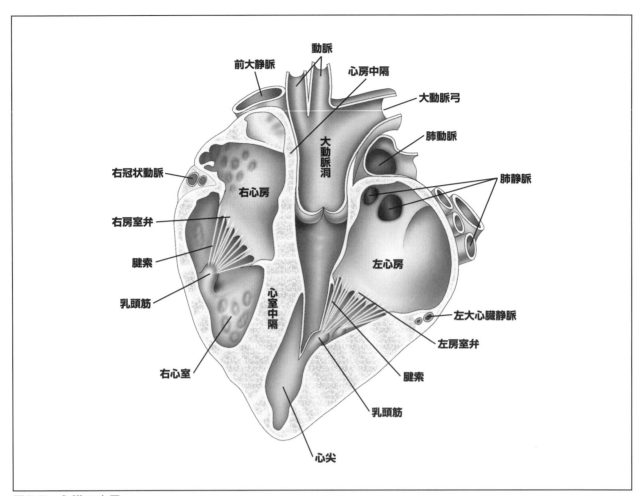

図9-5 心臓の内景

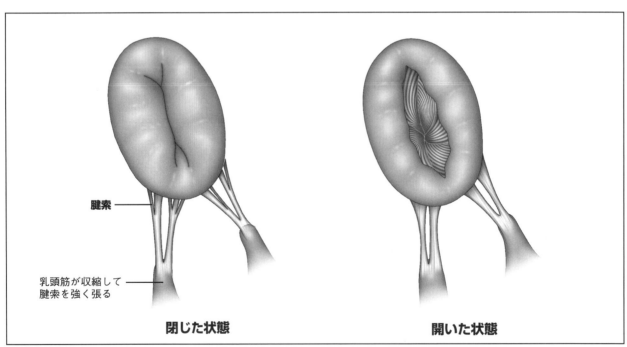

図9-6 房室弁の構造
左右の房室弁片縁からは強靱な線維でできた糸状の腱索が心室壁や心室中隔に向かって伸びていて，心室壁から突き出した円錐形の乳頭筋につながっています。
房室弁口が閉じられると同時に乳頭筋は収縮して腱索を強く張り，房室弁が開くことを防止して血液が逆流しないようにしています。この構造は大動脈弁および肺動脈弁にはありません。

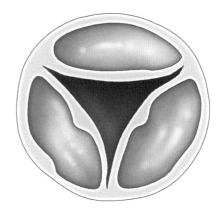

図9-7 肺動脈弁（半月弁）と大動脈弁の構造
肺動脈弁と大動脈弁には腱索も乳頭筋もありません。これらの弁は3枚の半月状の弁膜から形成されています。これらの弁は、血液が心室から流出する圧力で押し開かれます。心室が弛緩すると、動脈内圧の上昇によって押し出された血液の一部がポケット状の弁の中に入り込んでこれを満たすために、互いの弁が密着して弁口が閉じられます。

●右心室は、右心房からの血液を肺に送り出しています。

●右心室と肺とは肺動脈によって連絡されています。肺動脈開口部には**肺動脈弁（半月弁）** pulmonary value という弁があって、血液の逆流を防止しています（図9-7）。

左心房

●**左心房** left artium は、肺循環からの血液を受けて左心室へと送り出しています。

●左心房には数本の肺静脈が開口していて、右心房の卵円窩に相当する房室中隔の部分は薄い腱質から形成されています。

●左心房と**左心室** left ventricle の間には、**左房室弁** left atrioventricular valve（**二尖弁**あるいは**僧帽弁**）という弁があって、血液の逆流を防止しています（図9-6）。

左心室

●左心室は、左心房からの血液を体循環へと送り出す役割があります。そのため、左心室に比較して壁を形成する筋肉層も厚く、内腔も広くなっています。

●左房室弁から伸びる腱索も太く、乳頭筋も大きく強靱です。

●左心室には、大動脈口が開口して体循環と連絡していますが、左心室と大動脈開口部との境には**大動脈弁** aortic valve という弁があり、血液の逆流を防止しています（図9-7）。

心臓壁の構造（図9-8）

●心臓の壁は、外側から**心外膜** epicardium、**心筋層** myocardium、**心内膜** endocardium の3つの層から形成されています。

心外膜

●心臓の表面を覆う心外膜は、心膜の臓側板に相当し、心底部で外側に折り返して心嚢（心臓の壁側板）

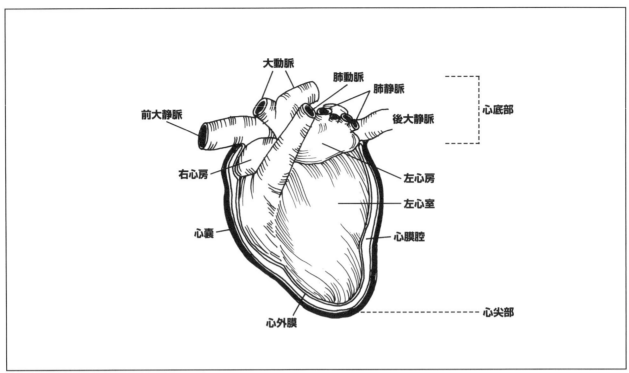

図9-8　心臓壁の構造

につながっています（心外膜と心囊をあわせて**心膜** pericardium といいます）*。

●心外膜と心囊の間隙（**心膜腔** pericardial cavity）には少量の漿液（心膜液）があり、心臓と肺の運動によって引き起こされる摩擦を吸収するクッションの役割をしています。

心筋層（図9-9）

●心臓の筋肉層（心筋層）は、心房と心室で完全に分離されていて、連絡していません（心房と心室の運動のタイミングは異なっているため、この構造は都合のよいものです）。

●心房の筋肉は、浅、深の2層から構成されていて、心室の筋肉は浅、中、深の3層から構成されています。

心内膜

●心内膜は血管の内膜（後述）から連続した膜で、心臓の内面を覆っています。

●心臓にある4つの弁は、この心内膜がヒダ状となって心臓内腔に突き出したものです。

*心膜、胸膜および腹膜などの体腔に面した膜を漿膜といい、これらは反転したり縦隔胸膜や腸間膜などを形成して心臓、肺、消化器、肝臓などの内臓を二重に覆っています。発生学的な由来から、これらの膜を臓側板（内臓側の膜）、壁側板（体壁側の膜）ともいいます。

心筋

●心臓は、生命の維持に必要な栄養素や酵素などのさまざまな物質を身体各部へ運搬するために、休まず働き続けなければなりません。

●そのため心臓は、骨格筋とは異なる性質を持った**心筋** cardiac muscle という特殊な横紋筋から形成されています（図3-1，表9-1）（3 筋肉系：1 筋肉の役割　参照）。

●心筋は、**特殊心筋** specialized cardiac muscle と固有心筋の2つに分類することができます。

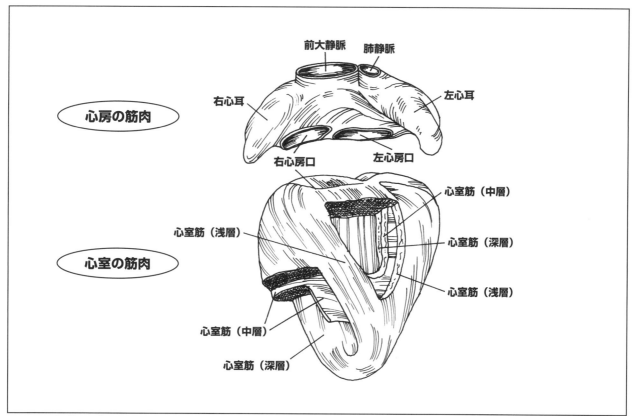

図9-9 心筋層（心臓を構成する筋肉）
心房を構成する筋肉は，浅，深の2層に分かれています。浅層の筋肉は横走して左右心房を共通して包んでいます。深層の筋肉は左右独立して縦走しています。
一方，心室の筋肉は，浅，中，深の3層に分かれています。浅層の筋肉は房室口の線維輪から斜め下方に心尖部に向かって8の字を描くように走り，深層に移って体側の乳頭筋に終わります。中層は8の字状に横走しています。

表9-1 心筋の性質

自動性（生理的性質）＝自動能	自ら反復して電気的興奮を引き起こし収縮する性質をもっています（骨格筋や平滑筋にはみられません）。この性質は特殊心筋全てがもっていますが，通常は洞（房）結節から起こり，他の部位は興奮の伝導のみを行っています。何らかの理由で洞（房）結節の電気的興奮が正常に起こらなくなると，他の部位の特殊心筋がペースメーカーとして活動を始めることがあります。
興奮性（電気的性質）＝変時作用	いったん電気的興奮を引き起こすと，次の興奮を引き起こすまでの時間（絶対不応期）が非常に長く，収縮が半分過ぎても次の興奮は引き起こされません（この性質は骨格筋にはみられません）。絶対不応期の間は，たとえ電気的刺激を加えても興奮は引き起こされないので，心筋の強縮は起こりません。
伝導性（生理的性質）＝変伝導作用	特殊心筋からなる刺激伝導系と呼ばれるシステムによって電気的興奮が伝導されます。また，この伝導は非常に遅く，これによって心房と心室が順に収縮するスムーズなポンプ作用が発現されます。
収縮性（機械的性質）＝変力作用	心筋は心臓全体があたかも1つの細胞のように"機能的合胞体"として常に同じ強さで収縮します。

●この2つの心筋には，構造上の違いはみられませんが，その性質は大きく異なります。特殊心筋は，電気的刺激の発生とこの刺激によって引き起こされる心筋の興奮を心臓全体に伝導する**刺激伝導系** impulse conducting system（後述）というシステムを構成していますし，固有心筋は刺激伝導系の伝導した電気的興奮によって収縮するという役割をもっています。

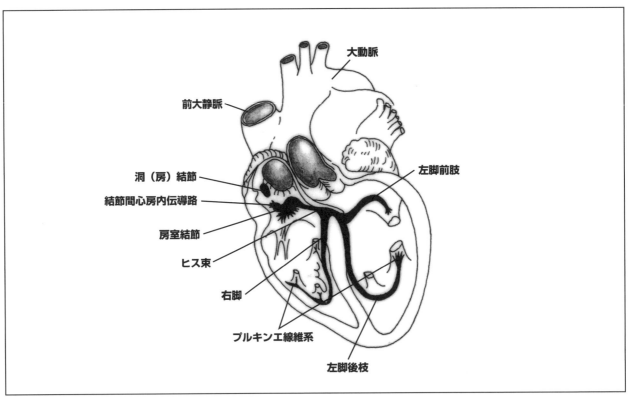

図9-10 刺激伝導系

(2) 心臓の働く仕組み（図9-10）

●正常な心臓は，まず心房が収縮し（**心房収縮期** atrial systole），次いで心室が収縮する（**心室収縮期** ventricular systole）という順序で拍動が規則正しく繰り返され，その後左右の心房および心室が弛緩して拡張します。それでは，このような拍動は何故引き起こされるのでしょうか？

●心臓の右心房には**洞（房）結節** sinoatrial node（SA node）という小さな心筋細胞（P細胞）の集まりがあります。

●これらの心筋細胞は，それ自身が定期的に（1分間に70〜160回）電気的興奮を発生していて，この電気的興奮が伝わることによって，各部の心筋が興奮（収縮）し，心臓全体も定期的に拍動しているのです。

●洞（房）結節で発生した電気的興奮は，刺激伝導系によって心臓全体へと伝導されます。

●刺激伝導系を構成しているのは，洞（房）結節，**結節間心房内伝導路** internodal atrial pathway，**房室結節** atrioventricular node（AV node），**ヒス束** bundle of His とその分岐，**プルキンエ線維系** Purkinje's fibers です。

●心臓が正常に動いている場合，電気的興奮は洞（房）結節→結節間心房内伝導路→房室結節→ヒス束とその分岐→プルキンエ線維系の順序で心臓全体に伝導されます。

●この際，洞（房）結節が正常な"心臓の歩調取り"（**ペースメーカー** cardiac pacemaker）の役割を担っているので，洞（房）結節に発生する電気的興奮が拍動頻度を決定します。

●心電図は，これらの心筋の電気的興奮を体表に導子（電極）を取り付けて検出，記録したものです（図9-11）。

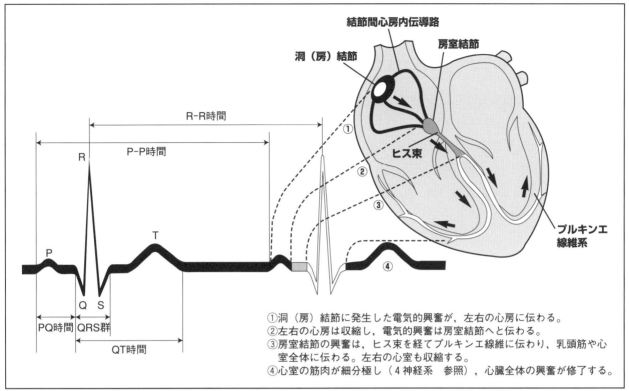

図9-11　心電図の基本波形と刺激伝導系の関係

(3) 心臓機能の調節

●心臓機能の調節は，心拍数および1回拍出量（ℓ：1回の拍動によって心臓から駆出される血液量）によって行われます。

心拍数による調節

●心拍数は，洞（房）結節の状態，神経系（4神経系：6末梢神経系　参照）および内分泌系（ホルモン性）（6内分泌系　参照）によって調節されています。

●洞（房）結節における電気的興奮の発生頻度は，環境温度や血漿中の電解質濃度によっても影響されます（表9-2）。

●さらに，洞（房）結節に酸素や栄養を供給する右冠状動脈に何らかの障害が生じると，洞（房）結節の機能は大きく影響を受けます。

表9-2　血漿電解質濃度の洞（房）結節への影響

洞（房）結節の電気的興奮間隔	血漿電解質濃度
延長	ナトリウム（↓） カリウム　（↓） カルシウム（↑）
短縮	ナトリウム（↑） カリウム　（↑） カルシウム（↓）

↑：増加，↓：減少

●交感神経およびカテコールアミン〈アドレナリン（エピネフリン），ノルアドレナリン（ノルエピネフリン）〉は心拍数を増加させるように作用し，副交感神経およびアセチルコリンは心拍数を減少させるように作用します。

1回拍出量による調節

●1回拍出量に影響する要因としては，心筋の収縮力，心拍数，循環血液量および末梢血管抵抗などがあげられます。

- 心筋の収縮力は，心室の拡張期容積の増加，心拍数の増加，交感神経およびカテコールアミンの作用などによって増加します。

- 心拍数が低下して徐脈となった場合には，拡張期が延長して心室充満量が増加するために1回拍出量も増加します。

- 一方，心拍数が増加した場合には，拡張期が短縮するために1回拍出量は低下します。

- 拡張期における心室の血液充満に対する負荷を前負荷といい，循環血液量の増加などが前負荷を増強します。

- 前負荷が増強されると，1回拍出量が増加します。

- 心室から血液を拍出するときにかかる圧力を後負荷といい，末梢血管抵抗の増大や，心室の出口にある大動脈弁や肺動脈弁（前述）の狭窄などが後負荷を増強します。

- 後負荷が増強されると，1回拍出量は減少します。

3 血管

- 心臓から拍出される血液は全身を網羅する血管系の中を流れていますが，この血管系は，**動脈** artery，**静脈** vein および**毛細血管** blood capillary に分類されます。

(1) 血管の構造（図9-12）

動脈

- 動脈は，静脈に比較してその管壁が厚くて強靱で，伸縮性と弾性に富んでいます。断面はほぼ円形で，内腔には静脈にみられるような弁はありません。

- 動脈は，扁平な内皮細胞からなる薄い**内膜**，輪走する平滑筋と弾性線維に富んだ厚い**中膜**および血管壁外側を取り巻く結合組織からなる**外膜**の3層から形成されています。

静脈

- 静脈も，動脈と同様に3層から形成されていますが，中膜が薄くて筋組織や弾性線維は少なく，断面も平たく不整形を呈しています。

- 静脈内腔には，血液の逆流を防ぐ弁（**静脈弁** venous valve）があります。

毛細血管

- 毛細血管は，分岐した細動脈と細静脈を連絡している網状の血管で，直径約8～10μm程度の非常に細い血管です（赤血球が1列で通過できる程度の太さです）。

- 毛細血管内の血流速度は0.5mm/秒と非常に遅く，また，血管壁も1層の内皮細胞（ならびに，長い突起で血管を包む**周皮細胞** pericyte）で形成されています（図9-13）。

(2) 血管の役割

- 動脈，静脈および毛細血管は，それぞれ異なった役割をもっています。

大動脈と太い動脈（弾性血管）

- 大動脈やこれに続く太い動脈は，多量の弾性線維（1生体を構成する要素：3組織　参照）を含む厚い管壁をもっているために，**弾性血管** elastic vessel ともいわれます。

- これらの弾性血管の壁は，心臓の収縮に伴って血液が拍出されると伸展して，血管内に血液を貯めます。

- 一方，心臓の拡張に伴い心臓からの血液の拍出が途絶えると，血管壁のもつ弾性によって元の状態に

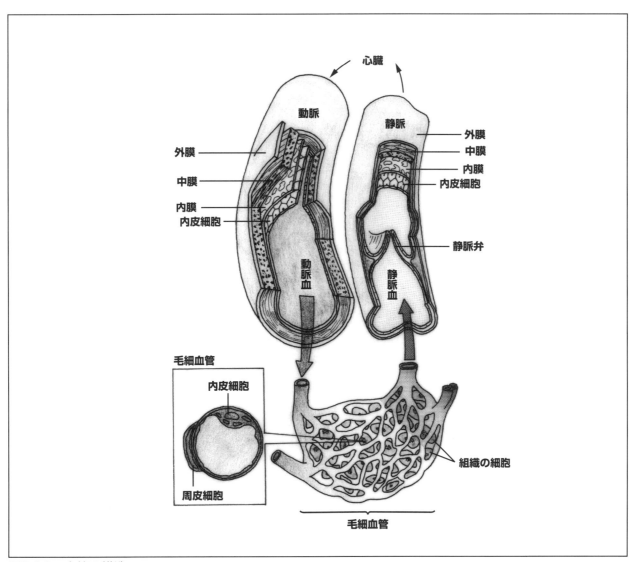

図9-12　血管の構造

戻りながら貯めた血液を末梢に送り出します。

●これらが連動して行われるために、弾性血管内の血液は連続した流れとなって末梢へと送られます。

●なお、この際に引き起こされる血管内圧の変化は、血管壁を伝わって末梢の動脈へ脈波として伝わっていきます。脈波は、股動脈などの体表に近い動脈において**脈拍** pulse として感知されます。

細動脈（抵抗血管）

●動脈は、末梢に向かうに従って細動脈へと移行するため、血管の太さに伴い血圧も次第に減少してい

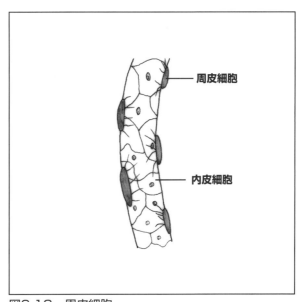

図9-13　周皮細胞

第9章　循環器系

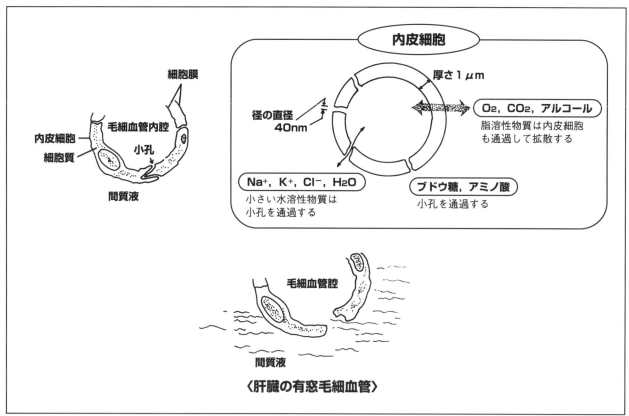

図9-14　毛細血管の拡散交換

きますが，ある程度の血圧を維持しなければ末梢へ向かう血流を確保することはできません。

●そのため，細動脈は平滑筋がよく発達した中膜と密に分布した血管収縮神経をもっていて，血管内径を自在に変えて血管抵抗を変化させ，血液流入量と血圧を調節することによって血流を確保しています（内径は約35μm，壁厚は約30μmです）。

●このような働きのために，細動脈は**抵抗血管** resistance vessel ともいわれています。

●細動脈はより細く分岐して，**メタ細動脈** metarteriole となり，やがて毛細血管へと分岐します。

毛細血管（交換血管）

●血液が生体内を循環する目的は，栄養と老廃物，酸素と二酸化炭素の交換に代表される物質交換ですが，この主体をなしているのが毛細血管です。

●毛細血管は，組織のすみずみまで網状に入り込み，血液と組織（周辺の間質液）間の物質の交換を行っています。

●そのため，毛細血管は**交換血管** exchange vessel ともいわれています。

●毛細血管は1層の内皮細胞から形成されていますが，ほとんどの組織では各内皮細胞間に（水で満たされた）**小孔** water-filled pore あるいは**間隙** cleft があります（内径は約1〜10μm，壁厚は約1μmです）。

●物質の交換は，濃度勾配に従って，これらの小孔や間隙を物質が拡散することによって行われています（**拡散交換** diffusional exchange）（図9-14）。

●これらの小孔を通過する物質としては，血漿電解

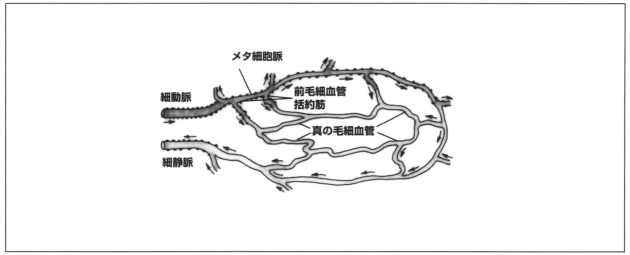

図9-15 前毛細血管括約筋

質，ブドウ糖，アミノ酸などがあげられます。

●一方，血液中の溶存酸素（11呼吸器系：4血液による酸素の運搬　参照），糖質，脂肪酸，アルコール，脂溶性ホルモンなどの脂溶性物質は，これらの小孔だけではなく毛細血管を形成する内皮細胞そのものを通過することも可能です。

●通常，内皮細胞間の小孔の面積は毛細血管壁の約1％程度のため，脂溶性物質に比較して水溶性物質の物質交換の効率は極めて低くなります。

●ところで，毛細血管と組織間では，血漿（間質液）の交換も行われています。

●通常，毛細血管の動脈寄りでは血漿の濾過，静脈寄りでは間質液の吸収が行われていますが，一般的には濾過量の方が過剰となります（16CV：〔2〕膠質浸透圧　参照）。

●そのため，毛細血管に吸収できない血漿（間質液）はリンパ系を通り，静脈に環流されています（10血液・リンパ系：3リンパ系　参照）。

毛細血管の活動と静止
●安静状態の組織では毛細血管の大半は圧平されていて，血液は細動脈にしか流れていません。

●しかし，組織が活動を開始して血流の増加が必要とされると，細動脈と毛細血管が拡張して全ての毛細血管で血流が再開されます。

●この血流の再開は，組織活動の結果産生される代謝産物の刺激によって，細動脈と毛細血管の分岐部に存在する**前毛細血管括約筋** precapillary sphincter が弛緩するためです（図9-15）。つまり，この前毛細血管括約筋は，細動脈から毛細血管に流れる血液量を調節する役目をもっています。

肝臓の毛細血管孔（図9-14）
●肝臓の毛細血管は**有窓毛細血管** fenestrated capillary ともいい，他の毛細血管と比較して大きな小孔があります（これらの小孔はアルブミンやグロブリンなどの血漿タンパクも通過可能な大きさです）。

●肝臓はタンパク質の合成や解毒を行っていますが（7栄養と代謝，8消化器系：3消化液　参照），これらの大きな小孔は，新しく合成されたタンパク質が血流に入ったり，血漿タンパクに結合した毒物などが肝臓から除去されるために都合のよいものです。

血液-脳関門
●肝臓の毛細血管とは逆に，非常に小さな小孔をもつ毛細血管が脳にあります。

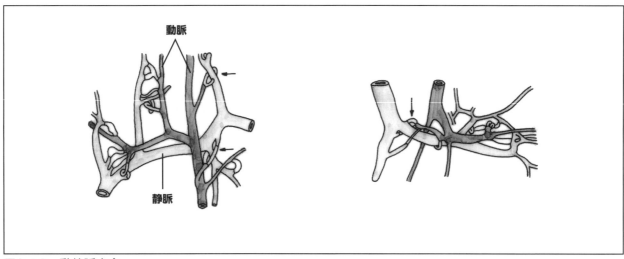

図9-16 動静脈吻合

- 脳の毛細血管の小孔は，水分子あるいは電解質しか通過できないほど小さく，さまざまな物質が脳組織に入り込んで脳の機能に影響することを防いでいます。

- この血液と脳組織との間の強固な障害を**血液-脳関門** blood-brain barrier といいます。

- ところで，脳の唯一のエネルギー源はブドウ糖ですが（7栄養と代謝　参照），ブドウ糖はこの血液-脳関門を通過できるほど小さくありません。

- そのため，脳の毛細血管内皮細胞にはブドウ糖のみを輸送する特殊な担体（1生体を構成する要素：2細胞　参照）があり，脳組織へブドウ糖を運搬しています。

静脈（容量血管）

- 静脈は，伸展性に富んだ薄い管壁をもっていて，容易に血管内腔を拡張することが可能です。

- そのため，血液を貯蔵することも静脈の重要な機能であると考えられています（静脈は，**容量血管** capacitance vessel または**貯蔵血管** reservoir vessel ともいわれています）。

動静脈吻合（図9-16）

- 一般に，動脈と静脈は毛細血管を介して連絡していますが，四肢，耳および鼻孔などの皮膚には動脈と静脈を直結する血管があります（**動静脈吻合** arteriovenous anastomosis）。

- これらの血管は壁が厚く，血管収縮神経が豊富に分布しています。

- 通常，動静脈吻合は閉じていますが，環境温度や体温が上昇した場合には開いて皮膚に多量の血液を環流させ，体熱を放出します。一方，環境温度が低下した場合には，動静脈吻合は閉じて皮膚からの熱損失を防ぎます（15体温の調節：2体温調節の仕組み　参照）。

4　血液循環の調節

- 身体の全組織には，必要な血液量が常に過不足なく供給されなければなりません。

- そのため生体内には，血液循環を調節する複雑な仕組みが全身的あるいは局所的に存在し，これらが協調することによって全身の血液循環を確保しています。

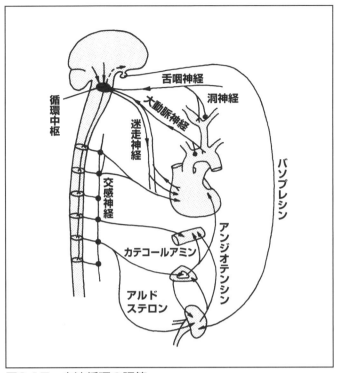

図9-17 血液循環の調節

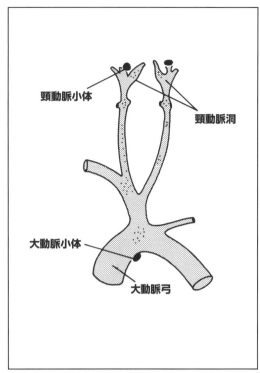

図9-18 圧受容器と化学受容器

●全身的な血液循環は，
　①血管運動による血液量および血圧の調節（前述）
　②心機能による血液量の増減の調節（前述）
　③腎臓などによる体液量と血漿浸透圧の調節（1生体を構成する要素，12泌尿器系：3尿生成の仕組み　参照）
によって行われています。

●これらは，自律神経系と内分泌系の調節によって二重に支配されていて，自律神経系は迅速な調節，内分泌系は緩徐な調節を行っています（**図9-17**）（4神経系，6内分泌系　参照）。

●なお，心臓，脳，肺，皮膚および骨格筋などの組織では，それぞれの代謝活動に応じたより緻密な調節の仕組みがあり，必要な血液量を確保しています（**局所循環**）。

（1）自律神経系による調節（図9-18）

●生体内には，血液循環の状態を感知する**圧受容器** baroreceptor や化学受容器という受容器があり，これらによって得られた情報が延髄の循環中枢に伝達されて，血液循環の調節が行われています。

●**頸動脈洞** carotid sinus や**大動脈弓** aortic arch にある高圧受容器は，血圧の上昇を感知して循環中枢へと伝達します。

●また，心房壁と肺内にある低圧受容器は，循環血圧量の増加を感知して循環中枢へと伝達します（高圧受容器と低圧受容器は，受容器の壁が伸展することで興奮する，容量受容器の一種です）。

●頸動脈と大動脈にある頸動脈小体および大動脈小体は，血液中の酸素分圧の低下および炭酸ガス分圧の上昇を感知して循環中枢へと伝達します（化学受容器）。これらの化学受容器は，低酸素症，出血，炭酸ガスの過剰などの血液中のガスが著明に変動した場合にのみ作動します（11呼吸器系：7肺換気量の調節　参照）。

●圧受容器および化学受容器からの情報は，循環中枢を経て血管および心臓を支配する中枢に伝達され

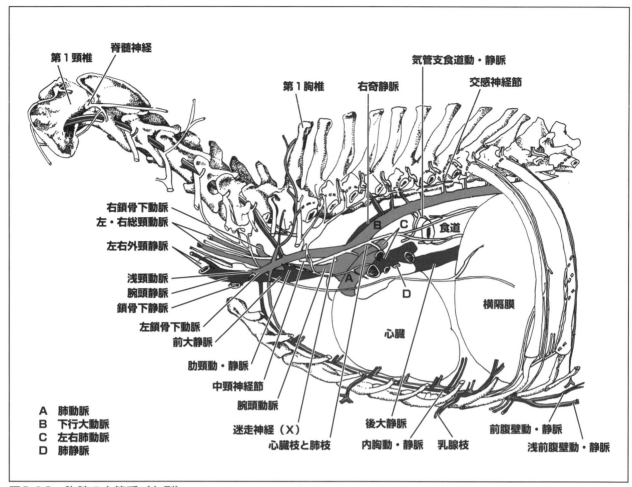

図9-19 胸腔の血管系（左側）

ます。

●これらの中枢からの命令は，血管および心臓に分布する自律神経を介してそれぞれの臓器に伝達されます（4神経系　参照）。

●なお，これらの受容器を介さない血液循環の仕組みもあり，低酸素症，高炭酸症，痛みおよび肺拡張などの刺激によっても血管運動中枢は直接刺激されて興奮します。

（2）内分泌系による調節（図9-17）

●血液循環の調節に関与するホルモンとしては，バソプレシン（抗利尿ホルモン），レニン-アンジオテンシン系，アルドステロンなどが知られています（6内分泌系　参照）。

5　主な動脈系

（1）小循環（肺循環）

●右心室から始まる**肺動脈**は，気管支分岐部で**右肺動脈**，**左肺動脈**に分岐して，それぞれ左右の肺へと入ります。

（2）大循環（体循環）

心臓からの動脈（図9-19）

●左心室大動脈弁から続く上行大動脈は，心膜腔を出るところで後背方向へ大きくカーブして**大動脈弓**を形成します。ここでは**腕頭動脈**と**左鎖骨下動脈**（頭首，肩，前肢に向かう動脈）が分岐しています。

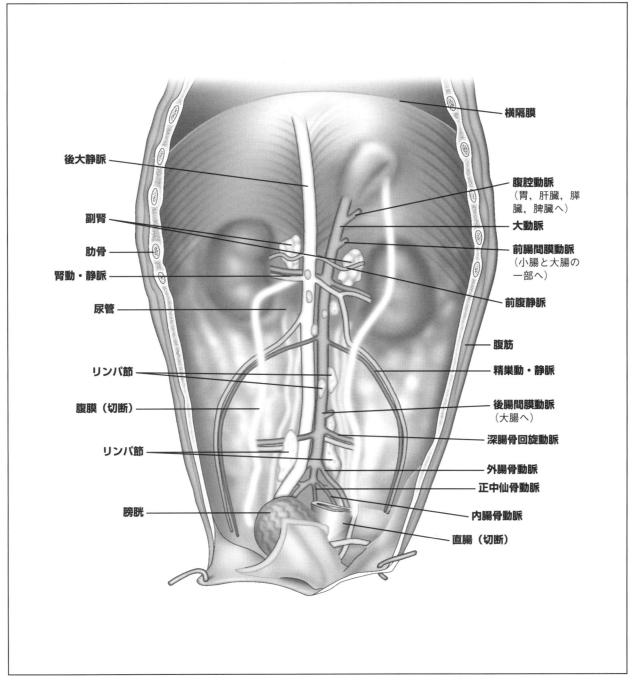

図9-20 大動・静脈から分岐する血管（腹腔）

その後大動脈弓は，胸腔内では**胸大動脈**，腹腔内では**腹大動脈**と名称を変えながら，ほぼ脊柱腹面にそって走行します。

大動脈から分岐する動脈（図9-20）

●イヌの場合，**胸大動脈**からは**肋間動脈**（肋間へ向かう動脈），**気管支動脈**（気管支へ向かう動脈）が，腹大動脈からは**腹腔動脈**（胃，肝臓，膵臓，脾臓へ向かう動脈），**前腸間膜動脈**（小腸と大腸の一部へ向かう動脈），**腎動脈**（腎臓へ向かう動脈），**精巣・卵巣動脈**（精巣・卵巣へ向かう動脈），**後腸間膜動脈**（大腸へと向かう動脈），**腰動脈**（腰部の筋肉へと向かう動脈），**内腸骨動脈**（骨盤腔内に存在する臓器へと向かう動脈），左右の**外腸骨動脈**（後肢へと向かう動脈）などが分岐しています。

第9章　循環器系　173

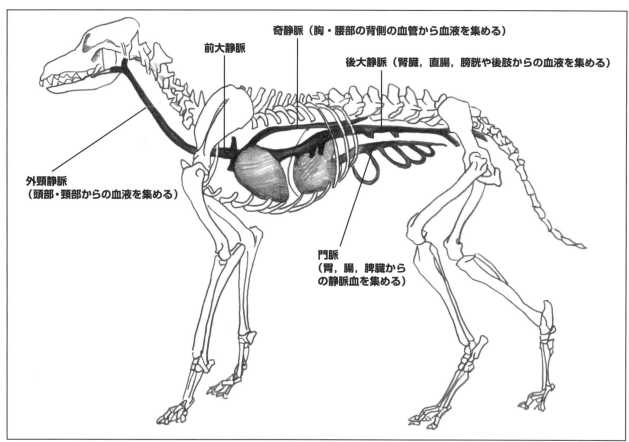

図9-21 主な静脈系（大循環）

6 主な静脈系

●通常，静脈は動脈より太く，動脈に伴走しています。しかし，皮膚に分布する静脈は，動脈の位置に関係なく皮下を走行しています（吻合肢で深部の血管と連絡しています）。

（1）小循環（肺循環）

●肺内で気管支や肺動脈に伴走する**肺静脈**は，肺門から肺を出て左心房へと至ります。肺静脈は，通常数本で，太さも異なります。

（2）大循環（体循環）（図9-21）

●大循環は，**前大静脈系，奇静脈系，後大静脈系，肝門脈系**の4つの循環系に大別されます。

前大静脈系

●頭，頸，胸部，前肢など，生体前半部の静脈が集められて右心房（静脈洞）に連絡する静脈系です。

奇静脈系

●脊椎や背側肋間に分布する静脈が集められて，右心房あるいは前大静脈に連絡する静脈系です。ヒトでは脊柱の左右両側に奇静脈が存在しますが，イヌやネコでは左側の奇静脈は退化して，**右奇静脈**のみが発達しています。

後大静脈系

●腹部（肝臓，腎臓など），腰部（骨盤腔内の臓器）および後肢など，生体後半部の静脈が集められて，右心房に連絡する静脈系です。なお，後肢からの血管は，左右の**腸骨静脈**が左右一対の**総腸骨静脈**とな

った後に集合し後大静脈へと連絡しています。

肝門脈系

● 胃，腸，脾臓などからの静脈は，**肝門脈***という血管を経て肝臓に入った後に，肝静脈を経て後大静脈へと注いでいます（肝門脈からの血液量は，肝臓に入る血液量の約4/5を占めています）。

● この静脈系を門脈系といい，門脈系は，腸管から吸収した栄養素などの物質をいったん肝臓へと運ぶためのものです。肝臓へ入った門脈血は，その後肝臓を出て後大静脈から右心房へと連絡します（8 消化器系：3 消化液　参照）。

*一次毛細血管叢と二次毛細血管叢をつなぐ1本あるいは数本の静脈で，特殊な役割をもつ血管叢を門脈といいます。一般的な血管では毛細血管叢を2回も形成しません。

7　冠状循環 (図9-4)

● 心臓は全身に血液を循環させるポンプの役割をもっていますが，小循環（肺循環）および大循環（体循環）だけでは，心臓そのものを養うに必要な血液を十分に行き渡らせることはできません。

● そのため，これらとは別に，心臓自身に血液を循環させる冠状循環という血液の流れがあります。

● 心臓自身に分布する血管は，**冠状動脈**および**冠状静脈**といいます（前述）。左右の冠状動脈は**上行大動脈**から分岐して左右に分かれ，心臓に分布します。

● また，冠状静脈は心臓に分布した静脈を集めて，右心房へ開口する**冠状静脈洞**（前述）を経て右心房へと戻ります。

8　胎児循環

● 子宮内の胎児は，空気から直接酸素を取り入れたり二酸化炭素を排泄することはできません。そのため，胎盤を介して母親の血液から間接的に酸素を取り入れたり二酸化炭素を排泄することを行っています（13生殖機能系：6 妊娠　参照）。

● 胎生期には**胎児循環** fetal circulation という循環系があり，胎盤でガス交換を行った血液を効率よく胎児組織へ循環させています（図9-22）。

● 胎生期では，大動脈を流れる血液の一部が臍動脈（出生後の膀胱円索）によって胎盤へと運ばれ，二酸化炭素や老廃物を母親側へと受け渡します。酸素と栄養素を受け取り動脈血となった血液は，臍静脈（出生後の肝円索）から門脈または静脈管を経て後大静脈へ連絡して右心房へと入ります。

● 胎生期には肺によるガス交換は行われないため，肺へ血液を貫流させる必要はそれほどありません。

● したがって，小循環（肺循環）を大循環（体循環）へバイパスする卵円孔（心房中隔に存在する孔で出生後の卵円窩），**動脈管** arterial duct（肺動脈と大動脈を連絡する血管：出生後の動脈管索）などがあります。

● 臍動脈および臍静脈は分娩によって断裂し，臍血管の収縮によって血流が停止します。卵円孔および動脈管は，肺呼吸を開始する際に生じる血管抵抗の変化によって閉鎖されます。

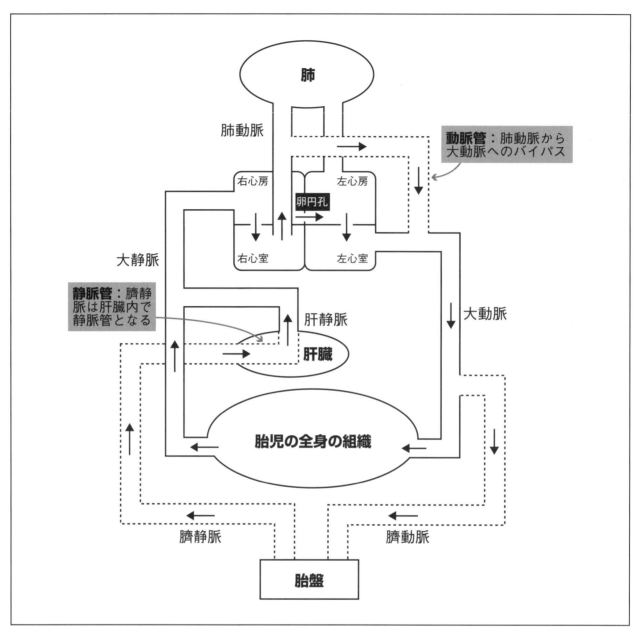

図9-22 胎児循環（模式略図）

第10章 血液・リンパ系

1 血液・リンパ系の役割と構造

●**血液** blood は，心臓血管系（9循環器系　参照）を循環する液体成分です。血液はさまざまな物質の運搬を行い，酸塩基平衡を保つとともに種々の生体防御機構にも関与しています。

●ところで，生体には心臓血管系のほかにも，**リンパ管系**という循環系があります。リンパ管系は，毛細血管から滲出した血漿の一部や，各組織からの過剰な間質液を集めて血流中へ戻しています。

●なお，このリンパ管系に連なる**脾臓，胸腺**および**リンパ節**を総合して**リンパ系** lymphatic system，リンパ系を循環する液体を**リンパ** lymph といいます。

●リンパ系は，生体防御機構である免疫機構に深く関与するとともに（後述），心臓血管系と深く関連し合いながら，生体内のホメオスタシスを保っています（1生体を構成する要素：4ホメオスタシス　参照）。

2 血液

●生体の約60％は体液という水分から構成されていて，そのうちの約20％を細胞外液（1生体を構成する要素：3組織　参照）が占めています。

●細胞外液のうち，組織間にあるものを間質液，血管内にあるものを**血漿** plasma といいます。この血漿に血球などの細胞成分が浮遊したものが**血液**です。

(1) 血漿（表10-1）

●通常，血漿は血液の約60％を占めています。血漿中には，水分のほかに電解質，タンパク質，溶存ガス，栄養素，老廃物，ホルモンなどといったさまざまな物質が含有されています。

電解質

●血漿中に含有されている電解質の多くはナトリウムイオン（Na^+）とクロールイオン（Cl^-）で，その他にもカリウムイオン（K^+），カルシウムイオン（Ca^{2+}），マグネシウムイオン（Mg^{2+}），重炭酸イオン（HCO_3^-）などが含有されています。

●血漿中の電解質は，浸透圧や酸塩基平衡の維持（1生体を構成する要素：4ホメオスタシス　参照），二酸化炭素の運搬（11呼吸器系：5血液による二酸化炭素の運搬　参照）などに関与しています。

タンパク質

●血漿中には，主に肝臓で産出されるタンパク質が約5〜7％含まれています。これらを**血漿タンパク（質）** plasma protein といい，大きく**アルブミン** albumin，**グロブリン** globulin および**フィブリノーゲン** fibrinogen に分類されます。

●アルブミンとグロブリンはさらに80種以上の成分に分けられ，それぞれ種々の機能を分担しています（表10-2）。

表10-1 血液の成分

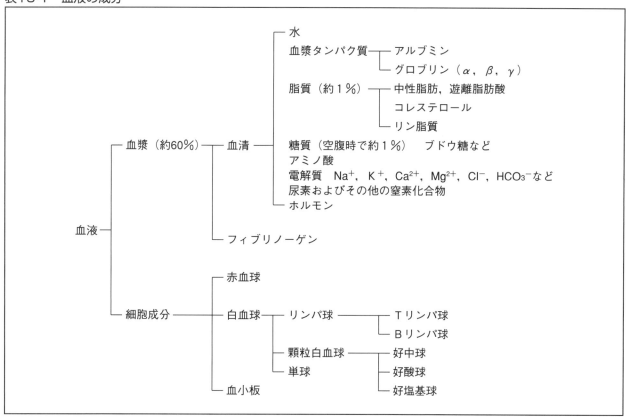

表10-2 アルブミンとグロブリンの役割

血漿タンパク質	役割
アルブミン	膠質浸透圧の維持 緩衝作用 栄養機能 担体作用
グロブリン	血液粘性の賦与 緩衝作用 担体作用（脂質，ステロイド，ビタミン）
γグロブリン	免疫機能

●フィブリノーゲンは，血液の凝固機能に重要な役割をもつ血漿タンパクです（後述）。血漿からフィブリノーゲンを除いた成分を**血清** serum といいます。

溶存ガス

●通常，血液100mℓで約20mℓの酸素が運搬されますが，そのほとんどは赤血球内のヘモグロビンと結合した状態で運搬されています。

●しかし，ごくわずか（約0.3mℓ）の酸素は，血漿中に溶解した状態で運搬されています。同様に，二酸化炭素もそのほとんどはヘモグロビンあるいは血漿タンパクと結合した状態で運搬されていますが，わずかの量が血漿中に溶解して運搬されています（11呼吸器系　参照）。

その他の成分

●血漿中に含有されている糖質，脂質およびアミノ酸などの栄養素は，生体内の各組織に運搬されて，エネルギー源や生体の構成成分として利用されます（7栄養と代謝：2中間代謝　参照）。また，尿素およびその他の窒素化合物は腎臓に運搬され，尿として体外へ排泄されます（12泌尿器系：3尿生成の仕組み　参照）。

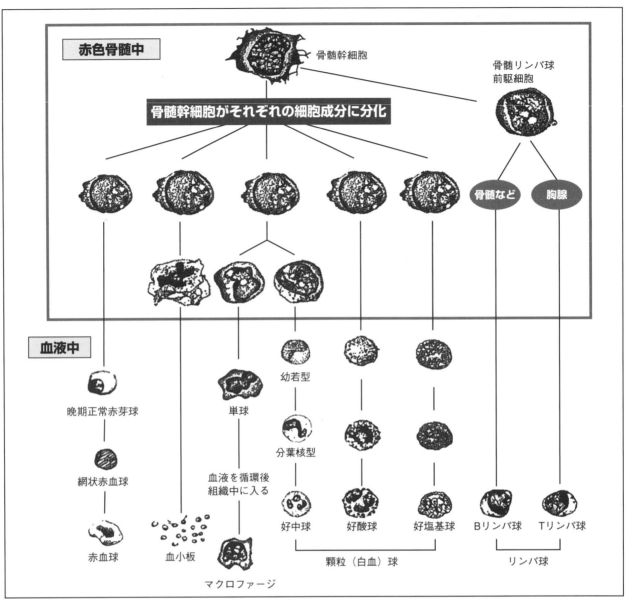

図10-1 血液細胞成分の分化発育

（2）細胞成分（図10-1）

● 正常な状態では，血液の約40％は**赤血球** erythrocyte, red blood cell, **白血球** leukocyte, white blood cell および**血小板** platelet から成る細胞成分で占められています。

●これらの細胞成分は，すべて**骨髄** bone marrow の**赤色骨髄** red marrow の細胞から分化発育します*。

*胎児期では，肝臓，脾臓においても造血が行われます。また，成獣でも骨髄組織が破壊されると骨髄以外の組織で造血が行われることがあります。

赤血球

●血液が赤色を呈しているのは，血液中の細部成分の大部分を，赤色の細胞である赤血球が占めているためです。

●赤血球は，無核でも中央がくぼんだ形をした細胞で，イヌで約120日間の寿命をもっています。

●赤血球は，複合タンパクの**ヘモグロビン** hemoglobin という物質を含み，酸素と結合する性質をもっていて，酸素を肺から各組織に運搬します。（図10-2）（11呼吸器系：4 血液による酸素の運搬

180　第10章　血液・リンパ系

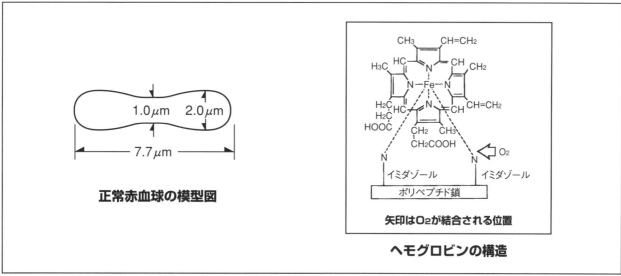

図10-2　ヒトの正常赤血球（模型図）とヘモグロビン
赤血球の主成分は複合タンパクのヘモグロビンです。ヘモグロビン分子は，上図のような鉄を含む色素ヘム1個と，タンパク質のグロビン1個からなるサブユニットが4個結合してできています。ヘム分子は酵素分子と可逆的に結合して酸素結合型ヘモグロビン（オキシヘモグロビン）となり，酸素の運搬を行います。赤血球の乾燥重量の90％はヘモグロビンで占められています。

表10-3　白血球の役割

白血球	役割
リンパ球	Tリンパ球とBリンパ球に分類され，それぞれ細胞性免疫，体液性免疫を担当します。
顆粒（白血）球：好中球	白血球の中で最も数が多く（約60％を占めます），特に著明な貪食能をもっています。盛んな遊走運動（アメーバ様運動）を行い，病原体や異物を貪食します。
：好酸球	ウサギを除き，その数は少なく（白血球数の0.5～1.0％程度），アレルギーや寄生虫感染などで増加します。貪食するには大きすぎる寄生虫を攻撃したり，抗原抗体複合体を貪食して免疫反応を助ける働きをします。
：好塩基球	アレルギー反応によって，ヒスタミンなどの炎症の媒介物質を放出します。組織内にある肥満細胞に類似しています。
単球	骨髄から血液に入り約72時間循環した後，組織に入ってマクロファージとなります。特に著明な貪食能をもち，病原体や異物を貪食します。

参照）。

●古くなった赤血球や異常な赤血球は，脾臓などで破壊されます。

白血球

●白血球は有核の細胞で，染色性の違いなどからリンパ球 lymphocyte，顆粒（白血）球 granulocyte（好中球 neutrophil，好酸球 eosinophil，好塩基球 basophil），単球 monocyte に分類されます。

●これらの白血球の寿命は3～5日間程度ですが，リンパ球の免疫記憶細胞は一生涯生存します。

●白血球は，赤血球とは異なり血管壁を自由に通過することが可能で，血管外ではアメーバ様運動を行って体内のさまざまな部位に遊走します。白血球は，その種類によって役割を分担して生体を防御しています（表10-3）。

血小板

●血小板は，直径2～4μmの無核の不定形の細胞

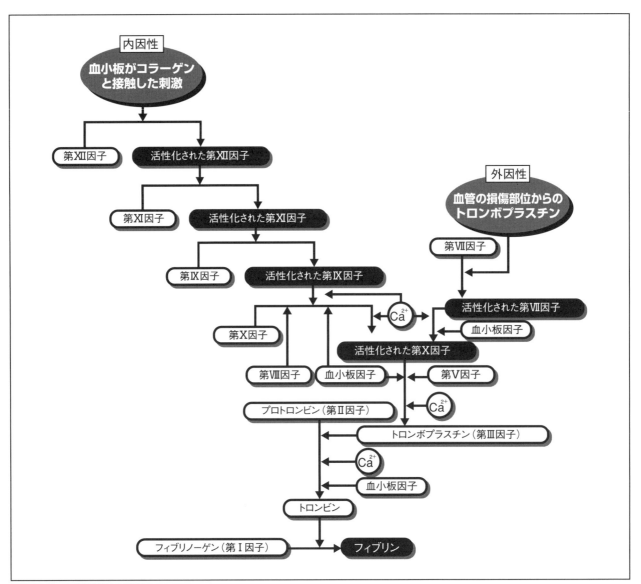

図10-3 血液凝固の機序

で，寿命は数日間といわれています。

●血小板は骨髄にある巨大細胞の細胞質がちぎれて生じたものですが，骨髄から遊走した血小板の約65～70%は循環血液中に，残りは主に脾臓に分布しています。

●血小板は，止血機能に重要な役割を演じています（後述）。

(3) 止血

●血管が損傷を受けて血液が血管外に流出すると，血管壁と血液に**止血** hemostasis という一連の反応が引き起こされて血液が凝固し，損傷部位が保護されます。止血は，以下の3つの段階から成立します。

①止血栓の形成

●損傷部位の血管が収縮するとともに，露出した血管壁のコラーゲンに血小板が粘着します。粘着した血小板からアデノシン2リン酸（7栄養と代謝：1栄養と代謝　参照）が放出され，これをエネルギー源としてさらに血流中の血小板が凝集し，一時的な**止血栓** hemostatic plug が形成されます[*]。

表10-4 血液凝固因子

因　子	
第Ⅰ因子	フィブリノーゲン
第Ⅱ因子	プロトロンビン
第Ⅲ因子	トロンボプラスチン（組織因子）
第Ⅳ因子	カルシウムイオン（Ca^{2+}）
第Ⅴ因子	不安定因子
第Ⅶ因子	安定因子，プロコンバーチン（SPCA）
第Ⅷ因子	抗血友病因子（AHF，AHG）
第Ⅸ因子	クリスマス因子（PTC）
第Ⅹ因子	スチュアート因子
第Ⅺ因子	PTA
第Ⅻ因子	ハーゲマン因子
第ⅩⅢ因子	フィブリン安定化因子

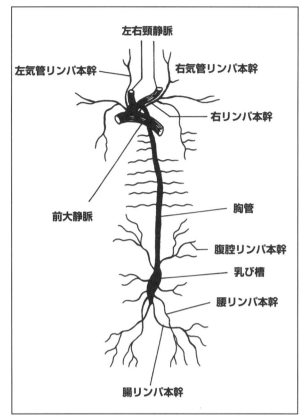

図10-4　リンパ循環（主要リンパ管の分布模式図）

②**血液凝固**

●止血栓は，さらに血漿中のフィブリノーゲン（前述）から変換された物質の**フィブリン**（**線維素**）fibrin によって固められて補強されます。

③**止血栓の除去**

●血管の損傷部位が修復されると，組織あるいは血液中にある**プラスミン** plasmin という酵素によって，止血栓のフィブリンが分解除去されます〈**線維素溶解**（**線溶**）　fibrinolysis〉。

*血栓　血管内で凝血塊が形成されることを血栓症 thrombosis といい，その際の凝血塊を血栓 thrombus といいます。血管外における血液の凝固とは異なり，身体内の血流を妨げる大きな原因となります。

（4）血液凝固（図10-3，表10-4）

●止血の際に引き起こされる血液凝固は非常に複雑な反応で，身体内のいくつもの因子が関与しています。

●しかし基本的には，血管組織の損傷部位から流出するトロンボプラスチンがカルシウムイオン（Ca^{2+}）の存在下で循環血液中のプロトロンビンに作用してトロンビンとなり，このトロンビンがフィブリノーゲンをフィブリンとする一連の過程と考えればよいでしょう。

●一方血管内では，循環血液が凝固するのを防いだり，形成された凝血を消滅させる仕組もあり，これらがバランスよく機能することによって循環血流を維持しています。

3　リンパ系

（1）リンパ管（図10-4）

●皮膚の表層，中枢神経系および骨格を除く全ての組織には，血管と同様に**リンパ管** lymphatic vessel という脈管系が存在しています。

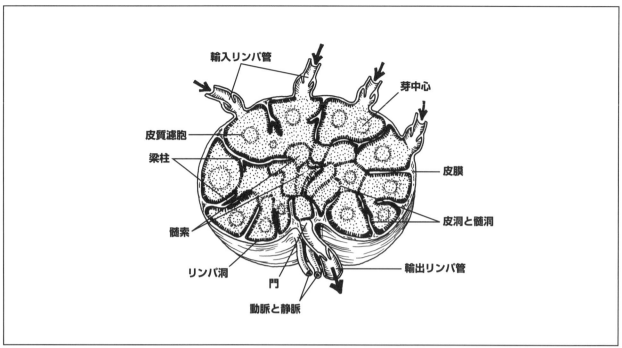

図10-5　リンパ節の構造

●リンパ管の末端（**毛細リンパ管** lymph capillary）は組織間にあって，毛細血管壁を通過した血漿や間質液の一部が入り，**リンパ循環** lymphatic circulation という流路を形成しています。

●リンパ循環に入った細胞外液を**リンパ**といいます。リンパは**リンパ漿** lymph plasma と細胞成分で構成されています。細胞成分は大部分がリンパ球であり，赤血球や好酸球がわずかに認められます。リンパ漿の成分は血漿のものに近いですが，血漿とは異なり，採取部位や採取時の生体の状況によって含有成分濃度が大きく変動します。また，凝固能力も認められません。

●リンパは，骨格筋の収縮などでリンパ管が圧迫されることによって少しずつ流されていきます。リンパ管のところどころには**弁** valve があって，リンパの逆流を防いでいます。

●毛細リンパ管は，集合リンパ管を経ながら次第に集合して太いリンパ管となり，最終的には右リンパ本幹や**胸管** thoracic duct から大循環の静脈系へと流入しています。

乳び槽

●最も大きいリンパ管は胸管ですが，胸管には，**乳び槽** chylocyst という拡大した部分があります。乳び槽内のリンパは乳状に白濁しています（**乳び** chyle）。

●これは，小腸で消化された脂肪がカイロミクロンとなって小腸絨毛内のリンパ管へ入り，腸リンパ管を経て乳び槽へと注いでいることによるものです（7 栄養と代謝，8 消化器系　参照）。

（2）リンパ節（図10-5〜7）

●リンパ管の所々には，**リンパ節** lymph node という扁平の器官が散在しています。リンパ節は，通常，局所的に集団を形成していますが，単独の場合もあります。

●リンパ節は腎臓に似た外形で，やや凹状の部位を**門** hilus といいます。門からは，リンパ節の栄養血管および1〜2本の**輸出リンパ管** efferent lymphatic vessel が出ています。

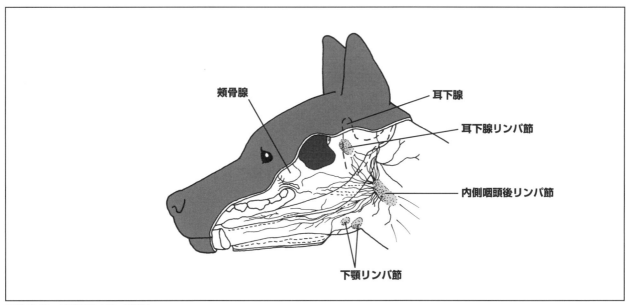

図10-6　頭部のリンパ節

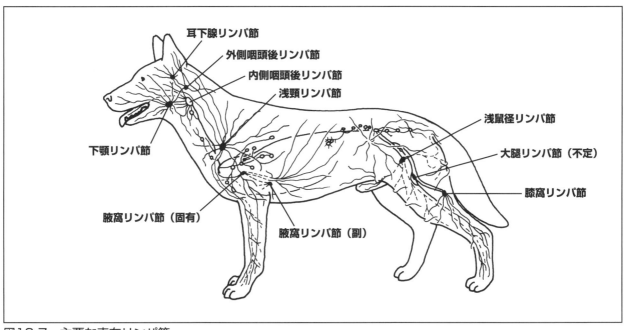

図10-7　主要な表在リンパ節

●リンパ節の凸状の部位には，数本の**輸入リンパ管** afferent lymphatic vessel が入っています。

●リンパ節内部は，非常に細かい網目状の構造を呈していて（リンパ組織），これを，ところどころで被膜が内部に入り込んで形成する梁柱で支えています。

●リンパ組織は，リンパ中の有害物質を濾過しています。さらに，リンパ組織中には多くのリンパ球が分布しています。これらのリンパ球は，リンパ中の特定の抗原刺激によって増殖したり，抗体の産生を行ったりします（後述）。

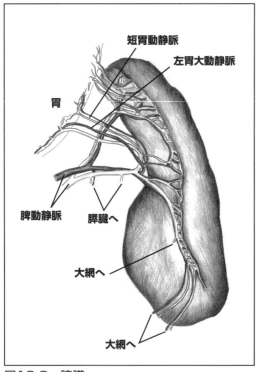

図10-8　脾臓

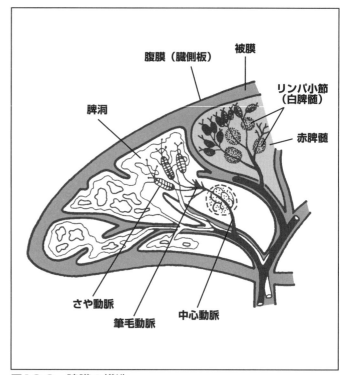

図10-9　脾臓の構造

（3）リンパ性器官

●リンパ節内部にみられるようなリンパ組織は，**脾臓** spleen と**胸腺** thymus でもみることができます。これらをリンパ性器官といいます。リンパ性器官には，脾臓や胸腺のほか，リンパ節，パイエル板*，扁桃，虫垂，脊髄が含まれます。

*パイエル板　小腸（回腸）壁内側の粘膜にある，数cm以下の楕円形をした部分で，その内部にはリンパ小節が多数存在する。

脾臓（図10-8・9）

●脾臓は，胃の大弯にほぼ並行して位置する扁平で長い臓器です。脾臓の内部では，被膜が内部に入り込んで形成する**脾柱** trabecula が互いに吻合して網状を形成し，脾臓の組織を支えています。

●脾臓の被膜や脾柱には平滑筋細胞（3 筋肉系：2 筋肉の基本構造　参照）が含まれていて，内臓神経などによって収縮します。脾柱の間を占める組織を**脾髄** pulp といい，リンパ組織を含む**白脾髄** white pulp と赤血球に富む**赤脾髄** red pulp に分かれています。

●脾臓の役割は，およそ以下のように分類されます。

①血球の産生

●白脾髄でリンパ球を産生します。産生されたリンパ球は赤脾髄へ移行して血液中へと入ります。胎生期には赤血球も産生しています。

②赤血球の破壊

●老化した赤血球は，脾臓の網状構造で濾過されて，マクロファージ（後述）によって貪食されて処理されます。破壊されたヘモグロビンから鉄を回収する働きもあります。

③免疫機能（異物の除去）

●生体内に侵入した細菌や異物をマクロファージが貪食して除去します。また，リンパ節と同様に，リンパ球による免疫機構によって生体防御に関与しています（後述）。

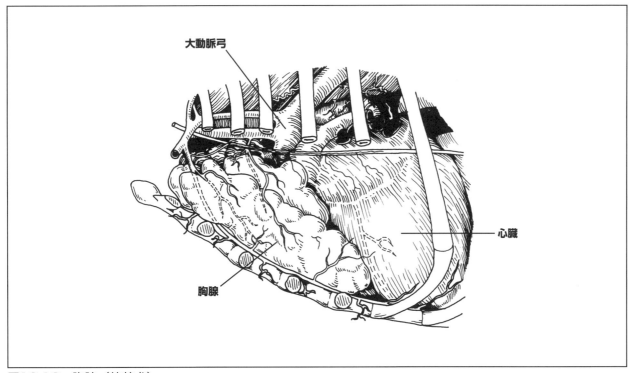

図10-10 胸腺（幼若犬）

④血液の貯蔵

●赤脾髄には血液を蓄えることが可能で，これによって循環血液量を調節しています。ヒトではそれほど多くの血液は蓄えられていませんが，イヌやネコなどでは大量の血液が蓄えられています。ネコでは，全血液量の1/6も蓄えることが可能だといわれています。

胸腺（図10-10）

●胸腺は，胸腔の前腹部にあります。出生後2〜3ヶ月は急速に発達しますが，それ以後は徐々に退縮して脂肪組織に置き換わります。

●内部は**皮質** cortex と**髄質** medulla に分けられていて，皮質はリンパ組織から形成されています。

●リンパ組織ではT細胞（Tリンパ球）が分化・成熟します（後述）。髄質には**胸腺小体**（ハッサル小体 Hassall's corpuscle）という特有の組織が散在していますが，この組織の機能は不明です。

4　生体防御の仕組み

●生体は，1つの生命体として秩序ある状態を維持しています。したがって，もし生体内に微生物や化学物質などの異物が侵入した場合には，これらを排除して生体内の秩序を維持する必要があります。

●生体は，皮膚や粘膜によって外界と生体内を隔て，生体内の秩序を保ったり，粘液中の酵素や消化液によって生体に侵入しようとする異物を排除していますが，異物がこれらの障壁を超えて侵入した場合，生体はこれらを"非自己"である**抗原** antigen として認識し，排除する機構をもっています。

●この機能を司っているのが免疫機構で，これには白血球とリンパ系が大きく関与しています。

●免疫機構は大きく2つに分類されます。つまり，抗原に対して無差別に排除しようとする**非特異的防御機構**と，それぞれの抗原を認識して特異的に反応する**特異的防御機構**の2つです。

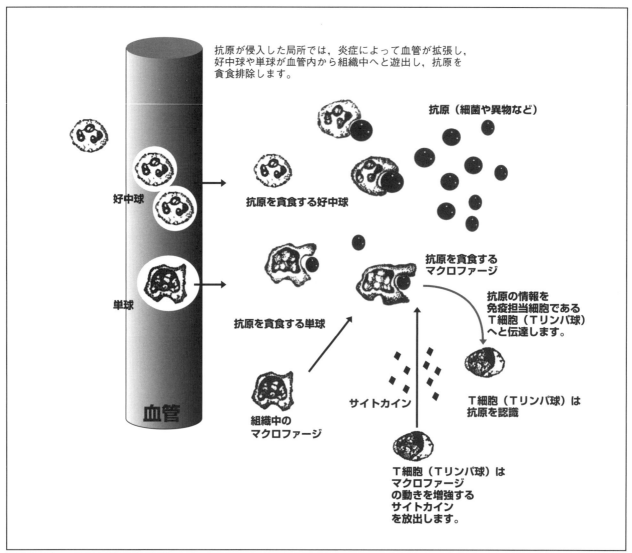

図10-11　非特異的防御機構

（1）非特異的防御機構（図10-11）

●非特異的防御機構には，**好中球，単球**および**マクロファージ** macrophage が関与しています。

●これらは抗原を無差別に攻撃しますが，抗原を記憶することはできません。通常，好中球および単球は末梢血管内に分布しています。

●抗原が生体内に侵入すると，好中球および単球は血管内から組織へと遊出して抗原を貪食し，排除します。

●単球は，血液中を循環した後，さまざまな組織中に入ってマクロファージに転化します。マクロファージは，抗原の情報を免疫担当細胞（Tリンパ球）（後述）へと伝達する役割ももっています。

（2）特異的防御機構（図10-12）

●特異的防御機構は目的の抗原のみを攻撃する免疫機構で，これには**リンパ球**が関与しています。

●リンパ球には，**T細胞** T cell（**Tリンパ球** T lymphocyte）と**B細胞** B cell（**Bリンパ球** B lymphocyte）の2種類があり，それぞれ**細胞性免疫系** cell-mediated immunity および**体液性免疫系** humoral immunity というシステムを担当していま

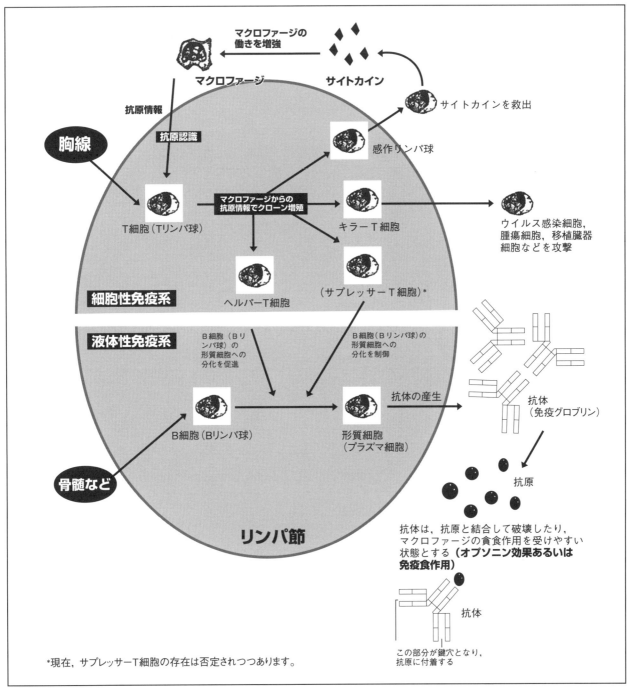

図10-12 特異的防御機構

●この2つのシステムはそれぞれ単独ではなく，両者が複雑に関係しながら生体内の免疫機構を支えています。

細胞性免疫系

●胸腺で分化・成熟したT細胞（Tリンパ球）は，マクロファージから得た抗原の情報から，その抗原に特異的に反応してさまざまな役割を行うT細胞（Tリンパ球）のクローン集団を産生します。

●増殖したT細胞の中には，**キラーT細胞** killer Tcell（**細胞傷害性T細胞** cytotoxic T lymphocyte）や，**ナチュラルキラーT細胞** natural killer Tcell という細胞に分化するものがあります。これらの細胞は，腫瘍細胞，ウイルスの感染した細胞，移植によ

第10章 血液・リンパ系　189

る細胞などを非特異的に溶解します。

●また，**ヘルパーT細胞** helper T cell という細胞に分化したものは，B細胞（Bリンパ球）の抗体産生を促進し，**レギュラトリーT細胞（制御性T細胞** regulatory T cell）に分化したものは，他のT細胞（Tリンパ球）の働きを制御して，免疫機構のバランスを取っています。

●マクロファージからの情報によって抗原情報に感作したT細胞（Tリンパ球）は，**サイトカイン** cytokine* という物質を放出します。サイトカインはマクロファージの働きを増強させる作用をもっています。

*生体の防御に関連して，主に白血球の産出する抗体以外のタンパク性活性物質をサイトカインといいます。サイトカインは，これらの細胞間の伝達物質として作用していると考えられています。インターロイキンやインターフェロンもサイトカインの一種です。

体液性免疫系

●骨髄で産生されるB細胞（Bリンパ球）は，ヘルパーT細胞の指示で**形質細胞（プラズマ細胞** plasma cell）へと分化します。この細胞は，抗原の情報から特定の抗原に反応する**抗体** antibody（**免疫グロブリン** immunoglobulin；IgG, IgM, IgA, IgEほか）を産生します。

●これらの抗体は，抗原と結合して破壊したり，抗原表面に付着してマクロファージの貪食作用を受けやすい状態にします（**オプソニン効果** opsonization あるいは免疫食作用）。

●また，血液中の**補体** complement というタンパク質（酵素の一種）を活性化します。補体は，好中球が抗原へ遊走することを助けたり，細胞性免疫系の貪食作用を増強します。

第11章 呼吸器系

1 呼吸器系の役割と構造

（1）呼吸器系の役割

●ヒトや動物は，生体内に取り入れた糖質，脂質（脂肪）およびタンパク質などの栄養素を代謝することによって，生命活動に必要なエネルギーを産生しています（7 栄養と代謝　参照）。

●しかしこれらの活動には酸素（O_2）が必要なため，生体はO_2を体外（空気中）から常時取り入れなければなりません。

●さらに，栄養素が代謝される際には二酸化炭素（CO_2）が産生されるため，生体は不要となったCO_2を常時体外（空気中）へ排泄する必要があります。

●**呼吸器系** respiratory system はこれらの役割を担う器官系で，O_2を体内に取り入れ，CO_2を体外へ排泄する"**ガス交換** gas exchange"を行っています。

●なお，**呼吸** respiration とは，

①外界から生体内にO_2を取り入れる。
②実際にO_2を利用して栄養素を代謝する個々の細胞へ，O_2を運搬する。
③細胞がO_2を消費代謝して，CO_2を産生する。
④CO_2を外界へ排泄する。

の全過程をいいますが，呼吸器系はこのうち①と④の部分を担当しています。

●また，厳密には細胞内でO_2を消費して代謝を行う過程を**内呼吸** internal respiration，外界と生体（細胞間）のO_2およびCO_2のガス交換の過程を**外呼吸** external respiration として区別しますが，ここでは外呼吸についてのみ述べます。

（2）呼吸器系の構造（図11-1）

●呼吸器系は，空気の通路である**気道** air passage（**鼻** nose，**鼻腔** nasal cavity，**咽頭** pharynx，**喉頭** larynx，**気管** trachea および**気管支** bronchi）と，実際に呼吸を行う**肺** lung から形成されています。

鼻

●気道の入り口の鼻には**外鼻孔** nostrils があり，ここから鼻腔内に空気が取り入れられます。

●鼻表面には被毛が無く，溝（人中）で分離されて鼻紋という細かいヒダがあります。ウシではこのヒダを，ヒトの指紋のように個体の識別に利用することがあります。

鼻腔（図11-2）

●外鼻孔から入った空気は，鼻腔という通路から咽頭へと通過していきます。鼻腔は，**鼻中隔** nasal septum によって正中で左右に分けられ，さらに吻側部の鼻腔前庭と固有鼻腔に分けられています。

●固有鼻腔には，骨性の基質を鼻粘膜が覆ったいくつかの**鼻甲介** nasal concha という渦巻き状の構造物があります。この鼻甲介によっていくつかの**鼻道** nasal meatus が形成され，空気はこれらの鼻道を通

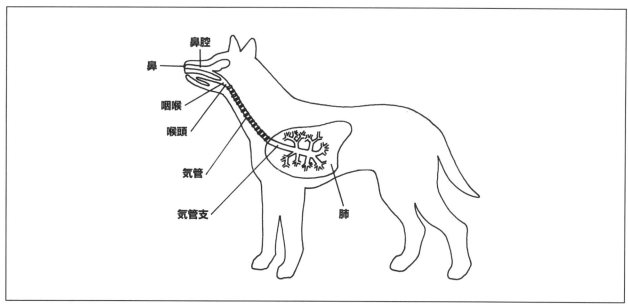

図11-1　呼吸器系

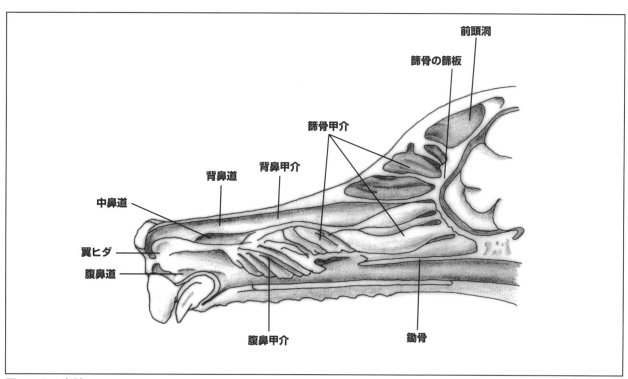

図11-2　鼻腔

って咽頭へと至ります。

●空気は鼻甲介の間隙を通過する間に暖まり湿っていきます。また，鼻甲介の表面には，多数の鼻腺と豊富な血管が分布していて，空気と一緒に侵入した異物などを鼻腺からの分泌物によって包み，これらが気道の奥へ侵入することを阻止しています。

●さらに，鼻腔後部にある**篩骨甲介** ethmoturbinals という部分には嗅細胞が多数分布していて，嗅覚の受容器となっています（5感覚器：6嗅覚　参照）。

第11章　呼吸器系　**193**

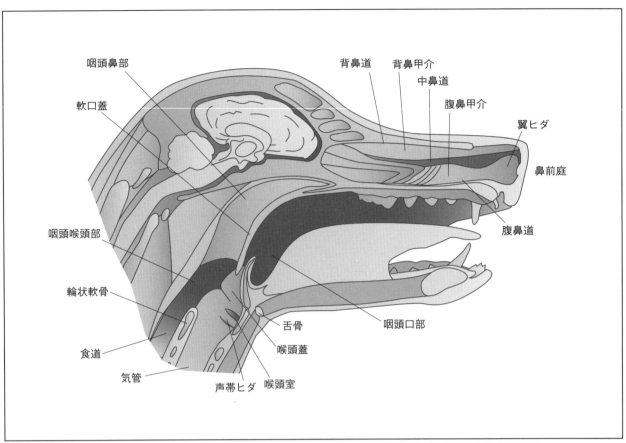

図11-3 咽頭と喉頭（呼吸時）

●鼻腔の周囲には，鼻腔と交通するいくつかの**副鼻腔** paranasal sinuses という空洞があります。

●副鼻腔表面は，鼻腔同様鼻粘膜に覆われています。副鼻腔は頭蓋を軽くしたり外部からの衝撃を緩衝する役割をもっているといわれていますが，その詳細についてはわかっていません。

咽頭（図11-3）

●咽頭は，鼻腔，口腔および喉頭が交差する部位にあり，鼻部，口部および喉頭部に分けられています。

喉頭（図11-4・5）

●喉頭は，咽頭と気管の間にある**喉頭軟骨** laryngeal cartilages を基礎とする箱形の器官で，**喉頭蓋軟骨** epiglottic cartilage，**甲状軟骨** thyroid cartilage，**輪状軟骨** cricoid cartilage および**披裂軟骨** arytenoid cartilage などから形成されています。

●尖った三角形を呈した喉頭蓋軟骨の前縁を，**喉頭蓋** epiglottis といいます。

●喉頭蓋は，嚥下の際に後方へ反転して喉頭口を閉鎖し，食物が気管に流入するのを防止します（図8-5）。

●また，喉頭内腔は喉頭腔といい，喉頭腔の左右の壁には発声に関係する室ヒダ（前庭ヒダ）および**声帯ヒダ** vocal fold があります。

●左右の声帯ヒダの狭い間隙（**声門裂** glottic cleft）および声帯ヒダを合わせて**声門** glottis といい，強い呼気の流れによって振動し発声させます。

気管および気管支（図11-6・7）

●管状の器官である気管や気管支の壁には，U字型

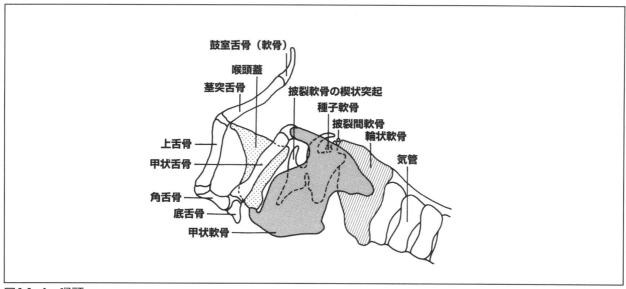

図11-4 喉頭

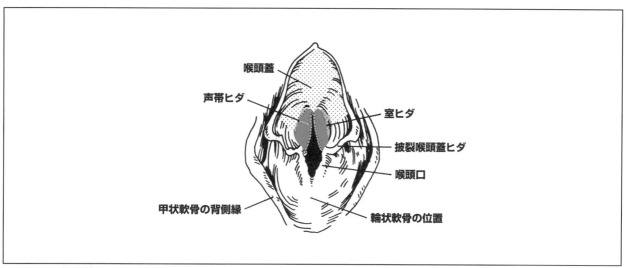

図11-5 喉頭蓋

をした軟骨（気管軟骨 tracheal cartilages および気管支軟骨 bronchial cartilages）が連続して並んでいて，軟骨を欠く背側には線維性の横走する気管筋と結合組織によって橋渡しされています（軟骨と気管筋によって形成される輪を気管輪といいます）。

●これらの気管輪は，縦走する線維性の弾性組織の帯（**気管輪状靱帯** annular ligaments of trachea）によっても縦方向にそれぞれ結合されているため，気管および気管支は屈曲性をもっています。

●気管は，身体の正中線上を喉頭から**気管分岐部** bifurcation of trachea まで走り，ここで左右2本の気管支に分岐しています。

●左右に分岐した気管支は，さらに各肺葉（後述）ごとに分岐して**葉気管支** lobar bronchi となります。

●葉気管支は，肺内に入るとさらに**区（域）気管支** segmental bronchi という気管支となり，軟骨を失いながらいくつもの分岐を繰り返して細くなり，最終的には**肺胞管** alveolar ducts，**肺胞嚢** alveolar sacs および**肺胞** pulmonary alveoli を形成する**呼吸細気管支** respiratory bronchioles となります（ヒト

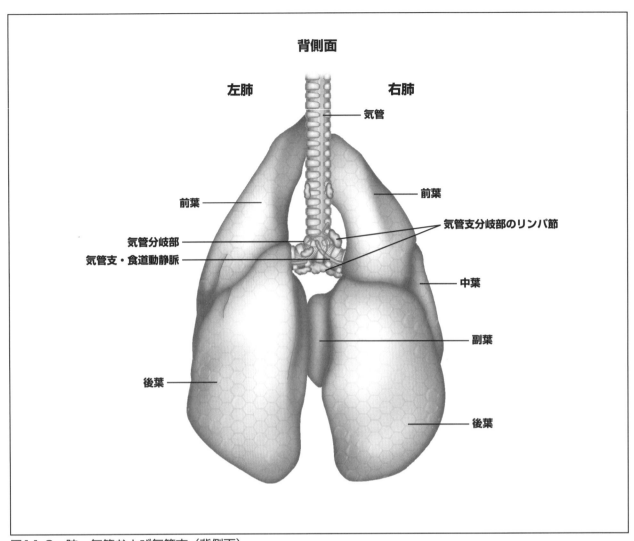

図11-6 肺，気管および気管支（背側面）

の肺胞は，約3億個あるといわれています）。

●肺胞では，呼吸器系の本来の役割である空気と血液間のO_2およびCO_2の交換（ガス交換）が行われています。

●なお，気管の分岐の様子は樹木の枝の分岐のようにみえることから，気管枝樹ともいわれています。

肺（図11-6・8）

●肺は**胸腔** thoracic cavity 内にあって，**縦隔** mediastinum* を挟んで左右に分かれ，さらにそれぞれいくつかの葉に分かれています（イヌやネコでは，左側は前葉前部および後部，後葉の3葉，右側は前葉，中葉，後葉および副葉の4葉に分かれています）。

●肺は，次々と分岐した気管支，その末端にある肺胞，肺胞をガス交換のために取り囲む血管，結合組織，肺の栄養血管および肺全体を覆う被膜の**肺胸膜** pulmonary pleura（胸膜臓側板）などから形成されています。

●肺胸膜は，肺に気管支や血管が出入りする**肺門** hilus of lung という部位で反転し，縦隔，**胸郭** thorax** や**横隔膜** diaphragm（後述）を覆う壁側胸膜（胸膜壁側板）となります。

●肺胸膜と壁側胸膜の間隙を胸膜腔といい，通常，

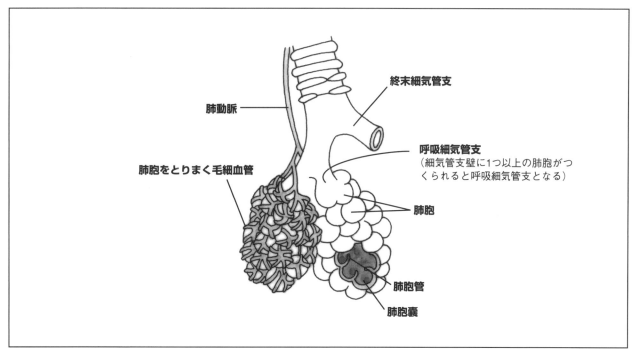

図11-7　呼吸気管支

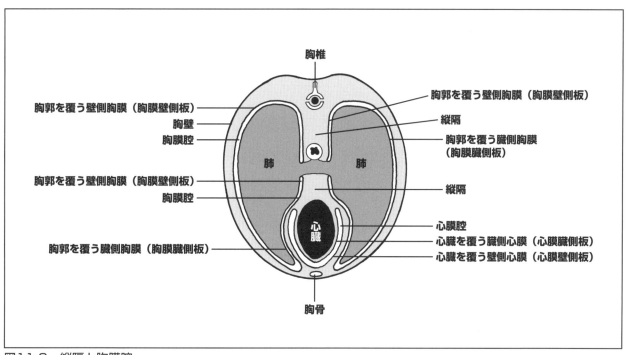

図11-8　縦隔と胸膜腔

少量の漿液が含まれる真空となっています（正常状態では，胸膜腔はつぶれて"腔"の状態にはなっていませんが，何らかの異常が生じてガスや液体が貯留した場合には"腔"として存在し，肺の拡張を妨げます）。

*縦隔　胸腺，心臓，大動脈，気管，食道，迷走神経および他の神経と脈管を包む左右胸膜嚢間の仕切りで，この縦隔によって胸腔は正中で左右に分けられています。
**胸郭　胸腔を囲む骨格で，背側の胸椎，側壁の肋骨および腹側の胸骨によって構成されています。

第11章　呼吸器系

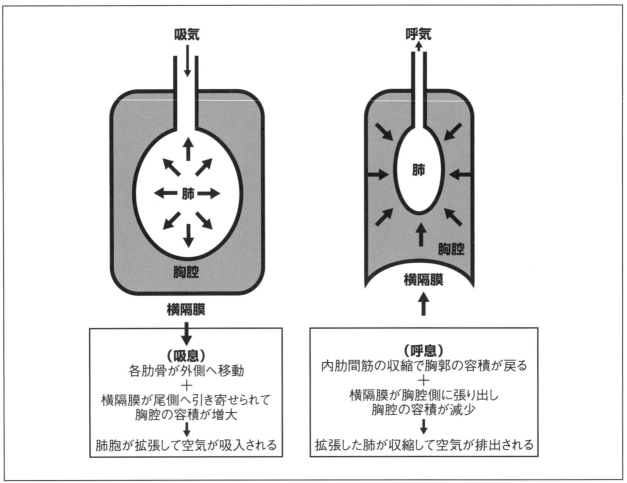

図11-9 呼吸筋による換気の仕組み

2 換気の仕組み

●はじめに述べましたが，呼吸の目的はO_2を体内へ取り入れて生体を構成する細胞に供給し，細胞の産生するCO_2を体外（空気中）へ排泄することです。

●この過程において，肺への空気の出し入れ，つまり，換気を繰り返し行うことを**呼吸運動** respiratory movement といい，息を吸うことを"**吸息** inspiration"，息を吐き出すことを"**呼息** expiration"といいます。

●ところで，この呼吸運動は，肺が膨らんだり縮んだりすることによって行われていますが，肺自身には自ら膨らんだり縮んだりする機能はありません。

●肺が膨らんだり縮んだりするのは，肺を囲む胸郭に付随する筋肉と，肺の後方にある横隔膜の収縮運動（図3-9）によるものであり，これらが胸腔容積の増減を引き起こすことによって，肺の容積が変化し，換気が行われています（図11-9）。

（1）吸息（図11-10）

●吸息に大きく関与しているのは，胸郭を構成している肋骨の間に張られた外肋間筋と横隔膜です。外肋間筋は，各肋骨の後縁から後腹方向に走り，次の肋骨前縁に終わっています。

●延髄にある呼吸中枢から吸息の指令が伝達されると，外肋間筋は収縮します。外肋間筋が収縮すると，各筋肉の後方に位置する肋骨は外側へと移動するため，胸郭内の容積が増大します。

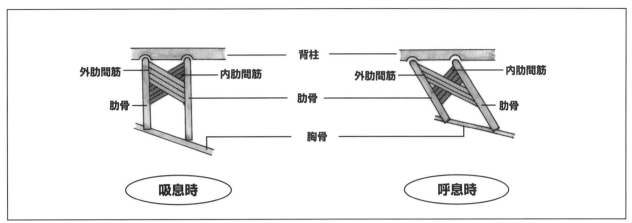

図11-10 呼吸運動における肋間筋の働き（模式図）
吸息時および呼息時によって胸郭内の容積が増減する。

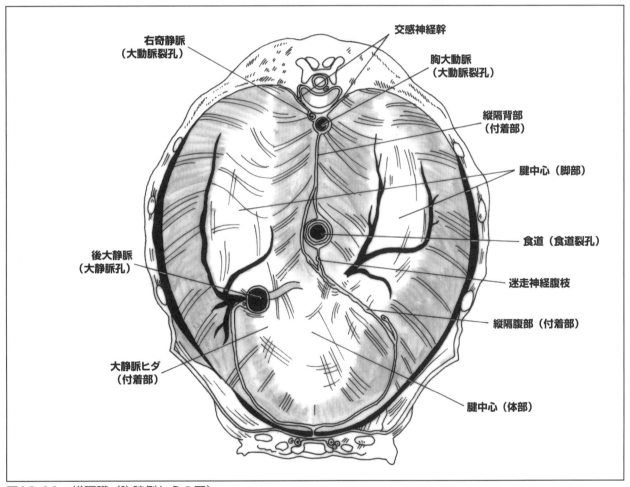

図11-11 横隔膜（胸腔側からの図）
横隔膜には，食道裂孔，大動脈裂孔，大静脈孔という孔が開いています。これらは胸腔から腹腔へ貫通する器官の通り道となっていて，食道裂孔は食道および迷走神経幹および食道の血管，大動脈裂孔は大動脈，奇静脈，胸管および交感神経，大静脈孔は後大静脈が貫通しています。

●胸腔と腹腔を区別する筋性の膜の横隔膜は，前面は胸膜，後面は腹膜で覆われていて，**食道裂孔** esophageal hiatus，**大動脈裂孔** aortic hiatus および **大静脈孔** vena caval foramen という孔が開いています（図11-11）。

第11章 呼吸器系 **199**

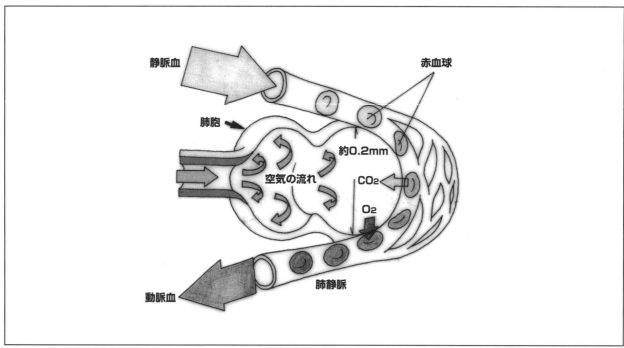

図11-12 肺胞におけるガス交換

●横隔膜は胸腔に向かってドーム状に張り出しています。

●吸息時，横隔膜を形成する筋肉は収縮します。その結果，横隔膜のドームは尾側に引き寄せられて胸郭内の容積が増大します。

●このように，吸息時には外肋間筋と横隔膜の収縮によって胸郭内の容積は増大するために，胸（膜）腔の内圧が減少することになり，肺は外気に圧されて拡張し，空気が吸入されます（**吸気**）。

●吸息では肺胞が膨らんで，肺胞の内圧が大気圧より低くなったときに，空気が流れ込みます。

（2）呼息（図11-10）

●一方呼息時には，収縮した横隔膜と外肋間筋が弛緩するとともに肋骨の間に張られた内肋間筋が収縮します。

●内肋間筋は，外肋間筋とほぼ直角に横断するように各肋骨間を前腹方向に走っています。内肋間筋が収縮すると，増大した胸郭内の容積がもとに戻ります。そのため，胸（膜）腔内圧もまた，戻ることになります。

●胸腔内圧が戻ると，拡張していた肺は自身の弾性のために収縮し，その結果，空気が吐き出されます（**呼気**）。

3 ガス交換

（1）肺胞におけるガス交換（図11-12）

●空気は，O_2，CO_2，窒素（N）および水蒸気などが混合したガスです。このような混合ガスを構成する各成分は，濃度に比例する**分圧** partial pressure という圧力をもっています。

●混合ガスは，構成している各成分の分圧を常に一定にしようとする性質をもっています*。そのため，異なる構成成分の混合ガスが出会うと，互いに成分の交換を行って，構成成分および分圧を一定にしようとします。

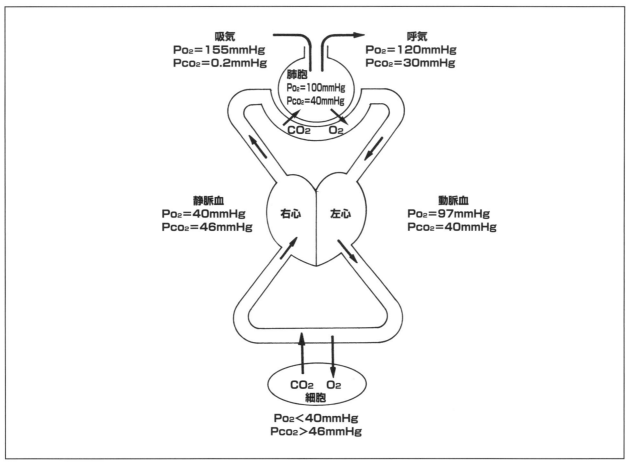

図11-13 酸素分圧と二酸化炭素分圧（ヒト）
注）P_{O_2}は酸素分圧，P_{CO_2}は二酸化炭素分圧を表す。

●肺胞におけるガス交換は，混合ガスである空気のこの性質を利用して行われています。

●O_2を多く含む空気は吸息によって肺胞内に取り入れられ，肺胞壁および毛細血管壁を隔てて，肺胞壁を取り巻く毛細血管内の静脈血と接触します**。

●静脈血中には，肺胞内と比較して高分圧のCO_2と低分圧のO_2が存在しています。

●そのため，静脈血と肺胞内の空気との間で分圧の高い方から低い方へとガス交換が生じます。

●つまり，CO_2は静脈血中と比較して低分圧の肺胞内へと拡散し，O_2は肺胞内と比較して低分圧の血液中へと拡散します（図11-13）。

●この結果，肺胞を取り巻く毛細血管内を流れる血液は静脈血から動脈血へと変わります（9 循環器系：1 循環器系の役割と構造　参照）。

●動脈血となった血液は，肺静脈を経ていったん左心房へ戻った後に，左心室から全身への組織へと運ばれていきます***。

*分圧は，その混合ガスがもつ全圧力（全圧 total pressure）を各成分濃度の割合で比例配分した値となる性質があります。なお，全圧は海抜０ｍにおける空気であれば760mmHg＝１気圧となります。mmHgは気体の圧力を示す単位です。
**血液は空気に接触すると凝固する性質があるために，肺胞内の空気と肺胞を取り巻く毛細血管内の血液は，直接接触することはありません。しかし，肺胞壁は0.1～0.2μm（１μm＝1/1,000mm），毛細血管壁も0.1μmと非常に薄くなっていて，至近距離で空気と血液がガス交換を行えるようになっています。
***細胞内で行われる内呼吸においても同様の仕組みでガス交換が行われています。

第11章　呼吸器系

4　血液による酸素の運搬

● ガス交換によって血液中へと拡散したO_2の一部は，血漿中に物理的に溶解した溶存酸素として存在します。

● しかし，O_2は血漿に対して低溶解性のために，溶存しているO_2量だけでは全身の組織が必要とするO_2量の全てを運搬することはできません（溶存O_2量は血液中全O_2量のわずか1.5％程度しかありません）。

● O_2運搬の役割の大部分を担っているのは，赤血球中の**ヘモグロビン**（Hb）という物質です。

● ヘモグロビンは，鉄1分子をもつ色素ヘム heme 1個とタンパク質グロビン1個からなるサブユニット4個が結合した物質で，分子量は68,000あります。ヘモグロビンによるO_2の運搬は，ヘムのもつ鉄とO_2が結合することによって行われていますが，その結合率は血液のいくつかの条件によって左右されることが知られています。

酸素分圧との関係（図11-14）

● ヘモグロビンとO_2との結合率は，血液の酸素分圧（P_{O_2}）に大きく左右されます。

● 血液のP_{O_2}が上昇すると，ヘモグロビンとO_2との結合率は上昇し，P_{O_2}が低下すると結合率は低下します。

● ヘモグロビンとO_2との結合率は，P_{O_2}の変化には比例していないため，P_{O_2}が上昇するほどO_2との結合率の上昇は鈍化して比例しなくなります。

● そのため，肺胞内（100mmHg）のようにP_{O_2}が非常に高い部位では，それ以上にP_{O_2}を上昇させたとしても，血液中のO_2含有量はそれほど増加しません。

● 一方，P_{O_2}が低下するほど（特に40mmHg以下になるほど），ヘモグロビンとO_2との結合率は低下していきます。

● これは，P_{O_2}の低い組織においては，わずかのP_{O_2}の低下によってもヘモグロビンに結合していたO_2が大量に解離放出されるということを意味しています。

● ヘモグロビンとO_2との結合率が血液のP_{O_2}に左右されるということは，組織にO_2を供給するうえで非常に都合のよい仕組みなのです。

● P_{O_2}と，O_2と結合するヘモグロビン量の変化との関係をグラフにしたものを**酸素解離曲線** oxygen-hemoglobin dissociation curve といい，ゆるいS字型をしたグラフとして表されます。

pHとの関係

● また，ヘモグロビンとO_2との結合率は，血液のpHによっても左右されます。血液のpHが低下すると，同じP_{O_2}の場合でもヘモグロビンとO_2との結合率は低下し，結合していたO_2はより多く解離放出されます。

● 代謝が盛んでO_2をより多く必要とする組織では，P_{O_2}だけではなくpHもまた低下しています。

● pHの低下によってヘモグロビンとO_2の結合率が低下するということも，O_2を必要とする組織において，O_2をより多く解離放出するために都合のよい仕組みなのです。

温度との関係

● さらに，ヘモグロビンとO_2の結合率は，血液の温度によっても左右されます。血液の温度が上昇すると，ヘモグロビンとO_2との結合率は低下し，温度が低下すると結合率は上昇します。

● 代謝が盛んな組織では温度が上昇しているために，ヘモグロビンとO_2との結合率は低下し，より多くのO_2が解離放出されます。

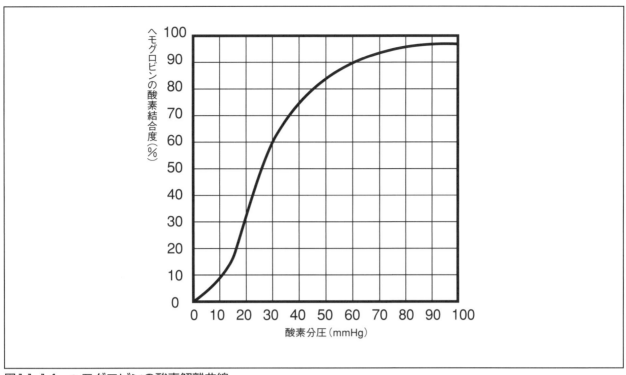

図11-14　ヘモグロビンの酸素解離曲線

5　血液による二酸化炭素の運搬

● 血液によって運搬されたO_2を用いて組織が栄養素を代謝すると，CO_2が産生されます。

● そのため，生体は不要となったCO_2を常時体外（空気中）へ排泄する必要があります。

● これらのCO_2もまた血液によって肺へと運搬されますが，O_2とは異なった方法によって行われています（図11-15）。

● 一方，肺胞は外気によって血液の温度が低下しているために，ヘモグロビンとO_2との結合率は上昇し，より多くのO_2がヘモグロビンと結合して組織に運搬されていくことになります。

● ヘモグロビンとO_2との結合率が血液の温度に左右されるということも，組織にO_2を供給するうえで非常に都合のよい仕組みなのです。

● 組織で産生されたCO_2は，まず血漿中に物理的に溶解します。CO_2の血漿中への溶解度はO_2に比較して約20倍と高いため，CO_2は比較的容易に血漿中に溶解することが可能です。

● 血漿中に溶解したCO_2のごく一部は，O_2と同様にそのまま溶存CO_2として存在しますが，大部分は拡散した血漿中や赤血球内でさまざまな反応を受けることになります。

● まず，血漿中のCO_2の一部は，速やかに水（H_2O）と反応して炭酸（H_2CO_3）となり，さらに水素イオン（H^+）と重炭酸イオン（HCO_3^-）に解離します*。

$$CO_2 + H_2O \rightleftarrows H_2CO_3 \rightleftarrows H^+ + HCO_3^-$$

● 炭酸から解離したH^+は，血漿タンパクによって中和され，HCO_3^-はそのままの形で血漿中に入って肺へと運搬されます。

● 血漿中から赤血球に入ったCO_2も，速やかに水と反応してH_2CO_3となり，H^+とHCO_3^-に解離します*。

第11章　呼吸器系

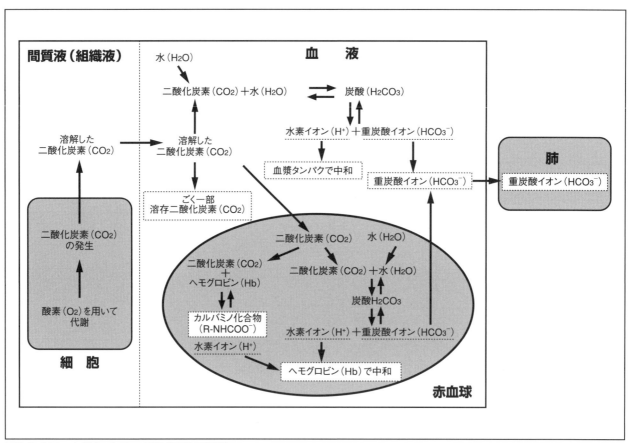

図11-15　血液による二酸化炭素の運搬

● H⁺はヘモグロビンによって強力に中和され，HCO₃⁻は濃度勾配に従って血漿中へと拡散していきます。

●さらに，血漿中のCO₂の一部は，主に赤血球内のヘモグロビンのアミノ基と結合して**カルバミノ化合物** carbamino compound という物質となります。

$$CO_2 + R\text{-}NH_2 \rightarrow R\text{-}NHCOO^- + H^+$$
二酸化炭素　タンパク　カルバミノ化合物　水素イオン

●このように，CO₂の約67%はHCO₃⁻として，約25%はカルバミノ化合物として，残りのごく一部は溶存CO₂として血液中を運搬されるのです。

●CO₂の受けるこれらの反応は全て可逆的であり，二酸化炭素分圧（Pco₂）の低い部位では反応は逆方向に進行します。

$$H^+ + R\text{-}NHCOO^- \rightarrow R\text{-}NH_2 + CO_2$$

●つまり，Pco₂の低い肺胞では，HCO₃⁻やカルバミノ化合物からCO₂が生成される反応が進行することになるわけです。

●生成されたCO₂は，肺胞から外気へと排出されます。

●これらの反応は，ホメオスタシスに大きく関連しています（1生体を構成する要素：4ホメオスタシス　参照）。

*この反応は，炭酸脱水酵素の存在下で行われますが，炭酸脱水酵素は血漿中にはほとんど存在せず，むしろ赤血球内に豊富に存在しています。したがって，$CO_2+H_2O \rightleftarrows H_2CO_3 \rightleftarrows H^+ + HCO_3^-$の反応は血漿中では非常にゆっくりと，赤血球内では急速に進行します。

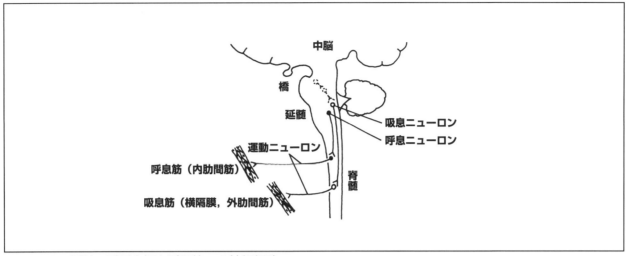

図11-16 延髄の呼吸中枢と呼吸筋への神経経路

6　呼吸の周期性

●無意識状態では，呼吸は吸気と呼気を周期的に繰り返していますが，これらは呼吸筋（胸郭に付随する筋肉と横隔膜）（前述）が周期的に収縮することによって生じます。

●呼吸筋の収縮を支配している中枢は延髄および橋にあります（4神経系：5中枢神経系　参照）。

●延髄にある**呼吸中枢** respiratory center には，吸息筋を支配する運動ニューロンにインパルスを送る吸息ニューロンと，呼息筋を支配する運動ニューロンにインパルスを送る呼息ニューロンがあります（図11-16）。

●吸息ニューロンは，心臓の洞（房）結節と同様に自動的に周期的興奮を繰り返す性質をもっているために，呼吸の自動性および周期性は基本的には吸息ニューロンによるものであると考えられています。

●しかし，延髄の吸息ニューロンは，橋にある**呼吸調節中枢** pneumotaxic center と肺にある伸展受容器からの迷走神経支配も受けています。

●橋にある呼吸調節中枢は，吸息および呼息ニューロンの両方を含んでいます。この中枢の機能の詳細については未だに不明ですが，吸息と呼息の切り替えに関与していると考えられています。

●一方，肺の伸展受容器は，吸息によって肺がある程度まで伸展すると興奮し，それ以上に肺が膨らまないように吸気を抑制するインパルスを迷走神経を介して吸息ニューロンに伝達します。

●動物やヒトの小児では，この迷走神経を介する調節が，吸気と呼気の切り替わりをスムーズにしていると考えられています（この調節を**ヘリング-ブロイヤー反射** Hering-Breuer reflex といいます）。

7　肺換気量の調節

●呼吸運動は，通常規則的な周期で行われますが，呼吸の周期や深さは必ずしも一定していません。

●これは，生体内には血液中のO_2およびP_{CO_2}を感知して，必要な換気量に調節する仕組みがあるからです。

化学受容器

● 血液（動脈血）中のPo$_2$（Pco$_2$, pH）を感知する末梢の化学受容器が，頸動脈と大動脈弓付近にあります。これらをそれぞれ，頸動脈小体および大動脈小体といいます。それらの受容器は特にPo$_2$に敏感で，血液中のPo$_2$の低下を感知して興奮します。従って，酸素の受容器があるといえます（9 循環器系：4 血液循環の調節　参照）。

● これらが興奮すると，受容器から呼吸中枢に伝達されるインパルスが増大し，呼吸中枢は刺激されて換気量が増加します。

● この受容器は，生命に危険が伴うほどのO$_2$不足やCO$_2$濃度の上昇などがみられる場合にも興奮し，換気量の調節を行います。

● また，呼吸中枢近くには延髄化学受容器 medullary chemoreceptorがあり，日常的な換気量の調節を行っています。

● この化学受容器は，特にPco$_2$の変化に敏感に反応します。つまり，血液中のPco$_2$の上昇によって興奮し，Pco$_2$の上昇にほぼ比例して換気量を増大させることが可能です。従って，二酸化炭素の受容器であるといえます。

● なお，血液中のCO$_2$濃度が極度に上昇すると（**高炭酸症** hypercapnia），中枢神経系全体に対して麻酔作用をおよぼすことになり，そのため呼吸中枢の活動も低下して，昏睡から死にいたることがあります（**CO$_2$麻酔** CO$_2$ narcosis）。

● また，脳疾患などで中枢神経系に障害を受けた場合，呼吸の周期性に異常を呈することがあります。

● 例えば，チェーン・ストークス呼吸 Cheyne-Stokes respiration（交代性無呼吸）の場合，呼吸を抑制している神経経路（前述）が脳疾患などで遮断される結果，過換気を引き起こして動脈血のPco$_2$が低下し，呼吸は停止します。その間に動脈血のPco$_2$が正常値まで上昇するため，呼吸は再開しますが，再び過換気を引き起こして，呼吸停止が繰り返されることになるのです。

第12章 泌尿器系

1 泌尿器系の役割と構造

（1）泌尿器系の役割

●生体を構成する細胞は，全て体液（細胞外液）に浸っている状態にあります。細胞は，自らが生きていく上で必要な酸素や栄養素の全てを細胞外液から得ていますし，自らの老廃物も細胞外液中に排出しています。

●細胞の行う生命活動は，全て細胞外液を介して行われているといっても過言ではありません。

●したがって，細胞が正常に機能するためには，細胞外液を一定の条件に維持する必要があります。

●神経系，内分泌系とともに，この役割を行っているのが**泌尿器系** urinary system です。泌尿器系は，血液を濾過して老廃物を生体外へ排泄するとともに，pH，浸透圧などの調節を行って，生体のホメオスタシスに大きな役割を果たしています（1生体を構成する要素：4ホメオスタシス　参照）。

●また，余分な体液を排泄することで，血液を血管全体に拍出するポンプとしての心臓の負担が過大になることも防いでいます（9循環器系　参照）。

（2）泌尿器系の構造（図12-1）

●泌尿器系は，**腎臓** kidney，**尿管** ureter，**膀胱** urinary bladder および**尿道** urethra から形成されています。

腎臓（図12-2）

●腎臓は，脊柱を挟んで左右一対で，ほぼ腹腔腰部に位置しています。腎臓の位置は，動物種によって多少異なります[*]。

●イヌやネコの腎臓はソラマメ型をしていて，脊柱側の内縁には**腎門** hilum of kidney というくぼみがあります。

●腎門からは，腎臓の生成した尿を膀胱へ導く尿管と，腎臓の血管，リンパ管および神経が出入りしています。

●腎臓の内側は，腎門に続く空洞の**腎洞** renal sinus と，本来の腎臓の機能である**尿** urine の生成を行っている腎実質の2つの部分に分かれています。

[*]多くの場合，左右の腎臓が一直線上に並ぶことはありません。ブタを除くほとんどの動物種では左側の腎臓が後方にずれています。また，ウシ，ヒツジなどの反芻動物では左側の腎臓は定着性をもたない遊走腎です。これは，第一胃の容積の変化が影響していると考えられます。

腎洞（図12-3）

●腎洞には，腎門から入った尿管がロート状に広がった**腎盤（腎盂）** renal pelvis という嚢状の構造物があります。

●腎盤は，腎実質で生成された尿を受け取って尿管へと導くために，尿を受け取りやすい形をしています。

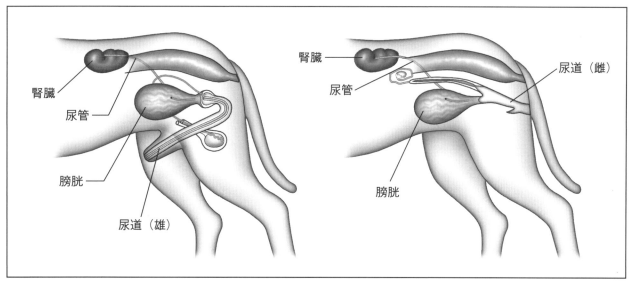

図12-1 泌尿器系

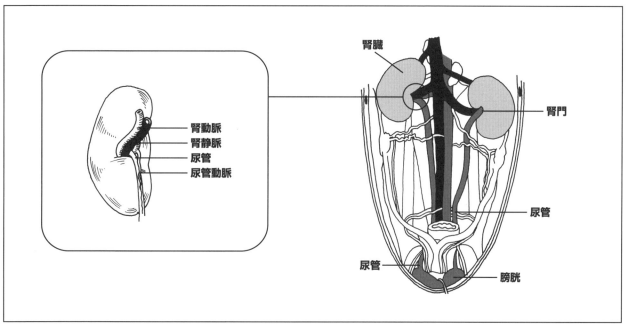

図12-2 腎臓と尿管

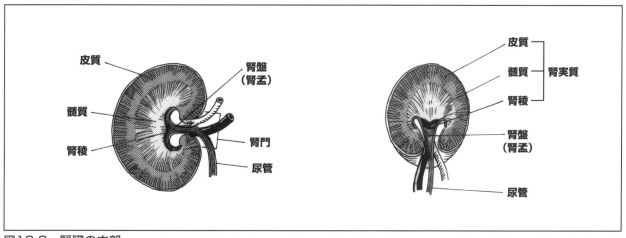

図12-3 腎臓の内部
正中を水平に切った背側面（左）と横断面（右）。

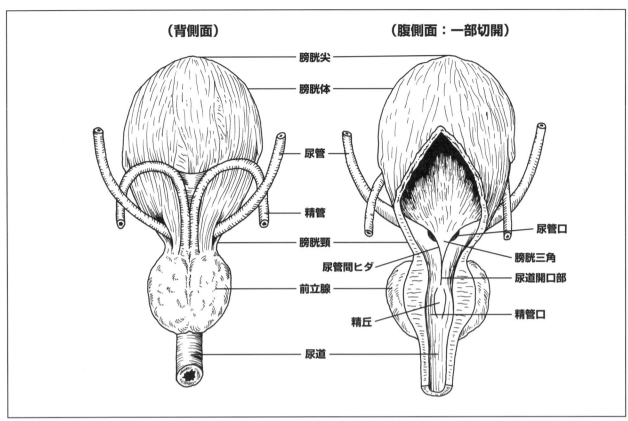

図12-4 膀胱（オス）

腎実質（図12-3）

●腎実質は，内層の**髄質** renal medulla と外層の**皮質** renal cortex から形成されています。

●髄質および皮質には，両者にまたがって**ネフロン** nephron（**腎単位**）（後述）と，血管およびネフロンが生成した尿を**腎稜** renal crest（動物種によって形状が異なるため，その名称もまた異なります）まで導く導管があります。

●髄質の腎盤側を腎稜といい，腎盤がロート状になっているのに合わせて凸状を呈しています。

●腎稜には，腎実質で生成された尿の出口が開口しています。腎盤と腎稜は，腎稜からの尿を腎盤で受け取って尿管へと導くうえで，都合のよい形をしています。

尿管（図12-2・3）

●尿管は，腎盤から始まり，腎門から腎臓の外側へ出て膀胱へと入る管状の器官です。

●尿管は，腎臓実質の生成した尿を腎盤で受け取って，膀胱へと導いています。

膀胱（図12-2・4）

●膀胱は，腎臓の生成した尿を一時的に貯留しておくための伸縮性に富んだ袋状の器官です。

●尿の貯留がない時には，膀胱は収縮しているので壁は厚く，骨盤腔内に位置しています。膀胱内に尿が貯留して膀胱が拡張するに従って，壁も薄くなり，腹腔内に突出するようになります。

●膀胱の頭側端を**膀胱尖**（**膀胱頂**）apex of bladder，膀胱尖に続く丸い部分を**膀胱体** body of bladder，

体部に続く細い部分を**膀胱頸** neck of bladder といいます。

●膀胱頸は，**内尿道口** internal urethral orifice を経て尿道へと続いています。

●膀胱の内側には，背側壁に尿管の開口部（**尿管口** ureteric orifice）が一対あります。

●この一対の尿管口と尿道開口部を結ぶ三角形の領域を**膀胱三角** trigone of urinary bladder といいます。膀胱が収縮すると，膀胱の内壁は無数のヒダに覆われますが，膀胱三角の部位だけは平滑のままです。

尿道（図12-4）

●尿道は，内尿道口から始まり，体外への出口の外尿道口まで続く管状の器官で，膀胱に貯留した尿を体外へと導いています。

●オスの尿道は，メスに比較して長くなっています。

●**外尿道口** external urethral orifice は，オスでは陰茎先端，メスでは腟前庭に開口しています。

2　腎実質の微細構造

●腎臓で実際に尿の生成を行っているのは腎実質の部分ですが，この腎実質は，**ネフロン**（**腎単位**）という構造物の集合体です。

●つまり，ネフロンは腎臓の構造的機能単位で，尿生成はこれらのいくつものネフロン1個1個が行っています（ネフロンは，1つの腎臓内にヒトでは80～200万個，イヌでは40万個，ネコでは20～30万個存在するといわれています）。

(1) 腎臓の血管系（図12-5, 6）

●尿は血液から生成されます。そのため，尿生成をスムーズに行うには血液を効率よく腎臓へ送る必要があります。

●腎臓の輸入血管の腎動脈は，腎臓の大きさに比較して非常に太く，そのうえ体内でも最も太い血管の1つである腹大動脈から分岐しています。

●腎動脈は数本に分岐して腎門付近から腎実質へと入ったのち，皮質と髄質の間を弓状に走り（**弓状動脈**），そこから皮質に向けてほぼ直角にいくつも分岐します（**小葉間動脈**）。

●小葉間動脈は，ほぼ一定の間隔でさらにいくつもに分岐して細動脈となります。この細動脈が，腎臓の構造的機能単位であるネフロンの**輸入細動脈** afferent arteriole となります。

●輸入細動脈は，ネフロンに入ると**糸球体** glomerulus を形成します。糸球体は，輸入細動脈が約50本の毛細血管に分岐して糸玉状の塊を作ったものです。

●糸球体を形成した毛細血管は，ネフロンを出ると再び集合して**輸出細動脈** efferent arteriole となります（糸球体で尿生成のための血液濾過が行われるので，輸出細動脈は輸入細動脈と比較して細くなっています：後述）。

●輸出細動脈となった血管は，腎小体（後述）を出た後再び毛細血管となり，ネフロンの尿細管を取り巻く毛細血管網を形成して，尿の生成（後述）に関与します*。

●ネフロンを取り巻く毛細血管網は，やがて集合し，小葉間静脈を経て弓状静脈となり，最終的には腎静脈として腎門から腎臓を出て，最終的には後大静脈へと入ります**。

*尿細管を取り巻く毛細血管の内皮細胞では，エリスロポエチンという赤血球生成に関与するホルモンが産生されていると考えられています（6内分泌系：12その他のホルモン　参照）。
**腎臓には，これらの動脈および静脈以外の血管も分岐しています。

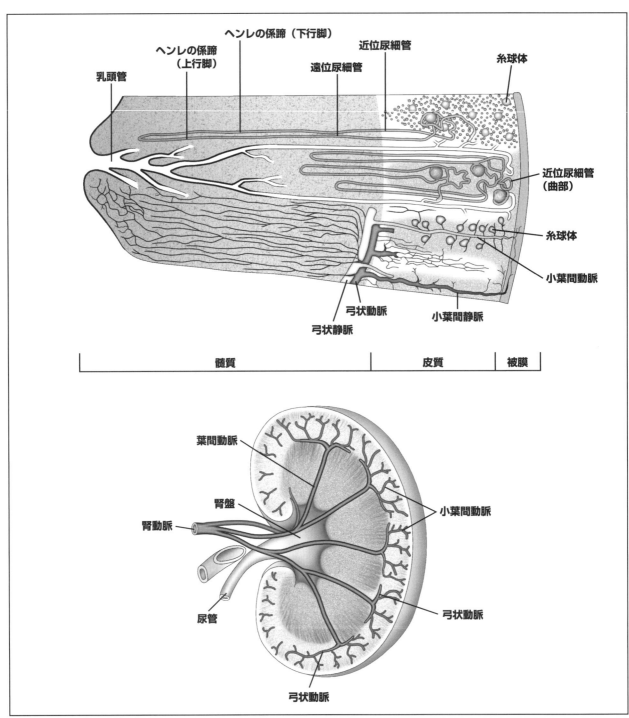

図12-5 腎臓の血管系

（2）ネフロン（図12-6）

●ネフロンは，1個の**腎小体** renal corpuscle（マルピーギ小体）と，1本の**尿細管** renal tubule という部分から形成されています。

腎小体

●腎小体は，糸球体と，糸球体をすっぽり包む**ボーマン嚢** Bowman's capsule（**糸球体嚢** glomerular capsule）という嚢状構造物を合わせた部分をいいます。

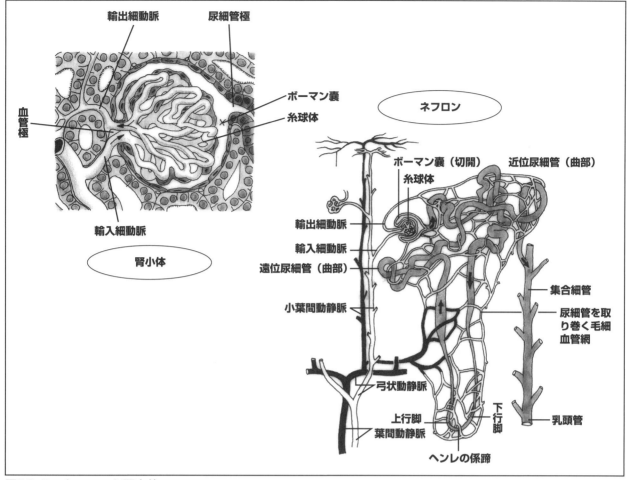

図12-6　ネフロンと腎小体

●ボーマン嚢は，空気が抜けて片側につぶれたゴムボールのような形をしていて，2重の細胞層から形成されています。

●ボーマン嚢の，糸球体の輸入細動脈および輸出細動脈が出入りする部分を，**血管極** vascular pole といいます。また，ボーマン嚢の血管極とは反対側，つまり嚢の底部を**尿細管極** urinary pole といいます。尿細管極は尿細管へと続いています。

●腎小体では，糸球体を通過する血液成分中の，分子量の小さい物質を水分とともに濾過し，ボーマン嚢に受け取ることを行っています（**糸球体濾過** glomerular filtration：**図12-7**）（後述）。

●ボーマン嚢に受け取った濾液を**原尿**といい，血液やタンパク質など分子量の大きい物質は含まれていません。

●なお，腎小体は皮質にしかありません。

尿細管（図12-5・6）

●ボーマン嚢の尿細管極から続く管状構造物が尿細管です。

●尿細管は，尿細管極に近い部分から**近位尿細管** proximal renal tubule，**ヘンレの係蹄（ヘンレのループ）** loop of Henle，**遠位尿細管** distal renal tubule および**集合管** collecting tubule という部分に分類されます。

●近位尿細管では，ヒトでは直径約55〜60μmの1層の細胞から形成される管です。近位尿細管は，皮

第12章　泌尿器系

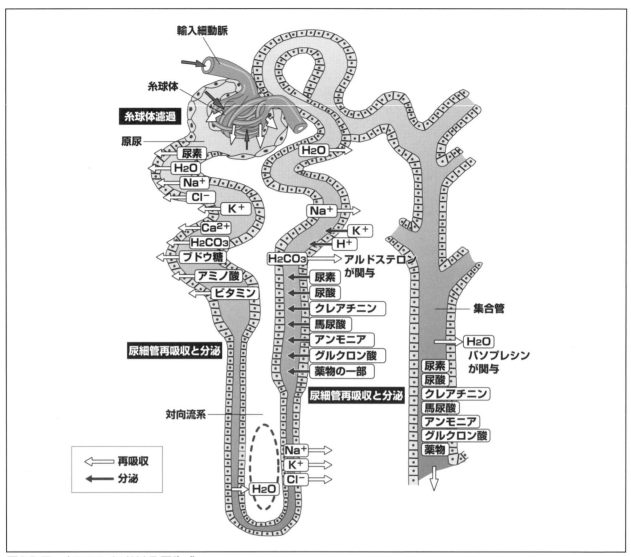

図12-7 ネフロンにおける尿生成

質部でコイル状に曲がりくねった走行をしますが，自身が出発した腎小体付近に戻ったのちに，髄質部へと直走します。近位尿細管は，全尿細管の約1/2の長さを占めています。

●髄質部へと直走した近位尿細管は，直径10〜15μmと非常に細くなってU字状のループを描くヘンレの係蹄という部位に続きます。

●U字状のループを描いたヘンレの係蹄は，再び皮質へ向かって直走します（髄質へ直走する部分を下行脚，再び皮質へ直走する部分を上行脚といいます）。

●ヘンレの係蹄の上行脚は，遠位尿細管へと続き，再び約25〜40μmと太くなります。遠位尿細管は，近位尿細管と同様にコイル状に曲がりくねりながら，自身が出発した腎小体輸入細動脈付近へと戻ってきます*。

●遠位尿細管は，全尿細管の約1/3の長さを占めています。遠位尿細管は，その後いくつかの遠位尿細管とともに集合管へと続きます。

●集合管は皮質から髄質を通過し，最終的には1本の乳頭管として腎稜に開口します（前述）。

●尿細管では，腎小体で生成した原尿が管腔内を通

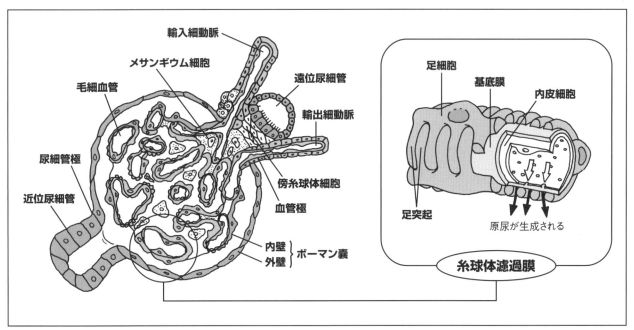

図12-8　糸球体と濾過膜

過する間に，原尿成分の一部を管壁から吸収し，尿細管を網状に取り巻く毛細血管内へ戻すことを行っています（**尿細管再吸収** tubular reabsorption：**図12-7**）（後述）。

●また再吸収と同時に，血液中の成分や，尿細管壁の細胞が産生する物質を，尿細管腔へ分泌することを行っています（**尿細管分泌** tubular secretion：**図12-7**）（後述）。

*輸入細動脈が糸球体へ入る直前の細動脈壁中には傍糸球体細胞（糸球体近接細胞あるいはJG細胞）という細胞があります。この細胞は，副腎皮質ホルモンの一種の電解質コルチコイドの分泌調節に関与するレニンという酵素を生成しています（6内分泌系：9副腎のホルモン　参照）。

3　尿生成の仕組み

●前述したように，尿の生成は糸球体における濾過（**糸球体濾過**）と，尿細管における再吸収（**尿細管再吸収**）および分泌（**尿細管分泌**）によって行われています。

（1）糸球体濾過（図12-7・8）

●糸球体における血液の濾過は，血圧を利用した**限外濾過** ultrafiltration によって行われています。

●限外濾過とは，物質を分子レベルでふるい分けることで，大きな分子量の物質をそれらが溶解している溶媒から分けたり，小さな分子量の物質を分けることをいいます。

●糸球体毛細血管腔内の血液と，ボーマン嚢内の原尿は，3層の細胞によって隔てられています。

●つまり，輸入細動脈から分岐した糸球体の毛細血管壁は，内皮細胞および基底膜の2層から形成され，さらに，毛細血管のボーマン嚢壁は，**足細胞（たこ足細胞または有足細胞）** podocyte という細胞によって形成されているからです。

●足細胞は多くの足状の突起をもっていて，これらを互いに組み合わせて糸球体の毛細血管壁を覆っています。

第12章　泌尿器系

●これら3層からなる濾過膜は，分子量10,000程度までの物質であれば水と同様の速度で通過することが可能ですが，分子量70,000〜80,000程度の物質になるとほとんど通過することができません。

●つまり，血球や多くのタンパク質はこれらの濾過膜を通過することができないために，糸球体毛細血管腔内に残り，水や分子量の小さな物質のみが濾過膜を通過するため，ボーマン嚢内に原尿が生成されます[*]。

●なお，この濾過膜の総面積は，左右の腎臓を併せてヒトで約1.5㎡といわれています。またヒトでは，1分間に腎臓に流れ込む約1ℓの血液量のうち，濾過されて原尿となるのは100〜110mℓといわれていて，1日分に換算すると約150〜200ℓとなります[**]。

[*]赤血球の主要成分であるヘモグロビン（分子量68,000），血漿中のタンパク質であるアルブミン（分子量67,000）はわずかに濾過されます。なお，濾過膜を通過するかどうかは，分子量だけではなく，物質の荷電も影響すると考えられています。
[**]1分間に濾過される原尿の量を糸球体濾過量（GFR）といいます。

糸球体濾過を可能にする要因

●通常，一般の毛細血管内と細胞外液（間質液）間では，両者を等張にするために，毛細血管壁を挟んで小さい分子量の物質の移動が行われています。両者間では，膠質浸透圧によって細胞外液から血漿中へと移動する物質の量と，動脈圧によって血漿中から細胞外液へと移動する物質の量とがほぼ均衡しているために，生体全体として体液分布のバランスがとれています（16CV：〔2〕膠質浸透圧　参照）。

●ところで，糸球体毛細血管内とボーマン嚢内の間においても，同様の物質の移動が行われていますが，それにもかかわらず，糸球体毛細血管内からボーマン嚢内へと移動する物質の量が圧倒的に多いため，結果として原尿が生成されることになります。

●原尿が生成される理由の1つには，糸球体毛細血管の透過性が一般の毛細血管と比較して高いことがあげられます。ヒトでは，糸球体毛細血管の透過性を骨格筋に分布する毛細血管と比較した場合，約50倍も大きいといわれています。

●さらにもう1つの理由として，糸球体毛細血管内の血圧が非常に高いこともあげられます。糸球体の輸出細動脈は輸入細動脈と比較して細くなっていて，糸球体毛細血管には大きな血圧がかかります。そのため，膠質浸透圧によってボーマン嚢内から糸球体毛細血管内へ移動する物質量と比較して，高い血圧によって糸球体毛細血管内からボーマン嚢内へ移動する物質の量の方が圧倒的に多くなるのです。

●糸球体における濾過量は糸球体毛細血管の血圧に大きく左右されることになりますが，たとえ全身の血圧がある程度変化したとしても，糸球体濾過量はある程度一定に維持しておく必要があります。

●糸球体の輸入細動脈には，血圧の変化に伴って収縮・拡張し，糸球体毛細血管の血圧をある程度一定に維持するという仕組みがあります（**腎血流の自己調節機能**[*]）。

[*]腎血流の自己調節機能には，糸球体毛細血管の間にある（糸球体外）メサンギウム細胞 mesangial cell という細胞が大きく関わっています。この細胞は，糸球体毛細血管を支えるとともに，収縮または弛緩して糸球体毛細血管の血液量を調節しています。メサンギウム細胞は，アンジオテンシンⅡなどによって収縮します。この細胞は，レニンを産出したり，濾過されない分子を貪食する働きももっています（6内分泌系：9副腎のホルモン参照）。

（2）尿細管再吸収（図12-7）

●血球と大部分の血漿タンパク（アルブミン，グロブリンなど）を除いた血漿成分は，糸球体毛細血管内からボーマン嚢内へ原尿として濾過されてしまいます。

●しかし，この原尿中には，生体に必要な成分である水，ナトリウムイオン（Na^+），クロールイオン（Cl^-），カルシウムイオン（Ca^{2+}），重炭酸イオン（HCO_3^-）など多くの電解質や，ブドウ糖，アミノ酸，ビタミン類などの栄養素およびホルモンなども含まれています。

●そのため，原尿が近位尿細管→遠位尿細管→集合管を通過して乳頭管から腎盤へと達する間に，これらの成分を尿細管を取り巻く毛細血管内へと戻すこと（**尿細管再吸収**）が行われます。

●これらの成分の再吸収は，濃度勾配に従って物理的に物質が移動する受動輸送と，濃度勾配に逆らってエネルギーを使用する能動輸送の2つによって行われています（1生体を構成する要素：2細胞　参照）。

●なお，再吸収によって原尿中の約99％の成分が毛細血管内へと戻されますが，再吸収されなかった原尿成分は，尿細管から分泌される物質とともに尿として生体外へ排泄されます。

近位尿細管における再吸収（図12-7）

●近位尿細管では，原尿の約80％が再吸収されます。能動輸送によって，ブドウ糖，アミノ酸，ビタミン類のほぼ100％，および原尿中で最も多い成分の1つであるNa^+の約80％が再吸収されます*。

●また，K^+，HCO_3^-，Ca^{2+}などの電解質も再吸収されます。

●さらに，Na^+の再吸収に伴い，水や陰イオンのCl^-も受動輸送によって再吸収されます（Cl^-はNa^+と同様に原尿中で最も多い成分の1つです）。

●再吸収されたNa^+は，尿細管壁細胞の間質側や側方の膜にあるナトリウム・カリウムポンプによって，能動的に間質側へと輸送されます。

*血中ブドウ糖濃度が正常値の2倍を超えると，再吸収能力を超えた量のブドウ糖が原尿中に存在することになるため，再吸収されなかったブドウ糖が尿中に出ることになります（糖尿）。ある物質の尿細管における再吸収や分泌の最大量を最大輸送量（Tm）といいます。

ヘンレの係蹄における再吸収

●ヘンレの係蹄のある腎髄質は，深部にいくほど浸透圧が高くなっています。そのため，ヘンレの係蹄の下行脚では，水だけが再吸収されて尿はさらに濃縮されます。

●一方，ヘンレの係蹄の上行脚では水は不通過性になっているために，Na^+やCl^-が受動輸送によって再吸収されます（上行脚の太い部分にはクロールポンプがあり，Cl^-が優先的に再吸収されます）。

●Na^+やCl^-が再吸収されるため，上行するに従ってヘンレの係蹄内の浸透圧は低くなります*。

*ヘンレの係蹄のようにヘアピン状をしている管の中を液体が互いに逆方向に流れる系を対向流系 countercurrent system といい，液体の濃縮・希釈や，熱，塩分，ガスなどの勾配を維持するうえで都合のよい仕組みです（14体温の調節：1体温　参照）。

遠位尿細管および集合管における再吸収

●遠位尿細管や集合管に達した尿については，水や電解質量の最終的な調整が行われることになります。

●遠位尿細管や集合管にはナトリウムポンプがあり，Na^+の再吸収が行われますが，この調整には副腎皮質から分泌される電解質コルチコイドの1つである**アルドステロン**が関与しています（6内分泌系：9副腎のホルモン　参照）。

●アルドステロンはNa^+の再吸収を促進すると同時に，K^+およびH^+の排泄を促進する作用をもつホルモンです。

●そのため，血中アルドステロン濃度が高いときにはNa^+の再吸収量は増加し，低いときには減少します（Na^+の再吸収量増加に伴って，K^+およびH^+の分泌量も増加します）。

●水は遠位尿細管においても受動輸送によって再吸収されますが，集合管では，生体内に必要な水分量に基づいてその量が調節が行われています。

●集合管における水の再吸収には，**バソプレシン**

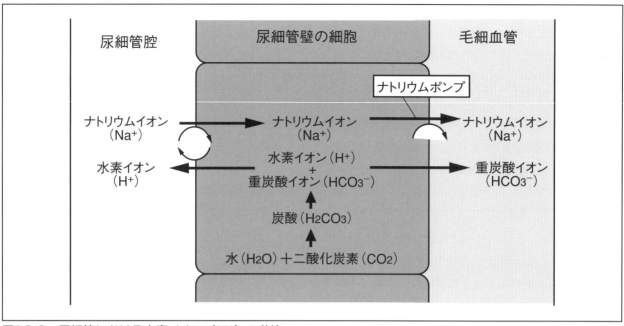

図12-9 尿細管における水素イオン（H^+）の分泌

（**抗利尿ホルモン**）が関与しています（6内分泌系：5バソプレシン　参照）。

●バソプレシンは血液浸透圧の増加によって分泌が促進され，抗利尿作用を発現するホルモンです。

●そのため，バソプレシンの血中濃度が高いときには水の再吸収量は増加し，血中濃度が低いときには低下します。

●アルドステロンやバソプレシン以外にも，尿生成に影響するホルモンとして，**ナトリウム利尿ペプチド** natriuretic peptidesが知られています。

●このナトリウム利尿ペプチドには，主として心臓の心房細胞から分泌される心房性ナトリウム利尿ペプチド（ANP）とC型ナトリウム利尿ペプチド（CNP），主として心室細胞から分泌される脳性ナトリウム利尿ペプチド（BNP）があります（これらは脳やその他の組織中にも存在します）。

●ナトリウム利尿ペプチドは，腎臓において強力なナトリウム利尿作用を示すとともに，血管に対して強力な平滑筋弛緩作用（血管拡張作用）を示し，血圧調節に重要な役割を演じています。

●また，心臓の線維化予防などの心臓局所における作用，骨形成や神経系あるいは内分泌系における役割などについても報告されています。

●このように，尿細管再吸収の最終段階に内分泌系（ホルモン）が大きく関与することによって，尿の生成に生体全体の状態を反映させ，それによって生体のホメオスタシスを可能にしています。

（3）尿細管分泌（図12-7）

●尿素，尿酸，クレアチニン，馬尿酸，アンモニア，グルクロン酸など生体に不必要な代謝産物や，薬物の一部は，糸球体で濾過されたのち再吸収されずに生体外へ排泄されます。

●さらにこれらの物質は，尿細管壁を構成する細胞から尿細管腔への能動輸送によって分泌され，生体外へと排泄されます（**尿細管分泌**）。

●尿細管から分泌される物質としては，このほかにもH^+およびK^+があげられます（**図12-9**）。

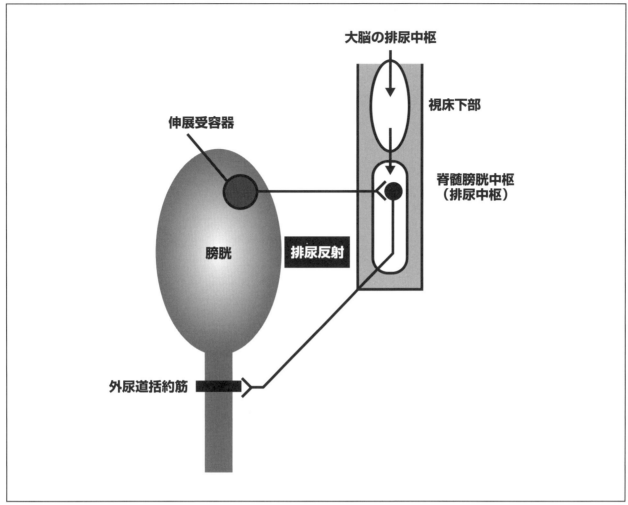

図12-10 排尿反射とその経路

●尿細管壁を構成する細胞内には，炭酸脱水酵素があります。この酵素の存在により水とCO_2は炭酸（H_2CO_3）となり，さらにH^+とHCO_3^-に解離します。

●解離したH^+は，再吸収されたNa^+と交換に尿細管腔へと分泌されます。

●HCO_3^-は，再吸収されたNa^+が尿細管の細胞間質側へ輸送されるのに伴って間質側へと出て，血液中に入ります（HCO_3^-は，体液の**酸塩基平衡**に大きな役割を果たしています〔1生体を構成する要素，11呼吸器系　参照〕）。

●K^+は，糸球体で濾過されたのち，近位尿細管でその大部分が再吸収されますが，生体内のK^+量によっては遠位尿細管で再び分泌されます。K^+はH^+と競合していて，尿中への排泄量は，体液のpHによって変化し，アシドーシスになると減少し，アルカローシスになると増加します（1生体を構成する要素：3組織　参照）。

●なお，K^+の分泌には電解質コルチコイドも関与しています（アルドステロンはK^+分泌を促進します）。

4　排尿の仕組み

●集合管から乳頭管に集められた尿は，腎稜から排出されて，腎盤で受け取られて尿管へと入ります。

●尿管は，蠕動運動によって尿を膀胱へと送ります。

●膀胱は3層の平滑筋から形成されていて，膀胱の内尿道口部分には，内尿道括約筋という厚い平滑筋と，内尿道括約筋に続いて外尿道括約筋という横紋筋があります（3筋肉系：1筋肉の役割　参照）。

●この2つの筋肉は，排尿時以外は収縮して，尿が尿道へと流出することを防いでいます（内尿道括約筋を**排尿筋** detrusor muscle ということがあります）。

排尿反射（図12-10）

●膀胱壁には伸展受容器があります。この受容器は尿の貯留によって伸展して興奮し，その興奮は骨盤内臓神経を介して仙髄（S2～S4）にある**脊髄膀胱中枢** vesicospinal center（**排尿中枢**）へと送られます（4神経系　参照）。

●脊髄膀胱中枢は，膀胱内の尿が一定量に達すると，膀胱壁を形成する平滑筋を収縮させると同時に，内尿道括約筋と外尿道括約筋を弛緩させて，尿を尿道から体外へと排泄させようとします（**排尿反射** micturition reflex）。

●なお，排尿には脊髄膀胱中枢だけでなく，視床下部や大脳の広い範囲が関与していて，排尿反射を抑制あるいは促進したり，排尿時に腹筋および呼吸筋を動員して意識的に腹圧を高めることを行っています（膀胱には，自律神経も分布しています）（4神経系　参照）。

第13章 生殖機能系

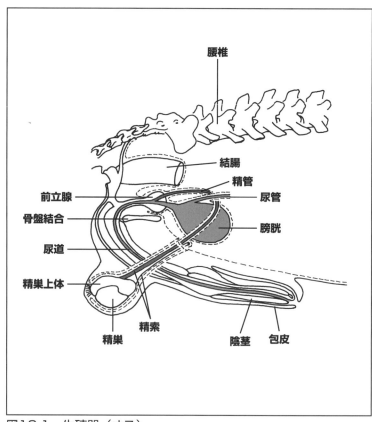

図13-1 生殖器（オス）

1 生殖機能系

●生物が，自己と同種の新しい個体を作り出すことを**生殖** reproduction といいます。生殖によって種族を維持しその繁栄を願うことは，生物にとって最も重要な役割であり，その生物の存在価値そのものであるといっても過言ではありません。

●生殖を行うための器官を**生殖器** reproductive (genital) organs といい，生殖器およびその機能をつかさどる機構（主に内分泌系）を加えたものを総合して**生殖機能系** reproduction regulating system といいます。生殖機能系の構造および機能は，オスとメスで大きく異なります。

●オスの**精巣** testis とメスの**卵巣** ovary は，いくつかのホルモンを分泌して生殖機能をつかさどる内分泌系の器官（6 内分泌系　参照）ですが，それぞれ生殖器としても非常に重要な役割をもっています。

2 生殖器の構造

（1）オスの生殖器（図13-1）

●オスの生殖器は，**陰嚢** scrotum，**精巣**，**精巣上体** epididymis，**精管** deferent duct，**副生殖腺** accessory reproductive gland*，**陰茎** penis および**尿道**から形成されています。

●陰嚢は，内部が2つに分かれた袋状の構造をしていて，それぞれに精巣と精巣上体，精索**の一部が納められています。

●陰嚢内の精巣は，多数のうねった精細管という細い管と，これを囲む**間質細胞** interstitial cell（**ライディッヒ細胞** Leydig's cell）から形成されています

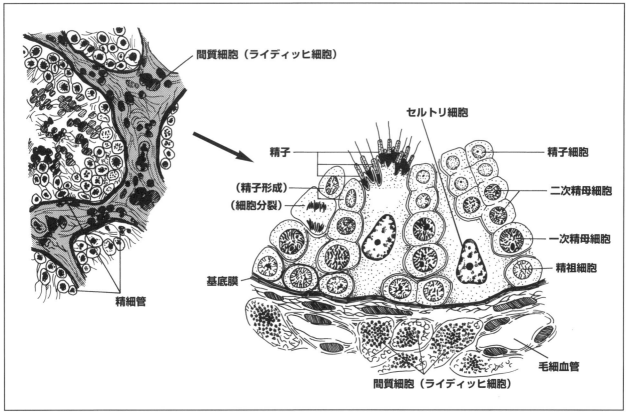

図13-2　精巣断面と精子の形成

（図13-2）。

●精巣では，いくつかのホルモンの産生・分泌と，精子の形成が行われています（後述）。

●精巣上体は管状の器官で，精巣で形成された精子を成熟させて貯蔵するという役割をもっています。

●精管は精巣上体の続きで，前立腺（副生殖腺の1つ）を貫通して最終的には尿道に開口しています。

●副生殖腺は，精子とともに射出される精液の構成成分を産生する分泌腺で，精管あるいは尿道に開口しています。

●陰茎はオスの交尾器で，非勃起時には包皮に包まれています。

●尿道は膀胱と陰茎端の開口部を結ぶ管状の器官で，膀胱に貯留された尿を体外へ排出する管であるとともに，精液を運ぶ管でもあります。

*副生殖腺　通常，前立腺 prostate gland，精嚢（腺）seminal vesicle，尿道球腺 bulbourethral gland（カウパー腺）の3つですが，イヌでは前立腺，ネコでは前立腺と尿道球腺しかありません（図13-3）。
**精索　いくつかの膜で覆われた管状の構造物で，鼠径管（3 筋肉系：6 主な骨格筋　参照）という孔を通過して腹腔内と陰嚢内をつないでいます。内部には精管，精巣の血管と神経が通っています（図13-4）。

（2）メスの生殖器（図13-5）

●メスの生殖器は，卵巣，卵管 uterine tube，子宮 uterus，膣 vaginaおよび陰門 vulva から形成されています。

●卵巣は左右腎臓の後方に位置する卵形の器官で，いくつかのホルモンを産生・分泌するとともに，卵子を成熟し，排卵させています（後述）。

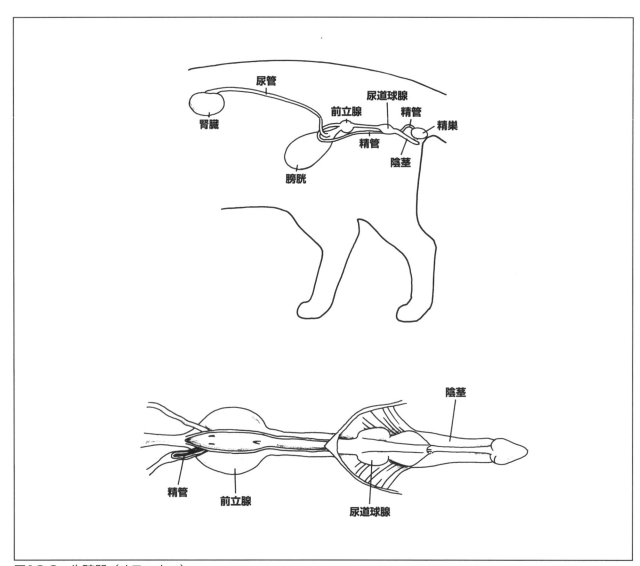

図13-3 生殖器（オス：ネコ）

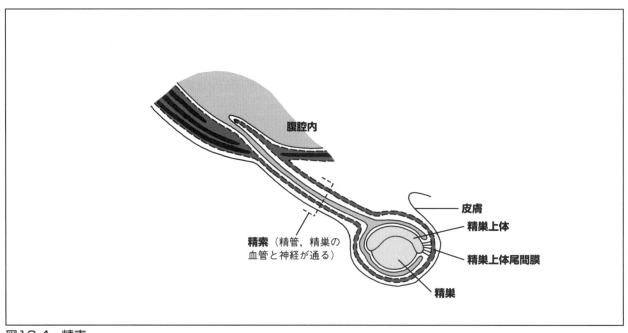

図13-4 精索

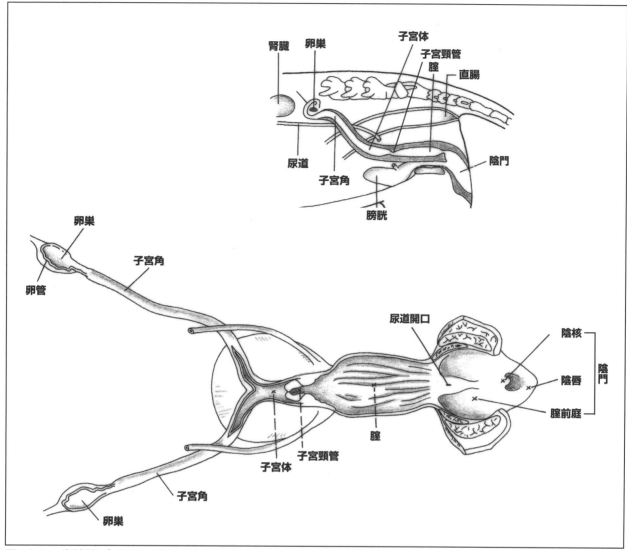

図13-5　生殖器（メス：一部を開いた図）

●卵管は，卵巣で成熟して排卵された卵子を子宮へ運ぶ役割をもつ管状の器官で，通常，卵管膨大部で精子との受精が行われます。

●イヌやネコの子宮はY字形をしていて，**子宮体** uterine body という短い部位と，**子宮角** uterine horn という2つの長い部位から形成されています。

●子宮は，受精した卵子（受精卵）を着床させて胎児を発育させるための部位です。

●子宮と腟は，厚い管壁の短く狭窄した子宮頸管という部位で連絡しています。

●腟は，高度に拡張することのできる管状の器官で，子宮と陰門を連絡しています。交尾の際には，腟に勃起した陰茎が挿入されて射精が行われます。

●陰門（メスの外陰部）は，腟前庭，陰核，陰唇から形成されています。

3　性の分化

●一般的な動物では，性は遺伝子によって決定されていて，X性染色体をもつ卵子がY性染色体をもつ精子と受精すればオス，X性染色体をもつ精子と受精すればメスとなります。

第13章　生殖機能系　**225**

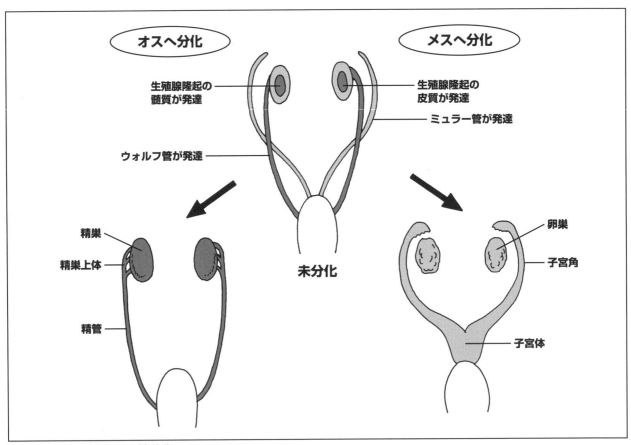

図13-6　生殖腺隆起の性分化

●しかし，成熟したオスあるいはメスとしての機能を発揮するためには，遺伝的な性の決定以外にも，生殖器，身体，脳の性分化と発達が必要で，これらには内分泌系（6内分泌系　参照）が深く関与しています。

●胎児の身体で将来生殖腺となる部分（**生殖〔腺〕隆起**あるいは**生殖〔巣〕堤** gonadal ridge）は，遺伝的な性とは関わりなく，雄雌ともにある一定期間は同じ構造をしています。

●しかし，遺伝的にオスの場合，胎児の成長とともに生殖（腺）隆起の髄質が発達して精細管と間質細胞が現れて精巣へと分化し，皮質は退化します。

●一方，遺伝的にメスの場合には，生殖（腺）隆起の皮質が発達して卵巣へと分化し，髄質は退化します（図13-6）。

●成長につれて，胎児の身体には**ウォルフ管** Wolff's duct と**ミュラー管** Müler's duct という器官が出現しますが，これらもまた，遺伝的な性とは関わりなく，ある一定期間は同じ構造をしています。

●しかし遺伝的にオスの場合，間質細胞から分泌されるテストステロン（雄性ホルモンの1つ：後述）の作用によりミュラー管は退化し，ウォルフ管が発達して精巣上体，精管，尿道へと分化します。

●一方，遺伝的にメスの場合には，ミュラー管が卵管，子宮，腟へと分化して，ウォルフ管は退化します。

●このように，胎児期の早い段階においては解剖学的な性の分化が進みますが，成熟したオスあるいはメスとしての機能をもつためには，脳（特に視床下部）の性分化と，性的特徴を備えた身体の発達が必要となるのです。

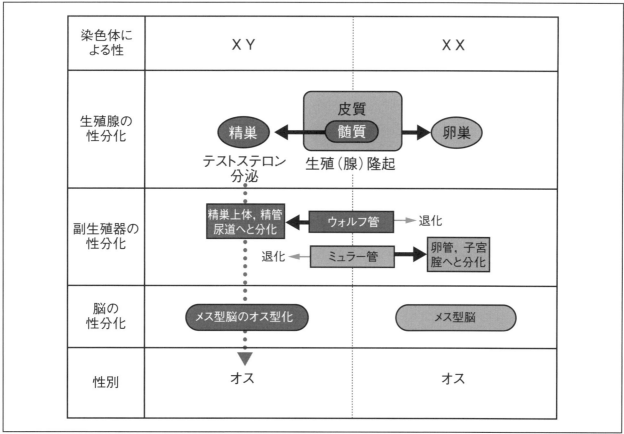

図13-7 性の分化

●脳の性分化には，テストステロンの存在が大きく影響します。未分化の脳は基本的にはメス型ですが，もし，胎児が遺伝的にオスの場合には，形成された精巣から分泌されるテストステロンの作用によって脳の神経回路がオス型に分化します（**図13-7**）。

●よりオスらしい，あるいはメスらしい特徴を備えた身体の発達は，出生後一定期間を経て性腺（精巣あるいは卵巣）が本格的に機能して，初めて引きこされますが（春機発動：後述），そのためにはこれらの生殖腺から分泌されるいくつかのホルモンの作用が必要です。

●なお，胎児の発育とともに，腎臓付近にあった精巣は腹腔内を移動し，ついには精巣上体や精管の一部とこれらに付随する血管および神経を伴って，鼠径管を通過し，腹膜（精巣鞘膜）に包まれたまま陰嚢内へと下降します（**精巣下降** testicular descent）。

●精巣下降の時期は動物種によって異なりますが，イヌでは生後35日までには陰嚢内に到達します。

4　性腺機能の調節

●性腺（精巣あるいは卵巣）の機能は，向下垂体ホルモン（視床下部ホルモン）の調節によって下垂体前葉で産生・分泌される2つの**性腺刺激ホルモン**（ゴナドトロピン gonadotropin）によって調節されています（6内分泌系　参照）。

●そのうちの1つは，**間質細胞刺激ホルモン** interstitial cell-stimulating hormone（**ICSH**）（オスの場合），あるいは**黄体形成ホルモン** luteinizing hormone（**LH**）（メスの場合）で，もう1つは**卵胞刺激ホルモン** follicle stimulating hormone（**FSH**）です。

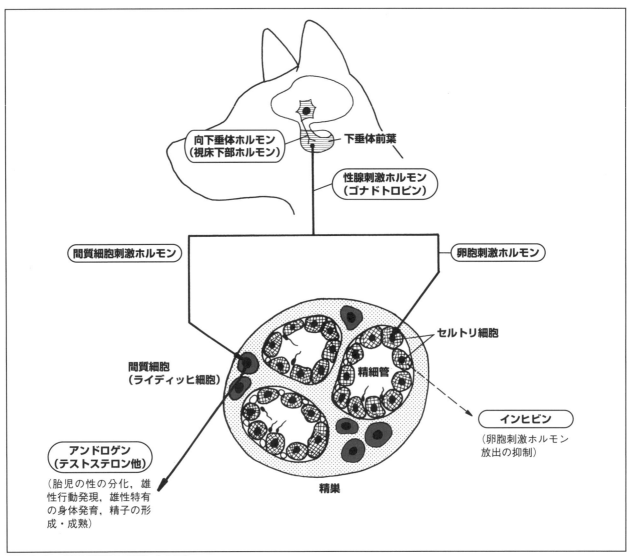

図13-8 性腺機能の調節（オス）

（1）性腺刺激ホルモンによる精巣機能の調節（図13-8）

●間質細胞刺激ホルモンは，精巣の間質細胞を刺激して**アンドロゲン** androgen というホルモンの産生・分泌を促進させます。アンドロゲンとは精巣で産生・分泌されるいくつかのホルモンの総称で，雄性ホルモンあるいは精巣ホルモンともいわれています。

●主要なアンドロゲンは**テストステロン** testosterone で，胎児期の性の分化に関与したり（前述），オスらしい身体の発育や雄性行動の発現を刺激するとともに，精子の形成・成熟を促進する作用をもっています。

●卵胞刺激ホルモンは，ヒトでは精細管にある**セルトリ細胞** sertoli cell に作用して，精子形成の一部を刺激することが証明されています。

●なお，いくつかの動物種において，精巣のセルトリ細胞（メスでは卵巣の顆粒膜細胞から分泌されます）からインヒビンというホルモンが産生・分泌され，下垂体に作用して卵胞刺激ホルモンの放出を抑制させることが確認されています。

（2）精子の形成（図13-2）

●精子の形成は，精巣の精細管において行われます。精細管の内壁は，緻密に結合したセルトリ細胞（血

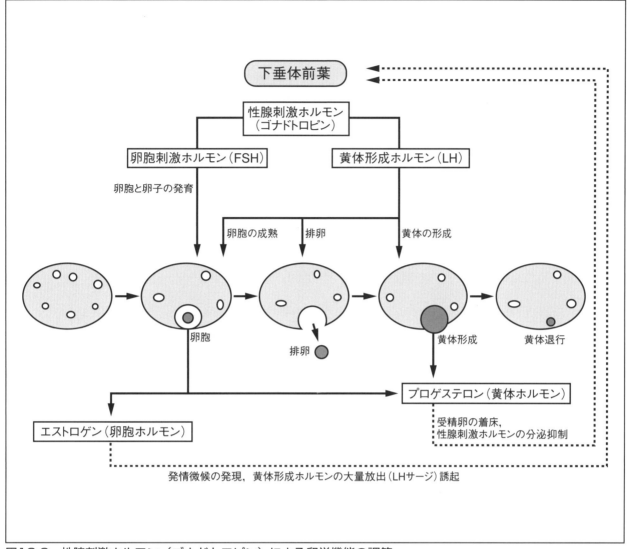

図13-9 性腺刺激ホルモン（ゴナドトロピン）による卵巣機能の調節

液-精巣関門）によって形成されていますが，これらのセルトリ細胞の間隙の基底膜付近に，精子の前駆細胞である**精祖細胞** spermatogonium があります。

●精祖細胞は，成熟して一次精母細胞 primary spermatocyte となり，さらに減数分裂（１生体を構成する要素：２細胞　参照）を繰り返しながら２個の**二次精母細胞** secondary spermatocyte → ４個の**精子細胞** spermatid となって，最終的に成熟した**精子** spermatozoon（sperm）となります。

●これらの細胞は，精祖細胞から精子に成熟する間，セルトリ細胞から栄養を補給されながら，セルトリ細胞の間隙を縫って血液-精巣関門を通り抜け，精細管内へと移行します。

●精細管内で形成された精子は，未成熟のまま精巣上体へと移行し，ここで初めて完全に成熟して運動能力を獲得します。

●精祖細胞から射精液中に精子が出現するまでの期間は，おおよそイヌで８週間で，そのうち２週間は精巣上体内における成熟に費やされます。

（3）性腺刺激ホルモンによる卵巣機能の調節（図13-9）

●メスにおける性腺刺激ホルモン（ゴナドトロピン）は，卵胞刺激ホルモンと黄体形成ホルモンです。

●卵胞刺激ホルモンは，卵巣における卵胞の卵子の発育を促進させる作用，黄体形成ホルモン（オスの

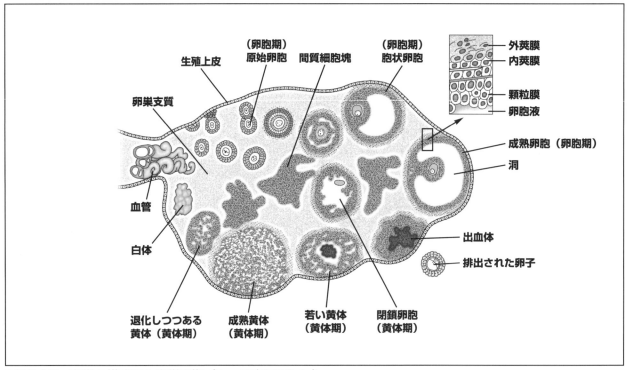

図13-10 卵巣の模式図と卵巣周期（カッコ内に示した）

間質細胞刺激ホルモン）は，卵巣における卵胞の成熟，黄体の形成および排卵を促進する作用をもっています（後述）。

●さらに，これらの性腺刺激ホルモンの作用によって形成された卵胞と黄体からは，卵巣ホルモン*という2つのホルモン，つまり，**エストロゲン** estrogen（卵胞ホルモン）と**プロゲステロン** progesterone（黄体ホルモン）が分泌されます。

●エストロゲンは，主に成熟した卵胞で産生・分泌されます**。このホルモンは，発情の際にみられるさまざまな徴候を直接つかさどるとともに，黄体形成ホルモンの大量放出（LHサージ）を誘起して，間接的に排卵を促す役割をもっています。

●プロゲステロンは，成熟した卵胞と黄体で産生・分泌されます**。このホルモンは，受精卵の子宮粘膜着床を助けるとともに，性腺刺激ホルモンの分泌を抑制することによって妊娠を維持する役割をもっています。

●卵巣ホルモン，性腺刺激ホルモンおよび向下垂体ホルモン（視床下部ホルモン）は，相互に作用しながら卵巣および子宮などの生殖器の機能を調節しています。

*卵巣では，少量のアンドロゲンも産生・分泌されています。
**エストロゲンとプロゲステロンは，妊娠した場合には胎盤でも産生されます（後述）。また，妊娠していない場合でも副腎皮質や精巣で少量産生されています。

5　性周期

●正常なメスでは，性成熟*に達してから，加齢による卵巣機能の低下で排卵が起こらなくなるまでの間（妊娠授乳期を除く），卵巣，生殖器および行動が，繁殖のために周期的に変化します。

●この変化を性周期といい，主にホルモンの作用によって支配されています。

*性成熟　一定の体重以上に発育して初回の排卵が起こると，その時点で性的に成熟したとされます（春機発動 puberty）。

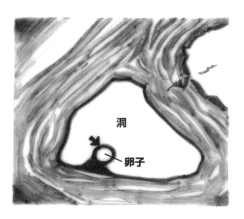

図13-11　グラーフ卵胞内の卵丘（矢印）

（1）卵巣周期（図13-10）

●性周期をとらえる場合に，特に卵巣の変化に注目した場合を**卵巣周期** ovarian cycle といいます。

●ヒト，イヌ，ブタ，ウシ，ヒツジなどでは卵巣周期がみられ，交尾とは関係なく周期的に排卵が起こります（このような動物を**自然排卵動物** spontaneous ovulator といいます）。

●卵巣周期は，排卵（後述）を境にして，**卵胞期** follicular phase と**黄体期** luteal phase の2つの時期に分けることができます。

卵胞期

●卵巣の皮質には，胎生期に形成された無数の**原始卵胞** primordial follicle があります。原始卵胞は，卵子の前駆細胞である1個の**卵（母）細胞** oocyte と，それを取り囲む卵胞上皮細胞群から形成されています。

●卵胞期に入ると，いくつかの原始卵胞が大きくなり始めて，卵（母）細胞の周囲には腔所が形成されるようになります。（**洞形成** antrum formation）この腔所は，卵胞液という液で満たされていきます。

●原始卵胞は，一次卵胞→二次卵胞→胞状卵胞という段階を経て最終的には**グラーフ卵胞** graafian follicle という卵胞に成熟します。

●卵胞の成熟開始にホルモンの作用は必要ありませんが，グラーフ卵胞まで成熟するためには卵胞刺激ホルモンおよびエストロゲンの存在が必要であるといわれています。

●つまり，卵胞が成熟するにつれて形成される卵胞内の細胞（卵胞上皮細胞）が，卵胞刺激ホルモンの作用によってアンドロゲンを産生・分泌するようになり，このアンドロゲンがエストロゲンに変換されて，卵胞自身の成熟を促進させると考えられているのです。

●なお，ヒトでは最終的には1個の卵胞のみが発育し（**優位卵胞** dominant follicle），他の卵胞は退化して**閉鎖卵胞** atretic follicle という状態となりますが，イヌやネコでは一群の卵胞が同時に発育します。

●グラーフ卵胞では，卵（母）細胞は顆粒細胞（卵胞の成熟に伴って，卵胞上皮細胞は顆粒細胞と呼ばれるようになります）という細胞に囲まれて，卵胞腔内に飛び出した状態となっています。これを**卵丘** cumulus oophorus といいます（図13-11）。

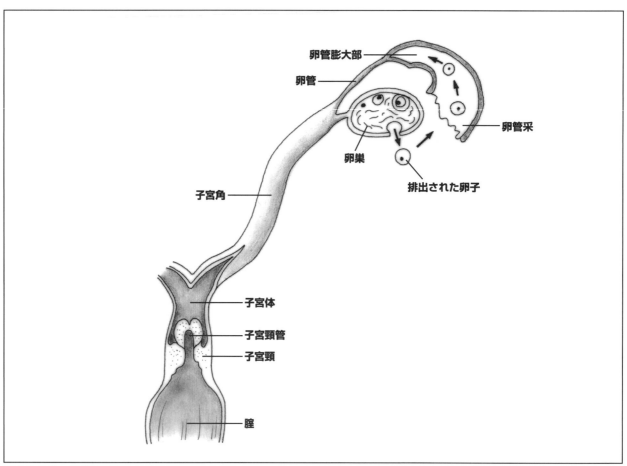

図13-12 排卵

排卵（図13-12）

● やがて，エストロゲンの誘起によって大量放出された黄体形成ホルモン（LHサージ）の作用で，グラーフ卵胞の一部が破れ，卵胞内から卵（母）細胞（卵子）が腹腔内へ排出されます（**排卵** ovulation）。

● 排出された卵子は，卵管の先端（卵管采）に拾い上げられて卵管内へと入り，卵管内壁の線毛運動によって子宮へと運ばれます。

● この際，卵管内に精子が存在していれば受精しますが，存在していない場合には卵子は子宮から腟を経て生体外へと排泄されます。

● なお，卵子が完全に減数分裂を終了するのは排卵後卵管内で精子と受精してからで，その後初めて受精卵としての発育が開始されます。

黄体期（図13-9・10）

● 卵子が排出された後の卵胞は，卵子を取り囲んでいた細胞が黄色い脂肪に富んだ**黄体細胞** luteal cell に置き換えられて腔内を満たしていきます。

● さらに，毛細血管が多く分布して毛細血管網を形成し，**黄体** corpus luteum という組織となります。

● 黄体は，妊娠していない場合にはやがて退化して**白体** corpus albicans という組織になりますが，妊娠している場合にはプロゲステロンを産生・分泌し続ける妊娠黄体として，妊娠を維持する役割を果たします。黄体の維持される期間は，動物種によって異なります。

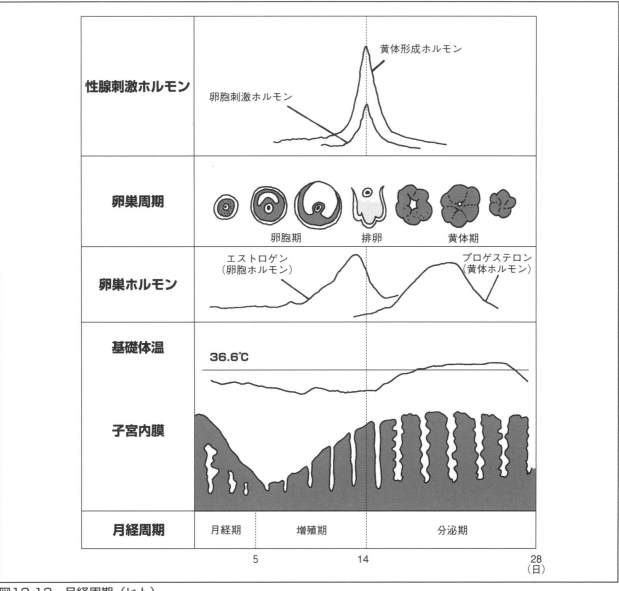

図13-13　月経周期（ヒト）

（2）誘起排卵動物

●ネコ，ウサギ，フェレット，ミンクなどの動物は，排卵が生じるためには子宮頸管および腟に対する交尾刺激が必要であるため，**誘起（交尾あるいは反射）排卵動物** induced ovulator と呼ばれます。

●これらの動物は，卵胞期のみで卵巣周期はなく，エストロゲンに代わって，交尾刺激が黄体形成ホルモンの大量放出（LHサージ）を促します。

●しかし，たとえ誘起排卵動物であったとしても，交尾刺激によって黄体形成ホルモンの大量放出（LHサージ）が引き起こされるためには，それ以前に血中のエストロゲン濃度がある程度高くなっている必要があります。

●これらの動物では，交尾のない場合には一群の卵胞が発育して数日間持続した後，退行していきます。特にネコの場合，このパターンは明瞭で，卵胞は6〜7日間で発育・退行し，これが8〜9日間隔で繰り返し引き起こされます。

（3）月経周期（図13-13）

●霊長類では，性周期のほとんどの時期でオスを許

容することから，**月経** menstruation を性周期の始まりの目安としていて，**月経周期** menstrual cycle という用語を用いています。

●排卵前の子宮内膜は，成熟しつつある卵胞の分泌するエストロゲンの作用によって急速に増生していきます。そのため，この時期を**増殖期** proliferative phase あるいは**排卵前期** preovulatory phase（**卵胞期** follicular phase）といいます。

●排卵後，子宮内膜は黄体の分泌するエストロゲンやプロゲステロンの作用によって血管が密に分布して浮腫様となり，透明な液体を分泌するようになります。そのために，この時期を**分泌期** secretory phase あるいは**黄体期** luteal phase といいます。

●黄体が退行すると，子宮内膜を維持していたホルモンの供給がなくなるため，子宮内膜に壊死と点状出血がおこり，月経が引き起こされます。月経血には，血液と壊死した子宮内膜，子宮内膜から分泌されたフィブリン溶解酵素，プロスタグランジン（後述）などが含まれています。

（4）発情周期

●性成熟に達したメスの排卵から排卵までの間隔を表す場合，前述の卵巣周期あるいは月経周期のほかに，**発情周期** estrous cycle という語が用いられる場合があります。

●これは，多くの動物ではオスを許容する時期（**発情** estrus）が限られていることから，この時期を性周期の始まりと考えて用いられる語です。

●発情周期は，性行動あるいは卵巣の活動徴候などから，通常，以下の4つの時期に分類されます。
　①**発情前期** proestrus：卵胞が発育して黄体が退行変性する時期，発情期へ続く時期。
　②**発情期** estrus：性的にオスを受容する時期。
　③**発情後期** metestrus：黄体発育が開始される時期。
　④**発情休止期** disestrus（**非発情期**）：黄体が成熟する時期。

●しかしこの分類方法は，はじめ，モルモット，ラットおよびマウスで用いられたもので，動物種によっては明確に分類ができないことから，"このような古典的な用語をそのままイヌやネコにあてはめることは難しい"とする意見もあります。

（5）性周期に影響を及ぼすホルモン以外の要因

●性周期は，ホルモン以外にも日照時間，泌乳，栄養，同種のオスの存在などによって影響されます。

●ネコ，ヤギ，ウマ，ヒツジなどは，日照時間（光周期）によって性周期の発現を調節していて，1年のうちの限られた時期に周期的な卵巣活動を続けるのに対して，その他の時期には卵巣活動を停止しています（**非発情期** anestrus）。

●日照時間に対する反応は動物種によって異なり，ネコやウマでは，日照時間が延長していく刺激によって卵巣の活動が開始し，短縮していく刺激によって卵巣活動が停止します。

●一方，ヤギやヒツジでは，日照時間が短縮していく刺激によって卵巣の活動が開始し，延長していく刺激によって卵巣活動が停止します。

●北半球におけるネコの卵巣の活動期間はおおよそ1月から10月までの間とされていて，この間，卵巣は周期的に活動を繰り返します。

●生体内で日照時間の刺激を受け取る部位は大脳の**松果体**という部位で，ここから分泌される**メラトニン** melatonin というホルモンが卵巣活動に影響を及ぼしていると考えられています。

●次に，泌乳時期には卵巣機能が停止しますが，これにはプロラクチン（乳腺刺激ホルモン）が関与しています。

●また，低栄養も卵巣機能を低下させる要因となり

ます。

●さらに，同種のオスの存在が複数のメスの性周期を同期化したり，性成熟を早めることが知られていますが，これには**性**フェロモン sex pheromone や，同種のオスを認識する視覚刺激が関与しているとされています。

6 妊娠

●新しい個体が発達するためには，メスの生殖器内で精子と卵子が受精する必要があります。

●一般的な動物では，交尾によって精子はメスの腟内に射出されます。また，イヌ，ウマ，ブタなどでは，子宮頸管あるいは直接子宮内に射出されます。

●排卵直前の子宮頸管粘液は，エストロゲンの作用によって粘稠度が低下しているために，精子は子宮頸管を容易に通過することが可能です。

●子宮頸管を通過した精子は，子宮を経て受精の場である**卵管膨大部** ampulla へと到達します（**図13-12**）。

●卵管膨大部は一種の精子貯蔵の場所となっていて，数時間をかけて充満した精子は，ここで卵巣から排出される卵子を待ち受けることになります。

（1）精子の受精能獲得（図13-14）

●メスの生殖器内に射出されたばかりの精子には，まだ受精能力はありません。そのため，受精の場である卵管膨大部に到達するまでに，精子は受精を行うことのできる能力を獲得する必要があります。この過程を**受精能獲得** capacitation といいます。

●受精能獲得による精子の変化の1つとして，精子表面にある糖タンパク質が除去されることがあげられます。この糖タンパク質は精子の保護に役立つと考えられていますが，これを除去しない限り，精子

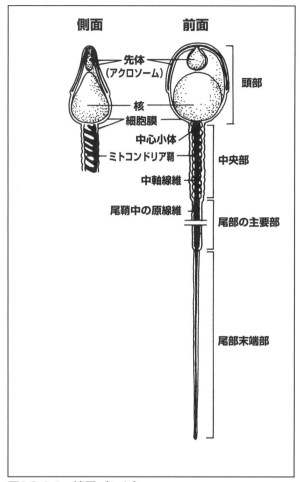

図13-14　精子（ヒト）

が卵子〈卵（母）細胞〉と出会った際に引き起こされる**先体反応** acrosome reaction という反応が妨害されてしまいます。

●先体反応とは，精子の先体（尖体，アクロソーム）にあるリソソーム様の細胞内小器官が破壊されて，**アクロシン** acrosin，**ヒアルロニダーゼ** hyaluronidase などの酵素が放出される反応をいいます。

●受精前の卵子は，**透明帯** zona pellucida という膜状構造物（糖タンパク質のマトリックス）でその周囲を取り囲まれています。そのため，精子はこの透明帯を突破しない限り，卵子と受精することができません（**図13-15**）。

●先体反応によって放出されるアクロシンやヒアル

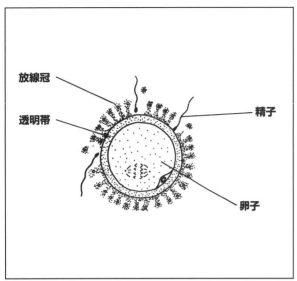

図13-15 卵子の透明帯

ロニダーゼなどは，卵子の透明帯を消化する働きをもっています。そのため，精子は卵子へ到達することが可能となります。

● また，先体反応が引き起こされると，精子の鞭毛運動が激しくなります。そのため，精子の前進する能力が増大して，卵子への到達がさらに容易となるのです。

（2）受精

● 1つの精子が卵子に到達すると，精子は卵子の細胞膜と融合します。この融合が，受精の開始の信号となり，受精が開始されます。

● また，精子と卵子の細胞膜との融合は，卵子の膜電位にも変化をもたらします。

● この膜電位の変化と受精による透明帯の構造的な変化が，ほかの精子が卵子に到達することを阻止し，1個の卵子が2個以上の精子と受精すること（多精子進入）を防止しています。

（3）胚の発育

● 精子と受精した卵子を，胚 embryo* といいます。

● 胚は，卵管内で8〜16細胞にまで発達しながら子宮へと向かいます（イヌでは受精6日後）。

● 子宮に到達した胚は，子宮腺より分泌される栄養によって発達を続け，やがて子宮内膜と接触して**着床** implantation します。胚が着床するまでの日数と，着床の際の子宮内膜との接着度は，動物種によって大きく異なります。イヌでは受精約20日後までは着床しないのに対して，ネコでは約13日後には着床します。

● また，霊長類では胚が子宮内膜深く侵入して着床するのに対して，イヌやネコではそれほど深く侵入しません（**偏心性** eccentric）。

● さらにウシなどの反芻動物では，**子宮小丘** caruncleという特殊な子宮内膜の突起の中に着床します。

● 着床後，**胎盤** placenta が形成されます。

*胚と胎児　全ての器官形成を終了するまでの受精卵を胚，器官形成が終了して主にサイズが大きくなる段階に達した胚を胎児といいます。

（4）胎盤の形成

● 受精からある程度の段階まで，胚は子宮腺からの栄養供給のみで発達することが可能ですが，その後さらに1つの個体として完全に発達するためには，母親からの酸素や栄養素の供給が必要となります。

● この役割を果たしているのが胎盤であり，この胎盤は妊娠の途中から出現して分娩に至るまでの短い間，母親と胚（胎児）を結ぶ架け橋となって胚（胎児）をさまざまな面で支え，分娩と同時にその役割を終える組織です。

● 着床した胚の周囲には，胚の発育のために子宮内膜が特殊に変化した組織が出現します。また，胚の周囲を取り囲んでいる胎膜（尿膜絨毛膜）にも変化が生じて，変化した子宮内膜と密着するようになり，胎盤を形成します。

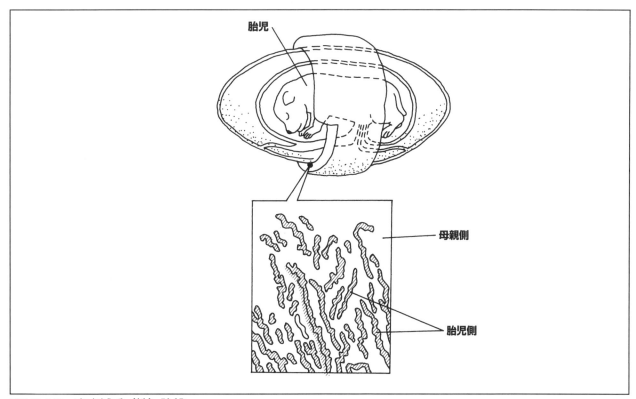

図13-16 内皮絨毛（性）胎盤

●母親と胚（胎児）はこの胎盤を通して，
　①胚（胎児）側の二酸化炭素（CO_2）を母親の血液へ排出し，母親の血液から酸素（O_2）を受け取る
　②胚（胎児）側の老廃物を母親の血液に排出し，母親の血液からブドウ糖，アミノ酸，脂質を受け取る
などの物質の交換を行います。

●胎盤の形態は動物種によって異なり，母親と胚（胎児）の血液循環の接近の程度によって分類されています。

●イヌおよびネコを含む肉食動物では，**内皮絨毛（性）胎盤** endotheliochorial placenta（図13-16）という胎盤を形成します。この型の胎盤では，母親の子宮内膜が胚（胎児）側の侵入を受けて，母親の毛細血管と胚（胎児）側の胎膜（尿膜絨毛膜）が接着します。

●この場合，胚（胎児）側の胎膜（尿膜絨毛膜）表面に存在する絨毛膜上皮の食作用によって，母親の子宮内膜が侵食され，最終的には母親の毛細血管は胚（胎児）側の膜に取り入れられてしまいます。

●最も複雑な型の胎盤は霊長類の**血絨毛（性）胎盤** hemochorial placenta という胎盤です（図13-17）。この型では，母親の子宮内膜と胚（胎児）側の胎膜（尿膜絨毛膜）との間に胎盤腔という腔があり，ここには母親の動静脈が開口して，母親の血液が直接噴き出されています。

●一方，胚（胎児）側の胎膜（尿膜絨毛膜）からは，胎盤腔に向かって細かな絨毛が樹枝状に伸びています。絨毛は，胎盤腔に満ちている母親の血液や吹き出される血液を介して物質の交換を行うことになります。

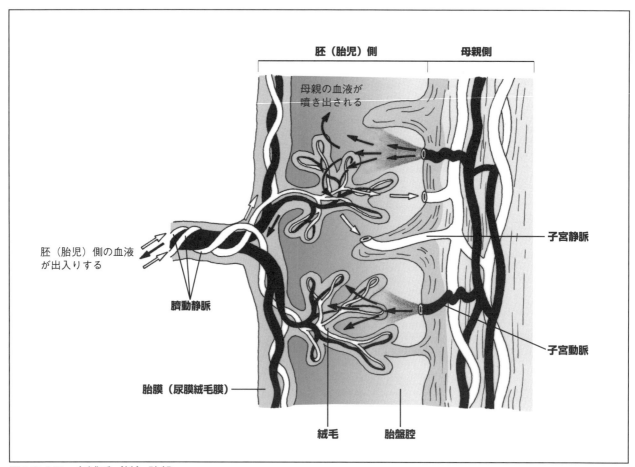

図13-17 血絨毛（性）胎盤

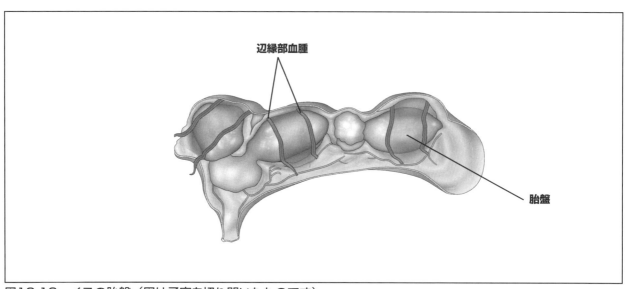

図13-18 イヌの胎盤（図は子宮を切り開いたものです）
イヌの胎盤は，卵子を包む胎胞の赤道面に内皮絨毛（性）胎盤が帯状に分布しています。胎盤辺縁に沿って辺縁部血腫が認められます。辺縁部血腫の部分では，母イヌの血管が断裂し，漏出した血液が溜っています。分娩時には，この血液のヘモグロビンが破壊されてウテロベルデンが生じるため，緑色を呈します。

表13-1 胎盤から分泌されるホルモン

ホルモンの種類	ホルモン名	主な作用
ステロイドホルモン	プロゲステロン progesterone（黄体ホルモン）	体温上昇ほか代謝作用 妊娠子宮のオキシトシン感受性の減弱
	エストロゲン estrogen（卵胞ホルモン）	胎児の発育促進 妊娠子宮のオキシトシン感受性の増強
	プロゲステロンとエストロゲンの協調	新しい妊娠の阻止 妊娠中の乳汁分泌抑制 妊娠維持のための子宮の増大 分娩準備のための産道の柔軟化
非ステロイドホルモン	リラキシン relaxin*	産道の軟組織の弛緩 プロゲステロンと協調して妊娠を維持
	絨毛性性腺刺激ホルモンCG**	妊娠黄体の維持
	胎盤性ラクトゲン placental lactogen	成長促進 乳腺の発達と乳汁分泌刺激

*　ブタ，ウシ，霊長類では妊娠中は黄体によって産生され，分娩前の黄体退行によって放出されます。
** 胎盤の絨毛組織から分泌されるホルモンで，ヒトでhCG，ウマでeCG（かつて妊馬血清性性腺刺激ホルモン pregnant mare's serum gonadotropin ［PMSG］と呼びました）などと呼ばれます。

●胚（胎児）と母親は，遺伝的に異なる2つの個体で，母親にとって胚は体内に移植された別の個体であるにもかかわらず，拒絶反応は引き起こされません。これは，母親と胚（胎児）が胎膜によって隔てられているためと，妊娠中には母親の抗体産生が低下することによるためであると考えられています。

（5）内分泌器官としての胎盤の役割

●胎盤は，母親と胚（胎児）の物質交換の役割を担う組織ですが，同時に，内分泌器官としての機能ももっていて，妊娠の維持や分娩に重要な役割を果たしています（図13-18）。

●胎盤から分泌されるホルモンで最も重要なものはプロゲステロンです。プロゲステロンは，妊娠の維持に不可欠なホルモンで，動物種によっては，妊娠の中〜後期には胎盤から分泌される量のみで妊娠を維持することが可能となるほど大量に分泌されます（表13-1）。

●また，妊娠後期に入り分娩が近づくにつれて，胎盤から多量のエストロゲンが分泌されるようになります。しかし，この分泌には胎盤だけではなく胎児の存在が不可欠です。

●正常な卵巣から分泌されるエストロゲンは，通常，プロゲステロンからいくつかの酵素反応を経て生成されています。しかし，胎盤にはこれらの酵素がないために，そのままではエストロゲンを産生することができません。

●そのため胎盤は，プロゲステロンの前駆物質を胎児に供給します。

●胎児の副腎皮質はこの物質を変換して胎盤に戻し，さらに胎盤で変換することによってエストロゲンを産生しているのです。

●このように，胎盤から分泌されるエストロゲンは，胎盤と胎児の共同作業（**胎児・胎盤単位** fetoplacental unit）によって産生されています。

●このため，母親の尿中に排泄されるエストロゲンの量から，胎児が順調に発育しているか否かを知ることが可能です。

●胎盤からは，動物種によって，このほかにも**リラ**

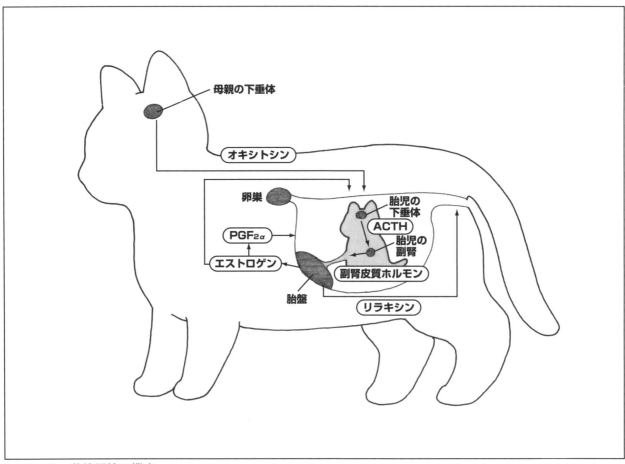

図13-19 分娩開始の機序

キシン relaxin，**絨毛性性腺刺激ホルモン** chorionic gonadotropin（**CG**），**胎盤性ラクトゲン** placental lactogen などが分泌されることが知られています。

7 分娩

（1）子宮の変化

●妊娠の進行に伴って胎児は成長し，子宮もまた肥大，伸張していきますが，妊娠の後半になると，徐々に分娩に備える変化を遂げていきます。

●分娩数週間前になると，エストロゲンの作用によって子宮筋内には**収縮性タンパク質** contractile protein という物質が産生され始めます。この物質は，子宮の収縮力を増加させる作用があります。

●また同時に，子宮平滑筋の筋線維同士の連絡（ギャップジャンクション gap junction）が密（tight）になり，収縮が子宮全体に伝わりやすい状態となります。最終的に，子宮は静止した器官から，収縮することのできる器官へと変化します。

●子宮の変化とは逆に，子宮頸管は徐々に弛緩して，胎児の排出が容易になるように変化していきます。

（2）分娩開始の機序

●分娩が開始されるためには，胎児の成長が不可欠ですが，さらに重要なきっかけとなるのは，胎児側の器官にあると考えられています（図13-19）。

●分娩が近づくにつれて，胎児の下垂体から分泌される副腎皮質刺激ホルモンに対する胎児の副腎皮質の感受性が高くなっていきます。やがて，胎児の副

腎皮質から副腎皮質ホルモンが分泌されるようになると，これが胎盤中の酵素を活性化させて，プロゲステロンからエストロゲンが産生され始めるようになります（前述）。

●エストロゲンの分泌の増加は**プロスタグランジン類** prostaglandins，特に**プロスタグランジン$F_{2α}$**（$PGF_{2α}$）の分泌を開始させます。

●$PGF_{2α}$は，分娩開始のカギとなる物質で，$PGF_{2α}$によって，子宮筋の収縮および子宮頸管の弛緩が開始されます。

●エストロゲンはまた，子宮筋を収縮させるもう1つのホルモン，オキシトシンの分泌にも関与することになります。エストロゲンの作用によって，子宮筋のオキシトシン受容体の形成が促進されます（6 内分泌系：6 オキシトシン　参照）。

●$PGF_{2α}$によって分娩が開始されて胎児が産道を通過し始めると，母親の下垂体後葉から多量のオキシトシンが分泌され，エストロゲンの作用によって感受性の高まっている子宮筋を強力に収縮させるため，分娩がさらに促進されるのです。

●分娩には，リラキシンというもう1つのホルモンが関与しています。イヌやネコでは，胎盤から放出されるリラキシンは，恥骨間靱帯を弛緩させる作用をもっています。胎児が産道を通過する際には，リラキシンの作用によって骨盤腔が最大限に拡張し，胎児の娩出が容易となります。

（3）分娩

●分娩は，おおよそ3つの段階に分けることができます。

①**分娩第一期** first stage of parturition
　胎児が子宮内口付近へ降りてくる段階で，$PGF_{2α}$，オキシトシンおよびリラキシンなどの作用によるものです。

②**分娩第二期** second stage of parturition
　実際に胎児が娩出される段階で，ホルモンの作用よりは，むしろ母親の腹圧（いきみ）によることが大きい段階です。

③**分娩第三期** third stage of parturition
　胎盤が排出される段階で，イヌ，ネコなどの多胎動物では，各胎児の娩出の後に，あるいは同時に胎盤が排出されます。単胎動物では胎児の娩出直後，あるいは数時間後に排出されます。

●分娩直後には，一過性に$PGF_{2α}$の大量放出（$PGF_{2α}$サージ）が引き起こされますが，これによって，子宮筋が収縮して子宮の大きさが小さく修正されます。

●娩出された新生児は，液体中（胎液中）から空気中である外部環境に適応することが必要となります。そのため，新生児の循環器系および呼吸器系は，娩出直後から外部環境に応じた変化を遂げます（9 循環器系：8 胎児循環　参照）。

第14章 炎症とオータコイド

●炎症とは起炎性刺激に始まり治癒に終わるすべての過程を指すものであり，静止した状態ではなく常に変化していく動的なものであるといえます。

●この炎症部位で合成，遊離され炎症反応を媒介する物質は**炎症性メディエーター** inflammatory mediatorsと呼ばれ，ヒスタミンやセロトニン（5-HT），ブラジキニン，エイコサノイド（イコサノイドともいう；プロスタグランジン類，トロンボキサン類，ロイコトリエン類），血小板活性化因子（PAF）などがあります。一般に，これらの物質群はオータコイドと総称されます。

●また，好中球やマクロファージなどのリソソームから遊離する**酸性ホスファターゼ**や**カテプシン**などの各種加水分解酵素も，細胞・結合組織融解やメディエーターの合成・遊離に関与し，炎症の継続に重要な役割を演じています。

●その他，炎症の過程では，**インターロイキン**（特にインターロイキン-1），**好酸球遊走因子（ECF）**や**好中球遊走因子（NCF）**，アナフィラトキシン，**活性酸素**，H_2O_2など多数のメディエーターが関与しています。

1　炎症の発現機構

●生体に順応できないような刺激，例えば細菌やウイルス感染，アレルギー，物理的（熱，外傷，放射線など）あるいは化学的（有害化学物質など）刺激などのいわゆる起炎性刺激が加わったときに，傷害を受けた組織の細胞構成成分から生成，遊離される物質を利用して，刺激に対する防御反応および傷害に対する修復反応が生じます。

●このように刺激・傷害という生体にとって有害な作用を積極的に利用して，傷害部位の修復，正常化に向けて生じる一連の反応が，**炎症** inflammationです。

2　炎症の過程

●炎症は，慢性炎症と急性炎症の2つに大きく分けられます。慢性炎症では病因が不明確でその経過も一定しないことがほとんどですが，急性炎症では刺激が加えられてからの数時間は特徴的なほぼ類似した経過をたどることが知られています。

●一般に，急性炎症の過程は次の3期に分けられます（図14-1）。

第1期：急性期で，**血管透過性亢進期**と呼ばれる時期です。

●刺激によってまず初期反応に関与するヒスタミン

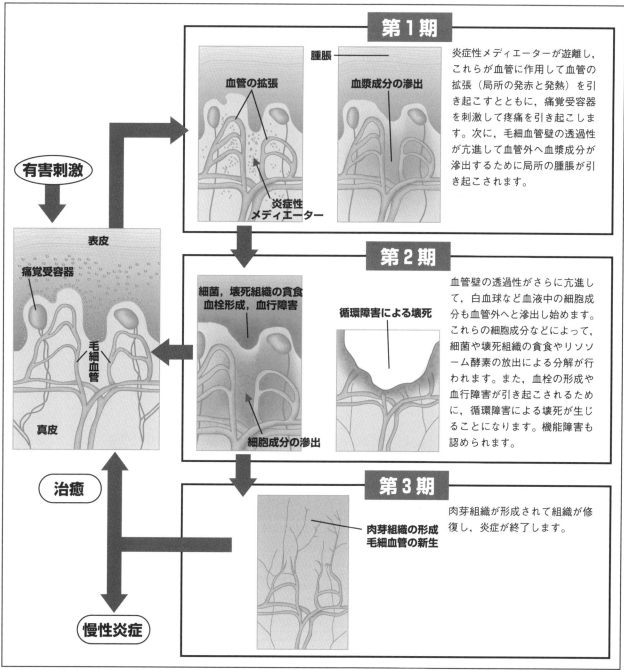

図14-1　炎症の過程

やセロトニンが遊離され，ついでブラジキニンなどが遊離されます。

●これらのメディエーターは，炎症部位の血管に作用して血管を拡張させるため，**発赤**や局所の**発熱**が生じます。また，痛覚受容器を刺激して**疼痛**を引き起こします。

●同時に，これらのメディエーターは，毛細血管の内皮細胞を一時的に収縮させ，内皮細胞間に間隙を形成します。

●さらに，内皮細胞間隙から血漿タンパクや液性成分が血管外に漏出して**浮腫（腫脹）**を生じます。また，その漏出物は神経を刺激するため疼痛の原因となります。

●この過程でPGEなどのプロスタグランジンも遊離

第14章　炎症とオータコイド　243

されますが，これらは単独に作用するというよりも他のメディエーターの作用を増強するような形で作用し，炎症反応を増幅すると考えられます。

● その他にも，ロイコトリエンやインターロイキン，アナフィラトキシンなど複数のメディエーターが関与しています。

第2期：白血球遊走期と呼ばれる時期です。

● まさに急性炎症のハイライトとでもいうべき時期です。

● 白血球，特に好中球が炎症部位の血管壁に付着し，次いで血管内皮細胞間隙を通って血管外へと遊走します。この白血球の遊走に関与するのが，NCFなどの遊走因子やロイコトリエンB_4，アナフィラトキシンなどです。

● 白血球は，細菌や異物などの生体外から入った物質や生体内の分解産物あるいは壊死組織などを貪食します。貪食できない物質については，リソソーム酵素を放出して分解します。

● このように白血球は炎症に対する防御反応および修復反応において重要な役割を演じていますが，その反面活性酸素を産生，放出し，これが組織傷害の原因となって炎症をさらに増悪させることにもなります。

● また，毛細血管などの微小血管では血小板が凝集，粘着して血栓を形成するため，血行（循環）障害をきたし，組織壊死を生じます。

● この時期には，**機能障害**などの症状が認められます。

第3期：増殖期と呼ばれる時期です。

● 急性炎症における修復反応が盛んな時期です。

● 第2期における遊走白血球は主として好中球ですが，その後単球が増加し，次いでリンパ球も浸潤してきます。

● 組織球や線維芽細胞の増殖およびコラーゲンや酸性ムコ多糖などの合成が促進されて，**肉芽**が形成されます。

● また，毛細血管の新生によって組織が修復され，炎症は終了し治癒します。

● しかし，起炎性刺激が除去されずに残ると，各期の炎症像が混在して慢性炎症に移行することがあります。

3 オータコイド

● 前述したヒスタミンやセロトニン，ブラジキニン，プロスタグランジン類をはじめとするエイコサノイドなどは，神経系における化学伝達物質や内分泌系におけるホルモンとはやや性格を異にすることから，**オータコイド** autacoidsと呼ばれる物質群として分類されます。

● オータコイドは，神経伝達物質にもホルモンにも属さない第3の情報伝達物質といえます。

● オータコイドとは，ギリシャ語の"Autos"（自己）と"Akos"（治療薬）に由来し，"自己を調節する物質"を意味しています。

● オータコイドは，極めて微量で強力な生理活性を示しますが，その生体内運命は比較的短く，作用も比較的短時間しか持続しません（神経伝達物質は遊離された後に直ちに失活するため生体内運命は極めて短いのに対して，ホルモンは全身循環に入るため血液中濃度は比較的長時間維持されます。オータコイドは両者の中間であり，たとえ血液中に入ったとしても肺循環を1回通過するだけで大部分は失活します）。

● また，その作用をおよぼす範囲は比較的限られて

表14-1　オータコイドの分類

分類	物質名		
アミン類	ヒスタミン		
	セロトニン		
ポリペプチド類	ブラジキニン		
	カリジン		
	アンジオテンシン		
	サブスタンスP	} タキキニン*	脳・腸管に多く存在。痛覚を伝える一次知覚神経伝達物質。サブスタンスK。
	ニューロキニンA		
	ニューロキニンB		
	エレドイシン		タコの唾液腺から同定。
	フィサレミン		カエルの皮膚から同定。持続性の血圧下降。
	ニューロテンシン		中枢・末梢に分布。血圧下降，血管拡張，平滑筋収縮，胃酸分泌抑制。
	ソマトスタチン		成長ホルモン分泌抑制，胃酸分泌抑制。
	VIP		消化管粘膜から分泌。中枢・末梢に分布。血管拡張，胃酸分泌抑制。
	オピオイドペプチド		内因性モルヒネ様物質。エンケファリン，エンドルフィン類。
脂質類	プロスタグランジン類		
	トロンボキサン類		
	ロイコトリエン類		
	血小板活性化因子		好中球などの炎症性細胞の膜にホスホリパーゼA₂が作用して産生される炎症のメディエーター。IgEによるアナフィラキシー反応，好中球遊走，血小板凝集など。

*タキキニンは平滑筋収縮作用（アセチルコリン，ヒスタミンの約100倍の活性），血管拡張作用，唾液・膵液分泌促進作用，利尿作用などを有しています。

おり（神経伝達物質の作用範囲よりは広いですが，ホルモンの作用範囲よりは狭いです），ほとんどのものが合成され遊離された部位の周辺でしか作用しません。そのため，**局所ホルモン** local hormonesと呼ばれることがあります。

●オータコイドには2つの遊離形式があります。1つは，ヒスタミンやセロトニンなどのように，それ自体が細胞内（顆粒）に貯蔵されていて，情報を受け取るとともに放出されるというものです。

●もう1つは，ブラジキニンやエイコサノイドなどのように，通常は前駆物質として存在していますが，情報を受け取ると酵素の活性化によって合成されるというものです。

●その化学構造や生理作用などはさまざまですが，なかには神経系において化学伝達物質として作用するものもあります。

●オータコイドは，化学構造から**アミン類**，**ポリペプチド類**および**脂質類**に分類されます（**表14-1**）。

4　ヒスタミン

●**ヒスタミン** histamineは，炎症性メディエーターとして作用するだけではなく，**化学媒介物質** chemical mediatorsとして種々の細胞反応を仲介します。すなわち，炎症やアレルギー反応だけではなく，胃酸分泌，そしておそらく中枢神経系において神経伝達物質として血圧，体温，痛覚などの調節に関与していると考えられます。

●ヒスタミンは，ほとんど大部分の哺乳動物のすべての組織中に存在します。組織中ではとくに肥満細胞に高濃度に存在するため，皮膚，腸管，粘膜，肺など多数の肥満細胞を有する組織中のヒスタミン濃度は特に高いといえます。

●また，血液中では肥満細胞と同様の機能を有すると考えられる好塩基球に高濃度に存在します。

●ヒスタミンは，アミノ酸の1つである**ヒスチジン** histidineの脱炭酸によって合成されます。この過程

第14章　炎症とオータコイド

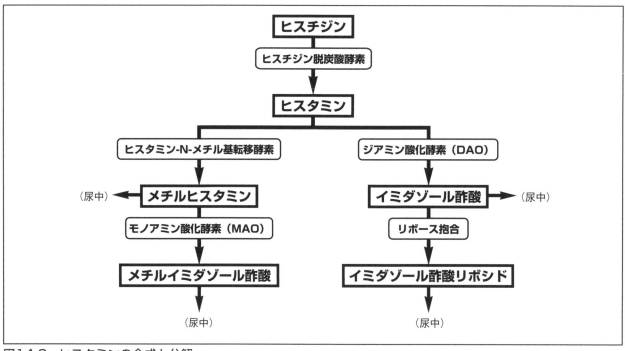

図14-2 ヒスタミンの合成と分解

は主として肥満細胞や好塩基球内で起こります（図14-2）。

●合成されたヒスタミンは，ヘパリンなどとの結合型として不活性な状態で細胞内顆粒（好塩基性顆粒）内に貯蔵されます。

●ヒスタミンの遊離は，風邪，アレルギーやアナフィラキシー，細菌毒素，ハチの針からの毒素，蛇毒，挫傷や打撲といった器械的刺激，熱，紫外線，放射線などの物理的刺激，ブラジキニンなどの生理活性物質，治療薬を含む多くの化合物によって引き起こされます。

●遊離したヒスタミンは，H_1およびH_2と名付けられた細胞表面に存在する受容体に結合して作用を発揮します。

●その主要な作用は，血管拡張作用，血管透過性亢進作用，気管支・腸管などの平滑筋収縮作用および胃酸などの外分泌亢進作用です。

●これらの作用のうち，気管支および腸管平滑筋収縮作用はヒスタミンがH_1受容体に結合することによって発現し，胃酸分泌亢進作用はH_2受容体に結合することによって発現します。血管拡張作用にはH_1受容体だけではなく，一部H_2受容体も関与しています。

●なお，中枢神経系にはH_3受容体が存在しますが，この受容体はヒスタミン遊離の調節（自己調節）と，交感神経からのノルアドレナリン（ノルエピネフリン）遊離の抑制に関与するといわれています。

5　セロトニン

●セロトニン serotoninは，ヒスタミンと同様に，炎症過程の初期反応にメディエーターとして関与しますが，それ以外にも複雑な数多くの生理作用を示すことが知られており，また機能不全に関与するともいわれています。

●セロトニンは，その化学構造が **5-ヒドロキシトリプタミン** 5-hydroxytryptamine であることから，**5-HT**とも呼ばれます。

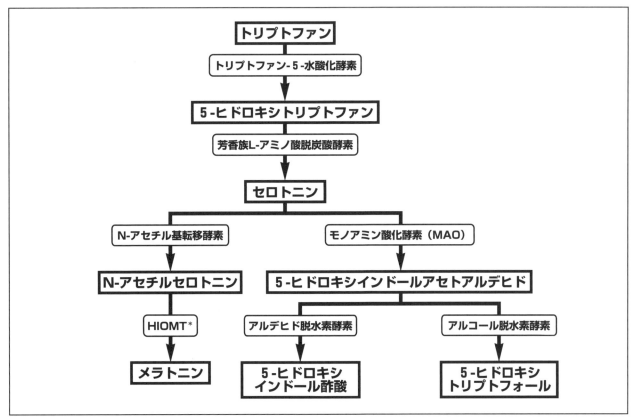

図14-3　セロトニンの合成と分解
*HIOMT：ヒドロキシインドール-O-メチル基転移酵素

●セロトニンは,哺乳動物だけではなく,トマトやバナナなどの野菜・果実をはじめとして,節足動物,腔腸動物,脊椎動物など動植物界に広く分布しています。

●哺乳動物では,生体内の総セロトニン量の約90％が,胃幽門部から大腸に至る腸管粘膜の腸クロム親和性細胞および腸クロム親和性細胞様細胞内で,合成され貯蔵されています。また,約8％が血小板中に存在しますが,血小板では合成は行われず,腸管粘膜から遊離したセロトニンを取り込んで貯蔵しています。残りの約2％は中枢神経系に広く分布しています。

●セロトニンは,必須アミノ酸のトリプトファンtryptophanから水酸化と脱炭酸の2段階の反応を経て合成されます（図14-3）。

●セロトニンは,循環器系,消化器系,呼吸器系および中枢神経系において,主として平滑筋と神経に対して促進的にあるいは抑制的に作用し,種々の反応を引き起こします。また,その反応には動物種差,個体差,臓器差などが多くみられ,さらに動物の生理的状態によっても差違がみられるため,セロトニンの作用は多彩で複雑なものとなっています。

●これらの作用はセロトニンが,ヒスタミンと同様に,受容体に結合することによって発現します。現在,セロトニンの受容体は$5\text{-}HT_1$〜$5\text{-}HT_7$の7つに大別されていますが,それら受容体のサブタイプの存在も知られています。しかし,この受容体の分類については,未だ明らかにされたとはいえません。

●生体内におけるセロトニンの重要な役割は,中枢神経系においてセロトニン作動性神経（5-HT作動性神経）の化学的伝達物質として作用することです。セロトニンを含有する神経細胞体は脳幹の縫線核という部位に多く存在しており,視床下部,辺縁系,新皮質,脊髄などの機能に大きく影響していると考えられます。すなわち,睡眠,体温調節,摂食行動,攻撃行動,精神機能などに重要な役割を演じている

第14章　炎症とオータコイド

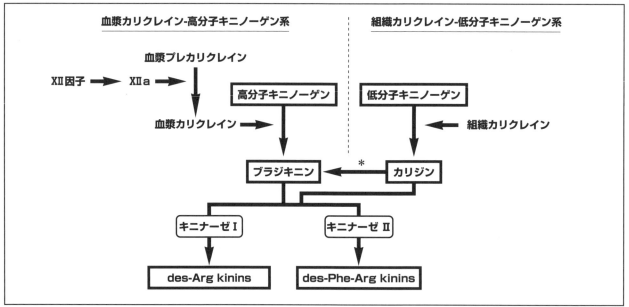

図14-4 ブラジキニンとカリジンの合成と分解
*アミノペプチダーゼ

●一方，腸管粘膜のクロム親和性細胞のセロトニンは，腸管運動の調節や分泌・吸収機能に関与しているといわれています。

●また，血小板に含有されるセロトニンは，血小板凝集の際に遊離されますが，セロトニンの凝集作用は弱く，その生理的な意義については不明な部分が少なくありません。

●なお，セロトニンの一部は松果体においてメラトニン melatoninに変化します。このメラトニンは日内リズムに関与している松果体ホルモンです。

6 ブラジキニン

●**ブラジキニン** bradykininは，ヒスタミンと類似の作用を示す血管拡張性のペプチドです。

●ブラジキニンは，血漿タンパクのα_2グロブリン分画にある不活性な前駆物質である**キニノーゲン** kininogenに**カリクレイン**kallikreinが作用して合成されます（図14-4）。

●キニノーゲンは，血漿や組織液中に存在する糖タンパクで，高分子キニノーゲン（ウシで分子量約76,000）と低分子キニノーゲン（分子量約48,000）の2種類があります。

●一方，カリクレインにも血漿カリクレインと外分泌腺（膵臓，唾液腺，汗腺，腎臓，腸管壁，好塩基球などすべての組織に広く分布しています）由来の組織カリクレインの2種類があります。

●正確に言うと，ブラジキニンは高分子キニノーゲンに血漿カリクレインが作用することによって合成されます。

●また，低分子キニノーゲンに組織カリクレインが作用することによって，ブラジキニンと非常に類似した作用を示す**カリジン** kallidin（**リジルブラジキニン** lysylbradykinin）が合成されます。さらに，このカリジンにアミノペプチダーゼが作用することによってもブラジキニンが合成されます。

●ブラジキニンやカリジンの生体内運命は極めて短

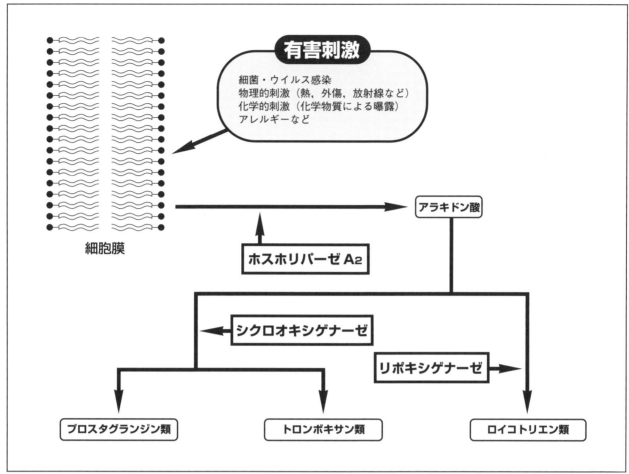

図14-5 エイコサノイドの合成
有害刺激を受けると，細胞膜のリン脂質からアラキドン酸が遊離され，このアラキドン酸からエイコサノイドが合成されます。

く，通常肺循環を1回通過すると，約80〜90%が分解されてしまいます。

●これらの分解に関与する酵素はキニナーゼ kininaseと呼ばれ，赤血球や白血球などに存在するキニナーゼⅠと肺やその他の血管壁に存在するキニナーゼⅡの2種類があります。キニナーゼⅡはアンジオテンシン変換酵素とまったく同じ酵素です（6 内分泌系：9 副腎のホルモン 参照）。

●ブラジキニンの受容体には，B_1とB_2の2種類があります（現在のところ，B_3受容体の存在については否定的です）が，B_1受容体は平滑筋収縮および外傷や病的な侵襲に関与し，B_2受容体はブラジキニンのほとんどすべての作用を仲介します。

●ブラジキニンは強力な血管拡張物質で，ヒスタミンの約10倍の強さで血管を拡張させ，血圧を低下させます。

●また，血管透過性亢進作用や平滑筋収縮作用を示すほか，知覚神経終末に作用して疼痛を発現させます（発痛作用）。

7 エイコサノイド

●アラキドン酸を前駆物質とする**プロスタグランジン類** prostaglandins，**トロンボキサン類** thromboxanes，**ロイコトリエン類** leukotrienesは，いずれも炭素数20の不飽和脂肪酸の誘導体であり，**エイコサノイド** eicosanoidsと呼ばれます。

●細胞膜に，細菌やウイルス感染，アレルギー，物

表14-2 主なエイコサノイドの作用

PGA	血管拡張 血圧下降 胃酸分泌抑制 子宮平滑筋弛緩 尿量およびNa$^+$, K$^+$排泄増加 エリスロポエチン放出促進

PGD$_2$	気管支平滑筋収縮 血小板凝集抑制 レニン分泌促進 睡眠誘発

PGE	血管拡張 血圧下降 血管透過性亢進 気管支平滑筋弛緩 胃酸分泌抑制 消化管縦走筋収縮 消化管輪状筋弛緩 腸管運動亢進 子宮平滑筋収縮 尿量およびNa$^+$, K$^+$排泄増加 レニン分泌促進 ADHによる水の再吸収阻害 ACTH，成長ホルモン，プロラクチン，ゴナドトロピンなどの分泌促進 副腎皮質ホルモン，甲状腺ホルモン，インスリン分泌促進 エリスロポエチン放出促進 脂肪分解抑制 痛覚過敏 発熱作用 血小板凝集抑制（E$_1$）

PGF$_{2\alpha}$	血管収縮（一部動物種を除く） 血圧上昇 気管支平滑筋収縮 消化管平滑筋収縮 子宮平滑筋収縮 プロラクチン，ゴナドトロピン分泌促進 黄体退行（プロゲステロン分泌抑制）

PGG$_2$ PGH$_2$	血管拡張あるいは収縮 気管支平滑筋収縮 血小板凝集誘発

PGI$_2$	血管拡張 血圧下降 血管透過性亢進 気管支平滑筋弛緩 胃酸分泌抑制 尿量およびNa$^+$, K$^+$排泄増加 レニン分泌促進 血小板凝集抑制 痛覚過敏

TXA$_2$	血管収縮 気管支平滑筋収縮 腎血流量減少 血小板凝集誘発

LTB$_4$	白血球遊走 白血球活性化 血管透過性亢進

LTC$_4$ LTD$_4$	血管収縮（冠状動脈，肺動脈） 血管透過性亢進 気管支平滑筋収縮 消化管平滑筋収縮

●理的（熱，外傷，放射線など）あるいは化学的（有害化学物質など）刺激などの有害刺激が加わったり，細胞膜の受容体に伝達物質やホルモンが結合すると，細胞膜の**ホスホリパーゼA$_2$** phospholipase A$_2$という酵素が活性化されます。

●このホスホリパーゼA$_2$によって，細胞膜の構成成分であるリン脂質から**アラキドン酸** arachidonic acid が遊離されます（図14-5）。

●このアラキドン酸からエイコサノイドが合成されるわけですが，その合成経路は大きく2つに分かれます。

●1つは，アラキドン酸に**シクロオキシゲナーゼ** cyclooxygenase*という酵素が作用することによって始まる反応系で，プロスタグランジン類，トロンボキサン類が合成されます。

*シクロオキシゲナーゼ COXと略されます。現在，COX-1, COX-2, COX-3の3種類が確認されています。COX-1は主に胃粘膜や腎臓で，COX-2は主に炎症部位でそれぞれプロスタグランジン類の合成に関与しています。

●もう1つは，アラキドン酸に数種類の**リポキシゲナーゼ** lipoxygenase という酵素が作用することによって始まる反応系で，ロイコトリエン類が合成されます。

●このようにして生体内では前駆物質のアラキドン酸から多数のエイコサノイドが合成されますが，その合成経路は滝がいく筋にも分かれて流れるさまにみえることから，**アラキドン酸カスケード** arachidonate cascadeと呼ばれることがあります。

●エイコサノイドは，その基本的化学構造の違いによって分類されます。プロスタグランジン類は（五員環につく置換基の違いによって）PGA 〜 PGJに，トロンボキサン類はTXAとTXBに，ロイコトリエン類は（酸素原子あるいはシステインを含むペプチドの結合状態によって）LTA 〜 LTFに大きく分類されます。さらに，細かい化学構造の違いによって，例えばPGE_2や$PGF_{2\alpha}$，TXA_2やTXB_2，LTB_4やLTE_4などに細分されます。

●また，PGI_2は**プロスタサイクリン**prostacyclinとも呼ばれます。

●エイコサノイドは，合成されると直ちに細胞外に遊離されて種々の生理作用を発現するため，局所に貯蔵されることはほとんどありません。

●遊離されたエイコサノイドは，原則として他のオータコイドと同様に，それぞれ特異的な受容体を介して作用を発現します。

●生体内では極めて速やかに分解され，その作用は数秒〜数分間程度しか持続しません。

●エイコサノイドは，同一の前駆物質から合成されるのにもかかわらず，その作用は化合物によって著明に異なり，しばしば相反する作用を示すことがあります。

●また，動物種，用量，作用部位などの違いによっても，その作用に質的あるいは量的な差違がみられることがあります。

●こうしたことから，エイコサノイドの作用は，極めて多種多様で複雑なものになっています（**表14-2**）。

8 血小板活性化因子

●**血小板活性化因子** platelet-activating factor（**PAF**）は，血小板，好中球，好塩基球，好酸球，マクロファージ，肥満細胞，血管内皮細胞，腎糸球体間質細胞（腎メサンギウム細胞）などにおいて，細胞膜のリン脂質から合成されます。

●血小板に対する活性化作用，すなわち血小板凝集を促進させる作用だけではなく，各組織細胞膜上のPAF受容体を介して種々の細胞を活性化させる作用も示します。

●しかし，エイコサノイドとは異なり，特定の細胞で合成されるため，その生理学的あるいは病理学的機能はかなり限定されたものとなっています。

●PAFは，強力な血管拡張作用や血管透過性亢進作用，好中球・好酸球・単球の強力な化学遊走因子としての作用などを有しており，炎症やアレルギー反応などに関与するメディエーターとしても注目されています。

第15章 体温の調節

1 体温

●生体機能の多くは，化学的反応や物理的運動の過程によって成り立っていますが，これらは温度の変化に影響を受けやすく，一定範囲以外の温度ではその反応や運動に支障をきたします。そのため，**体温** body temperature の変化は，生体内各組織の機能に大きな影響を与える重要な原因の1つとなります。

●体温が低下していくと，代謝過程も遅くなっていきます。また，体温が上昇していくと，生体内のタンパク質が変性を開始し，致命的な影響がもたらされることがあります（44℃を越えると熱凝固するタンパク質もあります）。

●生体には，これらの事態を招かないよう体温を一定範囲に保とうとする**体温調節** thermoregulation の機能が備わっています（図15-1）。

(1) 変温動物と恒温動物

●環境温度で体温が変動してしまう**変温動物** poikilotherm の場合，"日なたぼっこ"や"日陰に入る"などといった**行動**によって，ある程度の体温コントロールを行っています。

●一方，ほ乳類および鳥類などの**恒温動物** homo(io)therm の場合には，生体内で栄養素の代謝によって作り出されるエネルギーの多く（約60％）を熱エネルギーとして体温維持に費やしているために，環境温度がかなり変化しても体温を一定に保つことが可能です。

●しかし，恒温動物はこれらのエネルギーを得るために，採食を常に行って栄養素を吸収し続ける必要があります（変温動物に比較して，恒温動物の**基礎代謝率** basal metabolic rate が大きいのはこのためです）。

(2) 生体内の温度分布

●代謝によって産生された熱エネルギーは，循環系によって生体全域に伝達されますが，たとえ恒温動物であったとしても，生体内の温度は環境温度に影響されるため，通常，生体の深部に近いほど温度が高く，表面に近いほど温度が低くなります。

●頭部，胸腔，腹腔など生体深部の温度を**核心温度** core temperature といいます。核心温度はほぼ一定に保たれていますが，その範囲は，環境温度によって変動します（図15-2）。

●また，四肢の温度は，体幹部に近いほど高く，末端に向かうほど低くなっています。これは，動脈系および静脈系による対向流熱交換作用＊によるもので，核心温度を保持するのに役立っています。

＊対向流熱交換作用　高温環境の場合，皮膚血管床を流れる血液は表在性の静脈を，寒冷環境の場合には深部の静脈を通って中心部へと戻ります。また，熱は暖かい動脈血から冷たい静脈血へと移動して中心部に戻ります。

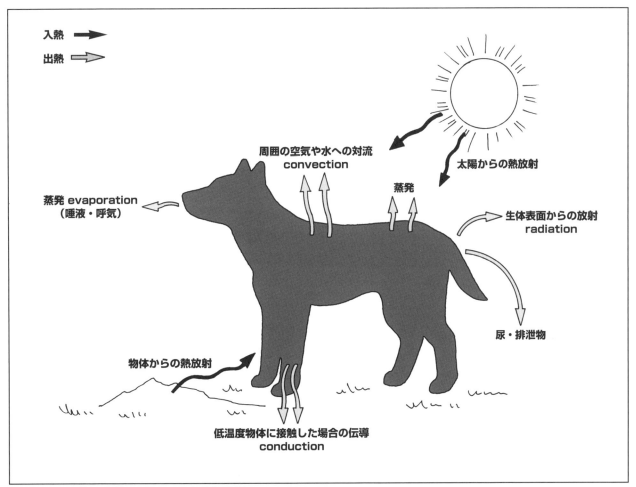

図15-1　入熱，出熱のバランスと体温調節

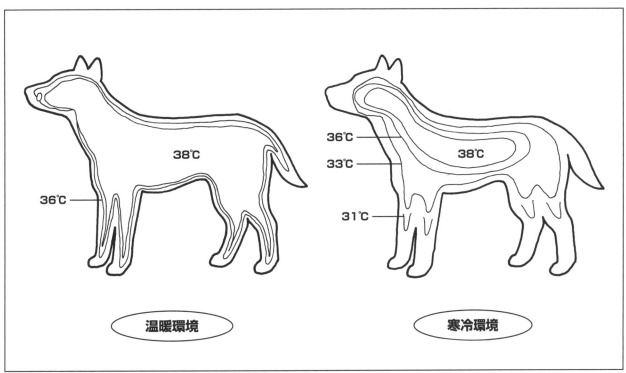

図15-2　外部環境による核心温度の差

第15章　体温の調節

2　体温調節の仕組み

●恒温動物における体温の調節は，熱エネルギーの産生および生体内への入熱と，生体からの出熱のバランスによって調節されていることは前述しましたが，これらのバランスが乱れ，平均体温が変化したりその可能性のある場合，生体は体温を保とうとします。

●体温変化の受容器は，中枢神経（視索前野），皮膚およびいくつかの内臓に分布していて，これらの受容器からの情報は視床下部で統合されて以下のようなさまざまな体温調節が行われます。

●また生体は，快適な温度の場所に移動したり，体勢を変化させるなど，**行動**による体温調節も行います。

（1）生体内における熱の産生

●寒冷環境では，生体は皮膚の血管を収縮させ流れる血液の量を減少させて体温の損失を防ごうとします。また，**立毛** piloerection や冬毛を成長させたり，皮下脂肪を厚くすることによって体温を保とうとします。

●運動することも，筋肉による熱産生が増加して体温の保持に役立ちます。

●**ふるえ** shivering は，熱の産生に非常に有効な手段の1つです。ふるえは，骨格筋の伸筋と屈筋の同時収縮が細かい周期で規則的に繰り返される運動で，筋肉による運動を伴わないために，産生されるエネルギーのほとんどを熱エネルギーとして体温の保持に使用することが可能です。

●慢性的な寒冷環境に曝されると，生体は基礎代謝そのものを増加させて体温を保とうとします。代謝の増加は，サイロキシンの分泌増加やアドレナリン（エピネフリン），ノルアドレナリン（ノルエピネフリン）などの脂肪代謝*に対する作用によって媒介されます。

*小動物の肩甲骨間には褐色脂肪 brown fat というミトコンドリアに富んだ特殊な脂肪があります。アドレナリン（エピネフリン）やノルアドレナリン（ノルエピネフリン）は，特にこの褐色脂肪における代謝を増加させて熱を産生します。

（2）生体外への出熱

●高温環境では，**汗腺** sweat gland が活性化されて**発汗** sweating が引き起こされます。発汗は，真皮に分布した汗腺から汗が分泌される現象で，汗中の水分が蒸発することによって体温の低下を招きます*。（ただし，汗腺のほとんど発達していないイヌとブタでは，発汗は体温調節にはほとんど役立ちません。また，ウサギ類とげっ歯類には汗腺がありません。）

●発汗と同時に，**あえぎ** panting も開始されます。あえぎは呼気中から水分を蒸発させるための呼吸で*，呼吸の仕事量は最小限に抑えられているために熱の発生がありません（ただし，ウサギ類とゲッ歯類ではあえぎができません）。

*1ℓの水（汗や呼気中の水分）が水蒸気になるために580kcalの体熱を奪います。

（3）発熱

●**発熱** fever とは，体温調節中枢の機能が異常となり，体温調節中枢が通常より高い体温を"正常な体温"と認識してしまう状態と考えられています。

●発熱は，多くの場合感染によって引き起こされます（組織破壊，炎症，悪性疾患，発熱物質なども原因となります）。細菌の毒素，真菌およびウイルスが，外因性発熱物質として，生体内の白血球（マクロファージ）に作用して内因性発熱物質（インターロイキン1）を産生させます。これが体温調節中枢に作用してプロスタグランジンの産生を促します。このプロスタグランジンが温感受性ニューロンの感受性を低下させるとともに，冷感受性ニューロンの感受性を上昇させて発熱を引き起こすのです（図

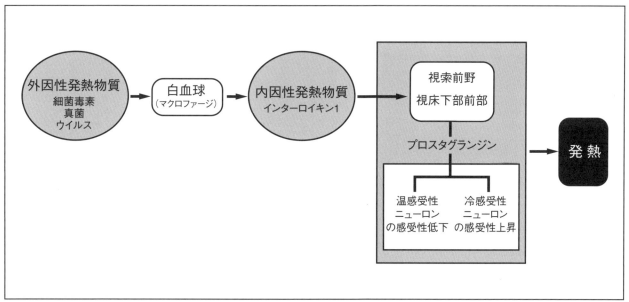

図15-3　発熱の仕組み

15-3)。

● プロスタグランジンの合成阻害作用をもつアスピリンが解熱薬として用いられるのは，この仕組みのためです。

第16章 Clinical point of view

(1) 輸液(補液)療法：体液そのものの治療(表16-1)
(1 生体を構成する要素　参照)

●生体を形成する細胞にとって，細胞外液は細胞自身の生活環境の全てです。そのため，細胞外液に何らかの変化が生じた場合，細胞自身にも何らかの変化が生じるのは当然で，細胞内液へもその影響は波及し，細胞は正常に機能することが不可能になります。そして，それはやがて生体全体にも重大な影響を及ぼすことになるのです。

●**輸液(補液)療法** fluid therapy は，細胞外液に何らかの異常が生じた場合や，今後異常の生じる可能性のある場合に行われる細胞外液(体液)そのものの治療で，量，成分，pHなどといった細胞外液の異常に応じて，生体外からそれらを是正する物質を投与します。

●たとえ輸液以外の治療を行ったとしても，細胞そのものの機能に何らかの異常が生じた場合には，生体は治療に反応しません。輸液によって細胞の機能を正常に保つことで，初めて，さまざまな治療が有効に行われるのです。輸液は全ての治療の基本となるものといえるでしょう。

●輸液は，以下のような場合に，それぞれの原因に応じた輸液剤を用いて行われます。

①水分の減少(脱水)
　嘔吐，下痢，やけど，発汗，多尿，手術などによって，体液中の水分が減少した場合。

②電解質の欠乏およびアンバランス
　嘔吐，下痢，やけど，発汗，外傷，手術などによって，低カリウム血症，低ナトリウム血症，低カルシウム血症，アシドーシス，アルカローシスなどに陥った場合。

③局所への体液移動および貯留
　外傷，やけど，腹水・胸水，肝不全，腎不全，ショック，浮腫などによって，体液の分布に異常が生じた場合。

④出血
　外傷，手術などによって，体液(血漿または血球)を喪失した場合。(血液そのものの輸液は輸血といいます。)

⑤栄養補給
　経口・経腸栄養が不十分，不可能または望ましくない場合。

⑥その他

●ところで，血漿の浸透圧は約280mOsm*ですが，これと同じ浸透圧を**等張** isotonic，低い場合を**低張** hypotonic，高い場合を**高張** hypertonic といいます。輸液剤も，この浸透圧によって使い分けることがあります。

●等張の輸液剤で最もポピュラーなのは，生理食塩水(生食：0.9%NaCl)です。生理食塩水は血漿と同じ浸透圧のため，主に循環血液が減少した際の輸液に用いられます。

●低張の輸液剤は，一般的に血漿1/2～1/3の浸透圧に調整されています。水分を多く含むため，主に脱水の治療に用いられています。なお，5％ブドウ糖

表16-1 輸液剤の種類

種類	使用目的
糖質輸液剤	水分の補給
電解質輸液剤	水分の補給，電解質の補給と電解質バランスの改善
血漿増量剤	出血性ショック，熱傷，低タンパク血症による浮腫などの治療
浸透圧利尿剤	浸透圧利尿，脳圧降下および眼圧降下
アミノ酸輸液剤	必須アミノ酸の補給，窒素バランスの改善
脂肪乳剤	エネルギー源の補給，必須脂肪酸の補給
高カロリー輸液剤	エネルギー源の補給

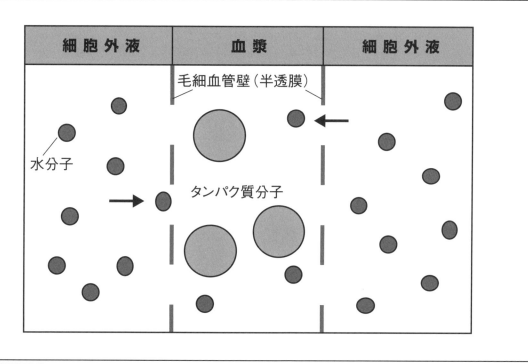

図16-1 膠質浸透圧

液も血漿と同じ浸透圧ですが，実際に投与されるとブドウ糖が代謝されてしまうため，低張液を投与したのと同じことになります。

*ミリオスモル，浸透圧の単位。

（2）膠質浸透圧（図16-1）
（1 生体を構成する要素 参照）

●血漿と間質液（組織液）は，毛細血管壁という半透膜によって隔てられています。そのため，血漿と間質液との間に濃度差が生じると，2つの液体の濃度差をなくそうとする力が働きます。

●ところで，血漿は間質液と比較すると，アルブミンなどの血漿タンパク質の濃度が高くなっています。タンパク質は大きな分子なので，半透膜である毛細血管壁を通過することができません。

●したがって，主に間質液中の水分子が血漿中に移

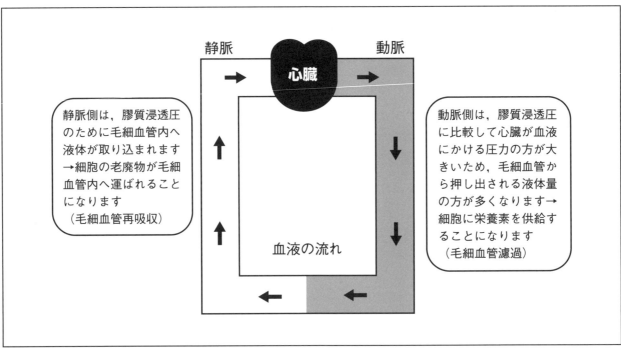

図16-2 毛細血管再吸収と毛細血管濾過

動して，血漿中のタンパク質濃度を低くしようとします。結果的に，タンパク質の存在が水分子を移動させることになるのです。このように，タンパク質によって生じる浸透圧を**膠質浸透圧（コロイド浸透圧** oncotic pressure）といいます。

●ところで，膠質浸透圧だけを考えると，血漿中に水分子がどんどん移動してしまうことになります。しかし実際は，動脈には心拍による圧力がかかるために，水分子や毛細血管壁を透過可能な物質が間質液中に漏出し，全体としてはバランスがとれています。

●これらの仕組みは，生体における栄養素の補給や老廃物の排泄に役立っています（**毛細血管再吸収と毛細血管濾過：図16-2**）。

（3）浮腫
（1生体を構成する要素　参照）

●肝臓や腎臓の疾患ではさまざまな症状がみられますが，その1つに**浮腫** edema（細胞外液量，とくに間質液量が増加して，全身性あるいは局所性にいわゆる"むくんだ"状態になること）があります。

●血漿中のタンパク質で，膠質浸透圧を維持するために重要な役割を演じているアルブミンは，肝臓において産生されています。

●肝臓の機能が低下すると必然的にアルブミンの産生される量も低下し，血漿中のアルブミン量も低下するため，膠質浸透圧の低下を招きます。膠質浸透圧が低下すると，水分子が毛細血管壁から血管外へと多量に移動して，間質液の量が異常に多くなるために，浮腫が生じるのです。

●また，腎臓の機能が低下すると，本来，尿中にはほとんど排泄されないはずのアルブミンなどのタンパク質が，尿中に大量に排泄されてしまいます（タンパク尿）。そのため，血漿中のタンパク質濃度が低下して，肝臓の場合と同様に浮腫が生じます。

（4）股関節形成不全（図16-3）
（2骨格系　参照）

●**股関節形成不全** hip dysplasia は，寛骨臼が浅い

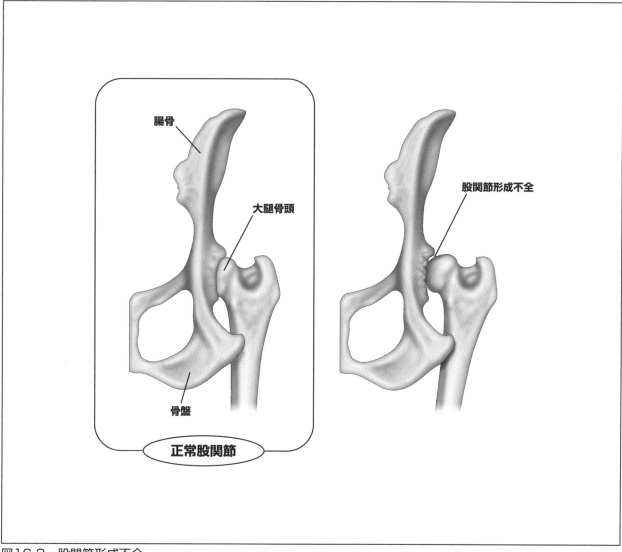

図16-3 股関節形成不全

ために大腿骨頭が亜脱臼を引き起こしたり，変形した状態をいいます。大型犬および超大型犬に多くみられ，遺伝的要素が大きいとされています。

(5) 膝蓋骨脱臼 (図16-4)

(2骨格系　参照)

●膝蓋骨脱臼 patellar luxation はイヌに多く発生する代表的な外科的疾患の1つで，膝蓋骨が正常な位置から逸脱した状態をいいます。

●ほとんどの場合，小型犬の内方脱臼ですが，まれに大型犬の外方脱臼もみられます。股関節や脛骨の異常を伴うこともあります。

(6) 前十字靱帯断裂 (図16-5)

(2骨格系　参照)

●前十字靱帯断裂 rupture of anterior cruciate ligament は，イヌに多く発生する代表的な外科的疾患の1つで，特に運動量の激しい大型犬や，肥満犬に多く見られます。小型犬の場合は，膝蓋骨脱臼に関連していることが多いようです。

第16章　Clinical point of view

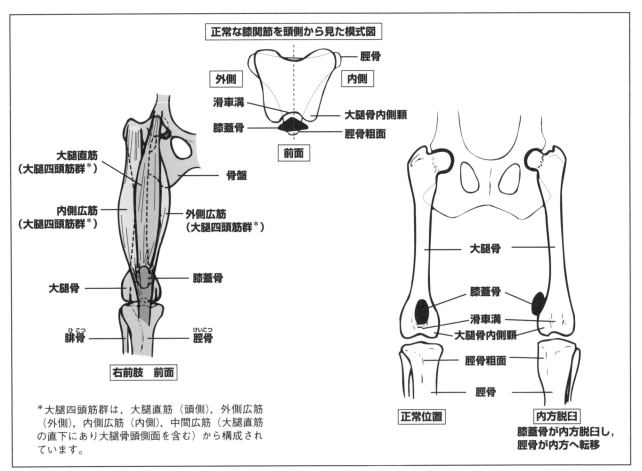

図16-4 膝蓋骨脱臼

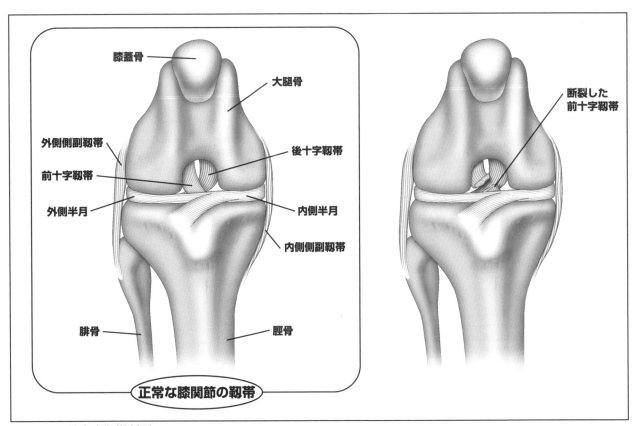

図16-5 前十字靱帯断裂

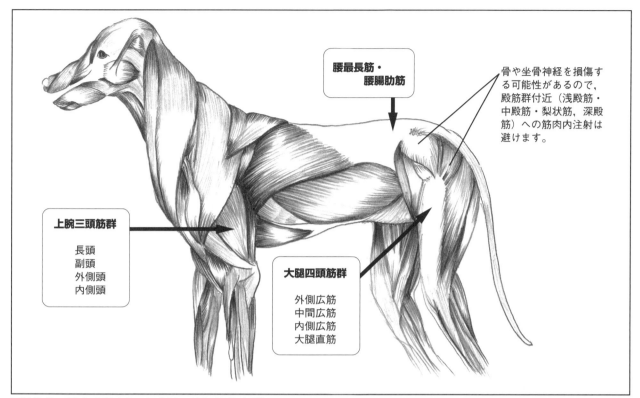

図16-6 筋肉内注射によく用いられる筋肉群
ネコでは2mℓ，イヌでは5mℓを限度として投与します。

(7) 筋肉内注射によく用いられる筋肉群（図16-6）
（3 筋肉系 参照）

(8) 椎間板ヘルニア（図16-7）
（4 神経系 参照）

●椎間板の変性によって，椎間板の中心にあるゼラチン様物質の髄核が脱出したり（ハンセンⅠ型），あるいは椎間板の線維輪が突出して（ハンセンⅡ型），脊髄が圧迫された状態を**椎間板ヘルニア** hernia of intervertebral disc といいます。通常，頸椎，胸椎の後方部位および腰椎の前方部位に多発します。

●椎間板ヘルニアの症状は，椎間板が突出した脊髄の部位や，脊髄の圧迫程度によって異なり，さまざまな障害を引き起こします。

(9) 白内障（図16-8）
（5 感覚器 参照）

●水晶体は透明で，主に水分とタンパク質から形成されています。加齢，遺伝，外傷，栄養状態，糖尿病などの代謝異常などによって水晶体のタンパク質の透明性を維持できなくなると，水晶体や水晶体嚢が白濁し，**白内障** cataract を引き起こします。

●発症当初，視力は正常ですが，徐々に障害を受け，最終的には水晶体全体が白濁します。緑内障を併発することもあります。

(10) 緑内障（図16-9）
（5 感覚器 参照）

●正常な眼房水は，毛様体突起で産生された後，後房，前房を経由して虹彩角膜角から眼球外へと流れ，眼球内の圧力を一定に保っています。

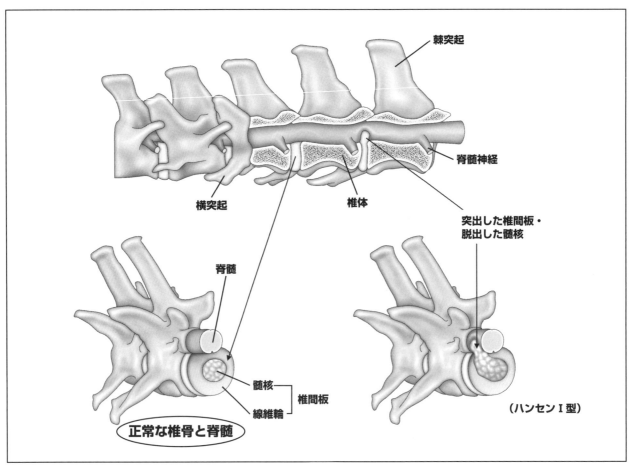

図16-7 椎間板ヘルニア

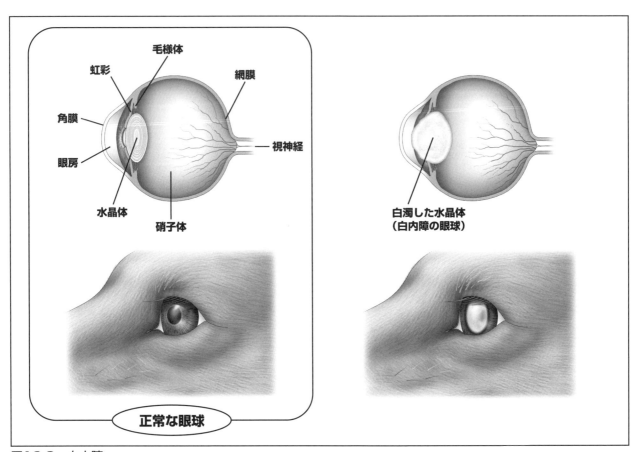

図16-8 白内障

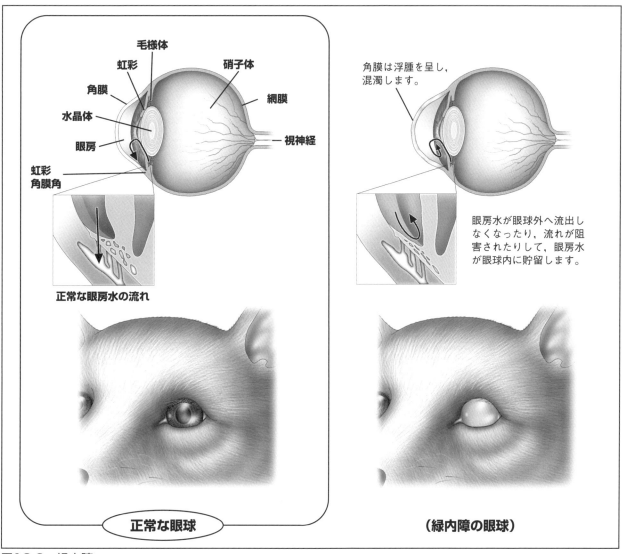

図16-9　緑内障

●**緑内障** glaucoma は，水晶体の脱臼，前ブドウ膜炎（虹彩と毛様体の炎症），外傷，腫瘍などのさまざまな原因によって，眼房水の流れが阻害され，眼球内圧が上昇するために引き起こされます。原因不明の場合もあります。

●眼球の疼痛，視神経障害による視力低下および視野異常がみられ，放置すると失明します。両側性に発生することが多いようです。

（11）低カルシウム血症

（6 内分泌系　参照）

●ビタミンDの不足に限らず，何らかの原因によっ

て血中カルシウム濃度が低下すると，不随意的筋肉痙攣を主徴とするいわゆる**テタニー** tetany 症状が引き起こされます。産後に認められる子癇（産褥性痙攣）も低カルシウム血症の1つです。

（12）クッシング症候群

（6 内分泌系　参照）

●**クッシング症候群** Cushing's syndrome は，糖質コルチコイドが過剰分泌されることによって引き起こされる症候群で，多飲多尿，元気消失，腹部下垂，皮膚のひ薄化・乾燥，両側性の脱毛などがみられ，感染症に罹患しやすくなります。医原性の原因（糖質コルチコイド製剤の長期間投与）によっても発現

します。

● なお，副腎皮質が機能不全に陥ると，**アジソン病** Addison's disease が発生します。症状としては，脱力感，抑うつ，嗜眠，虚弱化，食欲不振，削痩などがみられますが，動物ではまれです。

(13) 糖尿病

（6 内分泌系　参照）

● **糖尿病** diabetes mellitus とは，何らかの原因によってインスリンの産生・分泌が不足した場合や，インスリンの作用に障害をきたした際に引き起こされるさまざまな病態の総称です。

● インスリンが不足すると，血中ブドウ糖が細胞内に取り込まれないため血中濃度が上昇します。

● そのうえ，インスリンの不足は肝細胞内におけるアミノ酸からのブドウ糖合成（糖の新生）を促進するため，合成されたブドウ糖は血中に移行して，さらに血中ブドウ糖濃度の上昇を招くことになります。

● 通常，血中のブドウ糖は腎臓の糸球体で濾過されますが，そのほぼ100％は尿細管から再吸収されて生体内に戻されます（12泌尿器系：3尿生成の仕組み　参照）。

● しかし，血中のブドウ糖濃度が非常に高く，尿細管からの再吸収の能力の限界（最大輸送量TmG）を超えている場合，過剰なブドウ糖は尿中に排泄されて，いわゆる糖尿を引き起こすことになるのです。

● この際，インスリン不足によって細胞のエネルギー源であるブドウ糖が大量に血液中に放出されるために，細胞外には多量のブドウ糖が存在するのにもかかわらず，多くの細胞内ではブドウ糖が不足して"飢餓状態"に陥ります（**図6-26**）。これが糖尿病のさまざまな症状を引き起こす原因です。

● 前述したように，インスリンの不足はケトン体の合成を促進させるため，ケトーシスを引き起こします。これに代謝性アシドーシス（1生体を構成する要素：3組織　参照）やさまざまな合併症が加わると，糖尿病の症状は非常に複雑かつ重篤なものとなります（糖尿病に認められるケトーシスに代謝性アシドーシスを併発した状態を**ケトアシドーシス** ketoacidosis といい，非常に複雑な病態と重篤な症状を呈します）。

● ヒトの糖尿病は，その発生機序の違いから以下のように分類されています。

① **1 型糖尿病**
ランゲルハンス島の障害によるインスリンの分泌不足によって引き起こされる糖尿病で，遺伝や体質とは関係なく発症します。かつて，インスリン依存性糖尿病と呼ばれていました。経過は急激で代謝性アシドーシスを併発し，インスリンの補給が不可欠です。

② **2 型糖尿病**
高脂血症，過食，肥満などが原因で引き起こされる糖尿病で，遺伝との関係が深いと考えられています。経過は穏やかに進行することが多く，合併症の症状が認められるまで気が付かない場合もあります。食事療法や血糖降下剤の投与でコントロールできることが多く，インスリンの補給は必ずしも必要ではありません。

③ **二次性糖尿病（続発性糖尿病）**
膵臓や内分泌疾患など他の疾患が原因で引き起こされる糖尿病です。

④ **遺伝子の異常による糖尿病**
特定遺伝子の異常によって引き起こされる糖尿病で，比較的低年齢で発症します。極めてまれにしか認められません。

⑤ **妊娠糖尿病**
妊娠時に発症する糖尿病です。
（注意）イヌやネコの場合，症状が非常に進行してから初めて気付くことが多いため，発生機序にかかわらず，結果的にその治療にはインスリン補給が必要な場合がほとんどです。

● 糖尿病の症状としては，初期には肥満，多食，多飲・多渇，多尿，体重減少，元気消失が認められ，

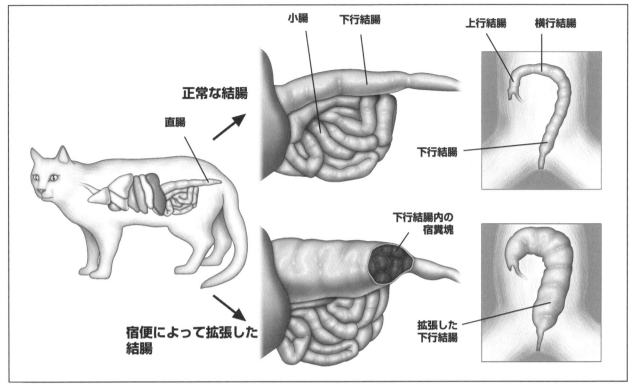

図16-10 便秘

病気が進行するにつれて食欲不振，嘔吐，脱水を引き起こし，さらに重症になると糖尿病性昏睡に陥って死亡します。

●ヒトにおいては糖尿病性網膜症，糖尿病性腎症，糖尿病性神経障害，白内障，動脈硬化症，感染症など，さまざまな合併症を引き起こすことが知られていますが，イヌでは糖尿病性網膜症，糖尿病性腎症，白内障が報告されています。

(14) 肝リピドーシス
（7 栄養と代謝　参照）

●**肝リピドーシス** hepatic lipidosis は，特に肥満したネコに多くみられる疾患です。ネコが突然食欲を無くし，嘔吐，下痢などの消化器症状のほかに，黄疸がみられるようになります。

●肝リピドーシスは，脂肪の代謝に異常をきたすために，肝臓に過剰な脂肪が蓄積して引き起こされるもので，代謝やホルモンの異常，栄養障害，薬物などが原因となりますが，原因不明の場合もあります。

●ストレス，糖尿病，絶食，飢餓，ダイエットなどが発症の引き金になることもあり，肥満したネコが長期間食欲不振に陥っている場合には，肝リピドーシスを疑う必要があります。

(15) 便秘（図16-10）
（8 消化器系　参照）

●**便秘** constipation とは，結腸内に糞便が長く保持されることによって，水分が吸収されて硬く乾燥し，停滞する状態をいいます。

●原因としては，異物の摂取，ストレス，肛門や直腸の狭窄，腫瘍，骨盤や四肢の損傷，前立腺肥大，腰仙椎の疾患，脱水や体液中の電解質の異常などさまざまで，ネコに比較的多くみられます。

(16) 採血・静脈内注射によく用いられる血管（図16-11）
（9 循環器系　参照）

(17) 先天性心疾患（図16-12）
（9 循環器系　参照）

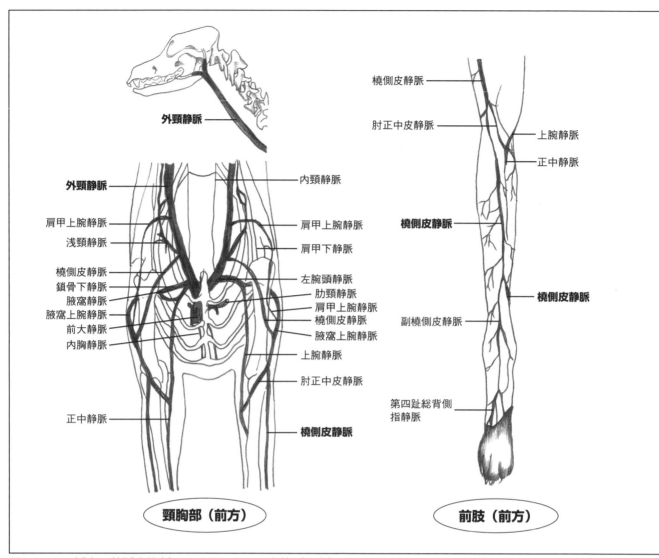

図16-11 採血・静脈内注射によく用いられる血管（太字）と，その付近に分布する血管

● 胎児期には**胎児循環**という循環器系があり，胎盤でガス交換を行った血液を効率よく胎児組織へ循環させていますが（図9-22），これらの経路は，通常，分娩時肺呼吸へと移行する際に閉鎖されます。

● しかし，この際の移行が何らかの理由によってうまくいかなかったり，解剖学的な異常があると，心臓に先天的な異常が生じることになります（**先天性心疾患** congenital heart disease）。先天性の心疾患では，いずれの場合にも発育遅延，運動不耐性などがみられ，若齢で死亡する可能性が高いといえます。

● **心室中隔欠損症** ventricular septal defect（VSD）では，胎児期の発達異常により右心室と左心室を隔てている心室中隔に欠損が生じ，それが孔として遺残するため，さまざまな障害を引き起こします。特に，右心系からの血液と肺からの血液が一緒になるため，左心系の血流量が増加し，左心室が拡張して左心不全や全身の循環不全を引き起こします。

● **動脈管開存症** patent ductus arteriosus（PDA）では，出生に伴って閉鎖するはずの動脈管がそのまま遺残するため，さまざまな障害を引き起こします。特に，大動脈からの血液が動脈管を経て肺動脈に逆流し，肺内で混合して左心房に流入するため，左心系の血流量が増加し，左心室が拡張して左心不全や全身の循環不全を引き起こします。

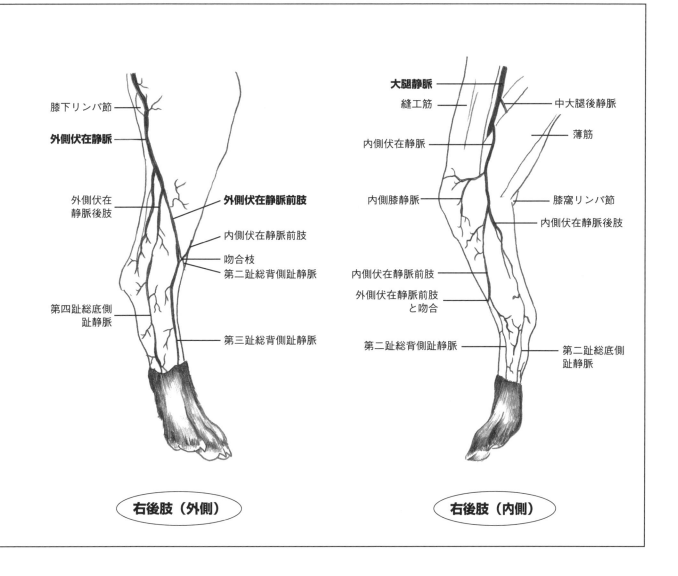

●**大動脈（弁）狭窄症** aortic stenosis（AS）では，大動脈弁に形態的異常が生じたり，大動脈弁周囲組織の異常のために，大動脈弁部の血流が阻害されてさまざまな障害を引き起こします。特に，左心室に負担がかかることが多く，左心室肥大や，全身循環障害，心機能の低下がみられます。

●**肺動脈（弁）狭窄症** pulmonary stenosis（PS）では，肺動脈弁に形態的異常が生じたり，肺動脈弁周囲組織の異常のために，肺動脈弁部の血流が阻害されてさまざまな障害を引き起こします。特に右心室に負担がかかることが多く，右心室肥大などの右心不全を引き起こします。最終的には，大循環にうっ血*が生じ，腹水や浮腫などがみられるようになります。他の先天性疾患を伴うことが多いようです。

●**ファロー四徴症** tetralogy of Fallot（TOF）とは，心室中隔欠損，肺動脈狭窄，右心室肥大に加えて，解剖学的な異常によって大動脈が心室中隔のほぼ上部に位置した状態（**大動脈騎乗**）を伴う場合をいいます。

●ファロー四徴症では，血液の流れが非常に複雑で，動脈血と静脈血が混合するため，チアノーゼ，呼吸困難を呈するなどさまざまな障害を引き起こします。

*うっ血　何らかの原因によって血液の循環が妨げられ，静脈血が静脈内に停滞充満した状態をいいます。

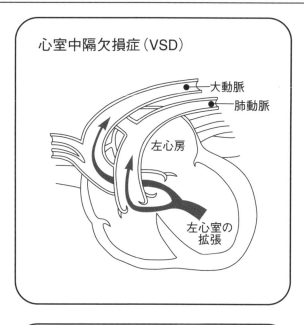
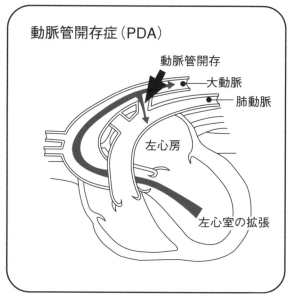
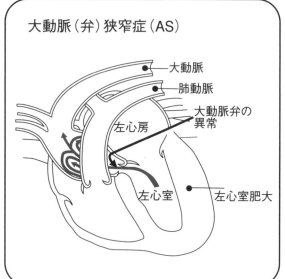
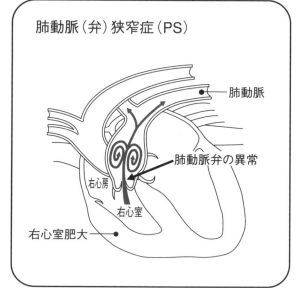
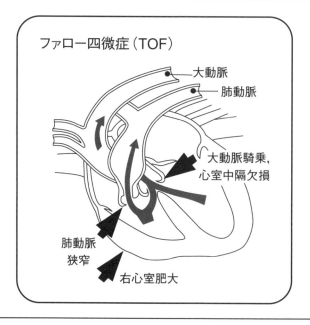

図16-12　先天性心疾患

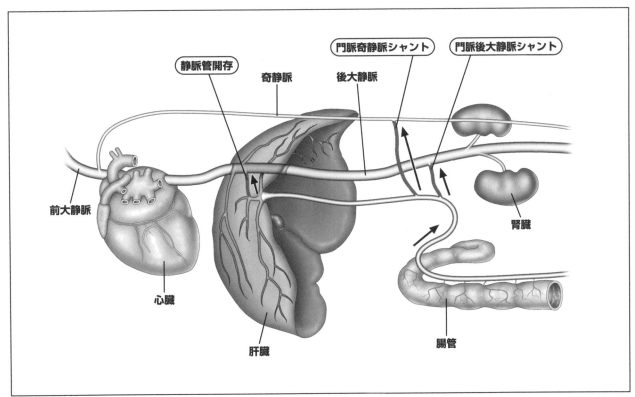

図16-13 門脈体循環シャント

(18) 門脈体循環シャント (図16-13)
(8 消化器系, 9 循環器系 参照)

● 通常, 消化管から吸収されたさまざまな物質は, 門脈を経ていったん肝臓へと運ばれます。肝臓に運ばれた物質のうち, 各栄養素は代謝されて全身組織へと運ばれ, 有害物質は解毒処理されて尿や呼気として排泄されます。

● ところが, 先天的な異常によって門脈と奇静脈や大静脈にバイパスが存在すると, 肝臓で処理されるべき有害物質がそのまま全身組織へと運ばれてしまう結果, さまざまな障害が引き起こされます。これを**門脈体循環シャント** portosystemic shunt (門脈大静脈シャント portacaval shunt) といいます。

● 場合によっては, 胎児循環時に存在した静脈管が閉鎖せずにそのまま遺残することもあります (**静脈管開存**)。

● これらの障害をもつ動物は, 発育不良, 食欲不振, 嘔吐, 下痢などの消化器系症状, てんかん様発作などの神経症状などがみられます。また, 肝臓で処理されるべきアンモニアや尿酸が血液中に多量に存在することになるために, 尿路結石を多発します。放置すると, 肝臓障害で死亡することがほとんどです。

(19) 拡張型心筋症と肥大型心筋症 (図16-14)
(9 循環器系 参照)

● **拡張型心筋症** dilated cardiomyopathy (DCM) では, 何らかの原因によって心臓壁を形成する筋肉が薄くなり, 血液の拍出力が低下して循環不全に陥ります。不整脈, 心拍数の増加, 食欲不振, 運動不耐性などの症状がみられます。ネコの場合, タウリン欠乏によって二次的に発生することが多いとされています。

● 一方, **肥大型心筋症** hypertrophic cardiomyopathy (HCM) では, 特に左心室壁を形成している筋肉が急激に肥厚するため, 左心室内腔が狭窄して必要な血液量を全身に拍出することができなくなります。左心房内には左心室に送り込まれない血液が貯留するため, 左心房が拡張し, 肺も水腫を引き起こす確

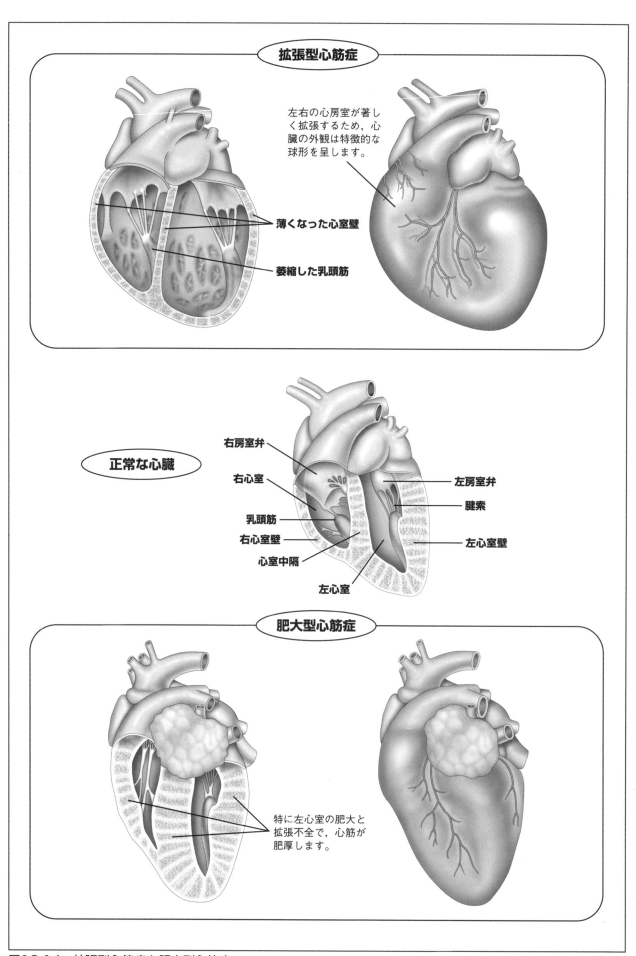

図16-14 拡張型心筋症と肥大型心筋症

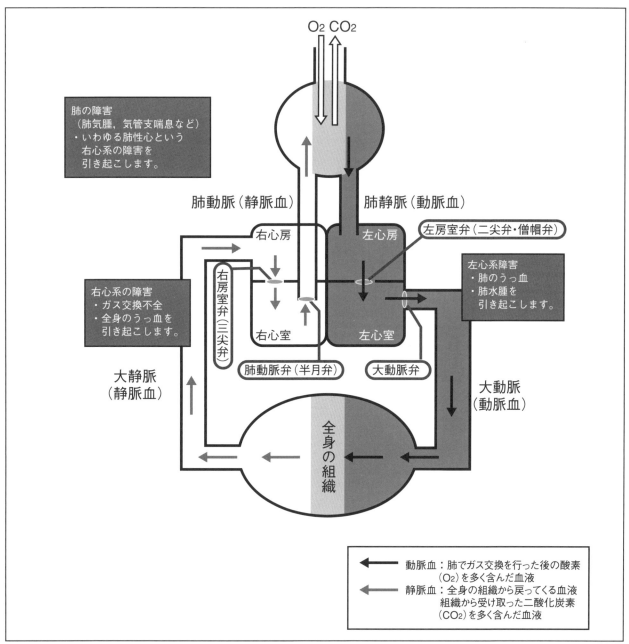

図16-15 循環器系（心臓血管系）と呼吸器系の関係

●肥大型心筋症では，呼吸困難，運動不耐性，全身の循環不全による全身機能の低下などの症状がみられます。また，場合によっては血栓が形成され，腹大動脈から外腸骨動脈へと流れた血栓が栓塞して，後躯麻痺や後肢の重度の筋肉痛などを引き起こすことがあります。この型の心筋症はネコに多くみられます。

(20) 循環器系（心臓血管系）と呼吸器系の関係 (図16-15)

（9 循環器系，11 呼吸器系　参照）

●循環器系と呼吸器系は互いに深く関係しています。例えば，肺気腫や気管支喘息などの呼吸器系の障害があると，肺への血流が妨げられて右心房内や右心室内に血流が停滞し，右心室の拡張や右心室不全，全身のうっ血を引き起こします（いわゆる肺性心という右心系の障害を引き起こします）。

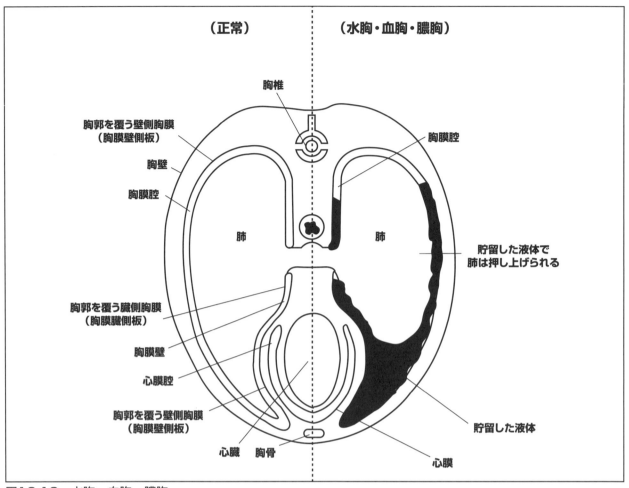

図16-16 水胸・血胸・膿胸

● なお，全身のうっ血はイヌ糸状虫症などによる三尖弁閉鎖不全によっても引き起こされます。右心系の障害は，やがて左心系へと波及します。

● また，先天性心疾患，僧帽弁閉鎖不全，肥大型心筋症などの左心系の障害があると，肺から左心系へと入る血流が妨げられて，左心房内や肺に血液が停滞し，肺のうっ血や肺水腫を引き起こします。

● このように，循環器系と呼吸器系は深く結びついているために，症状が一方にだけみられる場合であっても，双方に対する処置を常に意識する必要があります。

(21) 水胸・血胸・膿胸と肺水腫 (図16-16)
(11呼吸器系　参照)

● 胸膜腔内に含有される液体を胸水といいます。胸水は正常でも少量存在して，胸腔内臓器同士の摩擦や外部からの衝撃を和らげるクッションの役割をしています。

● 胸水は，その性状によって，濾出性と滲出性に分類されますが，非炎症性の原因（うっ血性心不全，肝硬変，ネフローゼ症候群など）によって，濾出性の胸水が正常よりも多く貯留した場合，これを**水胸** hydrothorax といいます（胸腔内に何らかの原因によって気体が貯留した場合には**気胸** pneumothorax といいます）。

● この際，胸膜腔内に貯留した液体が血液の場合には**血胸** hemothorax，膿汁の場合には**膿胸** pyothorax，高濃度のカイロミクロンを含むリンパの場合には**乳び胸** chylothorax といいます。

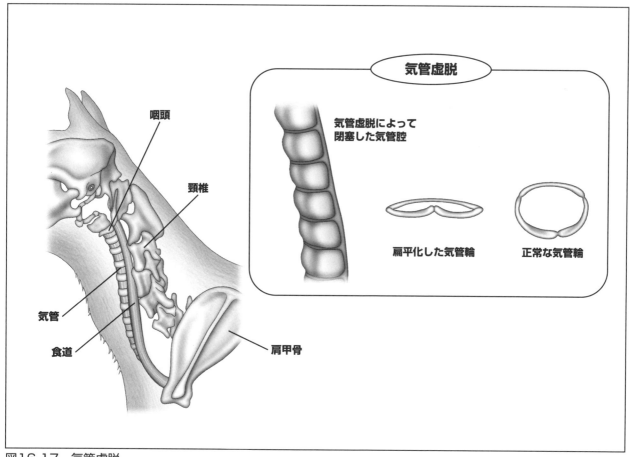

図16-17 気管虚脱

●いずれの場合にも，胸腔内に液体や気体が貯留するため，肺が十分に拡張することができずに呼吸困難に陥ります。また，水胸や血胸の場合，体液の喪失による循環不全も発現します。

●ネコの呼吸困難の原因で，最も頻度の高いものの1つです。

●なお，水胸に対して，**肺水腫** pulmonary edema とは，肺それ自体，すなわち，肺胞内や間質に漿液が多量に貯留し，肺の容積や重量が増大することをいいます。肺水腫の原因としては，腎不全やうっ血性心不全などがあげられます（肺胞が拡張して肺全体が空気によって膨張した状態になった場合を**肺気腫** pulmonary emphysema といいます）。

（22）気管虚脱（図16-17）

（11呼吸器系 参照）

●気管輪を構成する輪状靭帯が弾力性を失ったり，気管筋が伸びてしまったり，あるいは気管軟骨が形態異常に陥ることによって，気管輪が潰れて気管腔を閉塞する結果，呼吸困難および，呼吸による体温調節不全に陥る状態を**気管虚脱** tracheal collapse といいます。

●正確な原因は不明ですが，遺伝的要因が高いとされ，ポメラニアン，ヨークシャー・テリア，トイ・プードルなど小型の中〜高年齢犬に多くみられます。また，肥満，口腔内の感染性疾患，過度の興奮による体温の急上昇なども発生の要因となります。

第16章 Clinical point of view

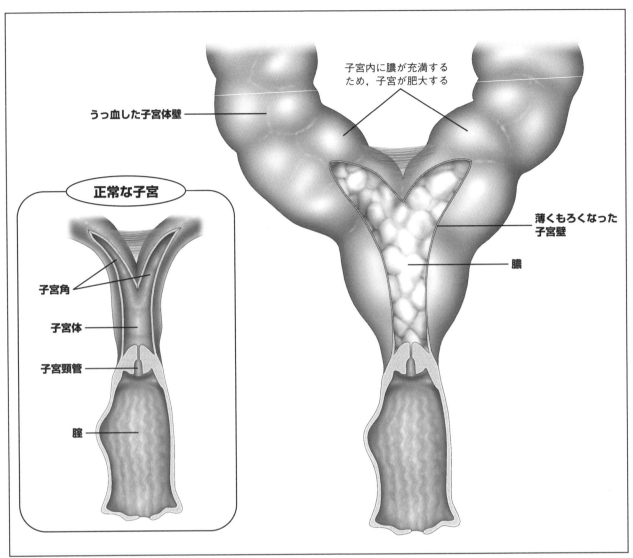

図16-18 子宮蓄膿症

(23) 腎不全
（12泌尿器系　参照）

●腎不全 renal failure とは，さまざまな原因によって腎機能が極度に低下した状態であり，臨床症状がみられるような場合には，通常，ネフロンの約2/3が障害されているといわれています。

●腎不全が進行すると，尿の排泄に支障をきたし，排泄されるべき有害物質，水分，電解質などが生体内に貯留してホメオスタシスを乱す結果，食欲不振，嘔吐，血尿，乏尿・無尿などの障害を引き起こします（排泄されるべき有害物質が生体内に残留してさまざまな障害を引き起こす状態を**尿毒症** uremia といいます）。

●一刻も早い治療が必要ですが，たとえ症状が改善したとしても，腎機能の回復は望めません。

(24) 子宮蓄膿症（図16-18）
（13生殖機能系　参照）

●発情周期に伴って産生・分泌されるプロゲステロン（黄体ホルモン）は，子宮内膜の増殖を促進させて妊娠を維持する作用をもつホルモンですが，プロゲステロンに支配されている時期の子宮は細菌に感染しやすく，子宮内で細菌が増殖して**子宮蓄膿症** pyometra を引き起こすことがあります。

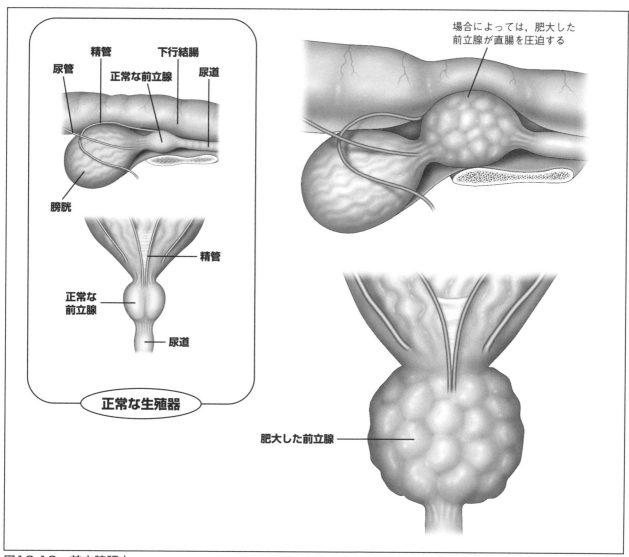

図16-19 前立腺肥大

●元気消失，食欲不振，多飲多尿，嘔吐などがみられ，また，外陰部から膿状の排泄物が認められることがあります。症状が進行すると，卵管から膿汁が腹腔内に漏れだして，致死性の腹膜炎を併発することがあります。出産歴のあるイヌと比較して，出産歴のないイヌの発生率の方が高いとされています。

（25）前立腺肥大（図16-19）
（13生殖機能系　参照）

●前立腺肥大 prostatic hypertrophy は，精巣で産生・分泌されるアンドロゲン（雄性ホルモン）とエストロゲン（卵胞ホルモン）（雌性ホルモン）のバランスが崩れることによって，前立腺の腺細胞や間質細胞が増殖し，前立腺の体積が増加した状態をいいます（この場合の肥大は良性で，腫瘍や膿瘍による肥大とは異なります）。

●老犬に多く，便秘やしぶりなどがみられます。ヒトにみられる排尿困難は，イヌではあまり認められません。早期に精巣摘出を行うと，ほとんど発生しません。

第16章　Clinical point of view

参考文献

- 會沢勝夫ほか 著：医科系学生のための生理学．廣川書店，1993．
- Erich Eisenmengerほか 著，青木秀希・川瀬 清 監訳：獣医歯科学．インターズー，1993．
- Robert L.Bill 著，浅野隆司 監訳：獣医臨床薬理学指針．インターズー，2001．
- W.Edward Allen 著，浅野隆司・津曲茂久 訳：犬の臨床繁殖ハンドブック．インターズー，1994．
- 淺利昌男 著：犬と猫の解剖セミナー－基礎と臨床－（改訂版）．インターズー，1998．
- Stanley H.Doneほか 著，淺利昌男 監訳：ベテリナリー・アナトミー－犬と猫の解剖カラーアトラス－．インターズー，2003．
- Lola C.Hudsonほか 編，淺利昌男 監訳：臨床獣医師のための猫の解剖カラーアトラス．文永堂出版，1998．
- 藤井達三ほか 編：臨床例より見る病態生化学（第2版）．廣川書店，1997．
- Stephen J.Birchardほか 編，長谷川篤彦 監訳：サウンダース小動物臨床マニュアル．文永堂出版，1997．
- 長谷川篤彦 監修：犬の診療最前線．インターズー，1997．
- 長谷川篤彦 監修：猫の診療最前線．インターズー，1999．
- 廣田才之 編：要説 食品学総論（改訂版）．建帛社，2001．
- William F.Ganong 著，星 猛ほか 訳：医科生理学展望（原書18版）．丸善，1998．
- 岩瀬善彦・森本武利 編：やさしい生理学（改訂第3版）．南江堂，1995．
- 香川芳子 監修：五訂 食品成分表．女子栄養大学出版部，2001．
- Simon M.Petersen-Jonesほか 著，印牧信行 訳：小動物の眼科学マニュアル．学窓社，1996．
- 加藤嘉太郎・山内昭二 著：家畜比較解剖図説（改著）（上・下）．養賢堂，1995．
- P.Emily 著，木場秀夫ほか 訳：小動物臨床歯科ハンドブック．チクサン出版社，1995．
- 貴邑冨久子・根来英雄 著：シンプル生理学（改訂第2版）．南江堂，1994．
- H.-Dieter Dellmannほか 著，牧田登之 監修：獣医組織学（新版）．学窓社，1994．
- Klaus-Dieter Budras 著，牧田登之・橋本善春 監訳：犬の解剖アトラス．学窓社，1995．
- Miller 著，Howard E.Evansほか 編著，望月公子 監修：犬の解剖学．学窓社，1985．
- 百瀬和享 編：はじめての生理学．廣川書店，1998．
- 佐藤七枝 著，村上 誠・松本和興 編著：栄養の生化学．同文書院，1997．
- 中山 沃 編著：図説生理学テキスト（改訂第2版）．中外医学社，1991．
- 西田利穂 著：動物の基礎生理学セミナー．インターズー，1998．
- 小野憲一郎ほか 編：イラストでみる犬の病気．講談社，1996．
- 小野憲一郎ほか 編：イラストでみる猫の病気．講談社，1998．
- Rhea V.Morgan 編，大島 慧ほか 訳：モーガン小動物臨床ハンドブック．文永堂出版，1992．
- 堺 章 著：目でみるからだのメカニズム．医学書院，1994．
- 島薗順雄・香川靖雄・長谷川恭子 著：標準生化学－栄養化学から生化学へ－（第2版）．医歯薬出版，1999．
- 塩田浩平ほか 編：機能形態学（第2版）．廣川書店，1998．
- 高田明和 編：アトラスで学ぶ生理学．丸善，1996．
- 高田明和・高田由美子 著：新生理学入門．南山堂，1994．
- James G.Cunningham 編，高橋迪雄 監訳：獣医生理学（第2版）．文永堂出版，2000．
- 高橋長雄 監修：からだの地図帳．講談社，1989．
- William J.Bachaほか 著，月瀬 東・林 良博 監訳：カラーアトラス獣医組織学．チクサン出版社，1997．

- Adams, H.R. : Veterinary Pharmacology and Therapeutics, 8th ed. Iowa State University Press, 2001.
- Alberts, B.,*et al.* : Molecular Biology of the Cell, 3rd ed. Garland Science, 1994.
- Irwin,M.,*et al.* :The Liver :Biology and Pathobiology, 3rd ed. Raven Press, 1994.
- Babior,B.M.,*et al.* :Hematology:A Pathophysiological Approach, 3rd ed. Churchill Livingstone, 1994.
- Born,F.J. : The Canine:A Veterinary Aid in Anatomical Transparencies. Solvay Animal Health, 1990.
- Born,F.J. : The Feline:A Veterinary Aid in Anatomical Transparencies. Solvay Animal Health, 1990.
- Brenner, B,M,*et al.* : The Kidney, 4th ed. W.B.Saunders, 1991.
- Cooper,J.R.,*et al.* : The Biochemical Basis of Neuropharmacology, 6th ed. Oxford Univ. Press, 1991.
- Cogan, M.G. : Fluid & Electrolytes : Physiology and Pathophysiology. Appleton & Lange, 1991.
- Delcomyn, F. : Foundations of Neurobiology. W.H.Freeman, 1997.
- Dunn, M.J. : Renal Endocrinology. Williams & Wilkins, 1983.
- Edwards, N.J. : ECG Manual for the Veterinary Technician. W.B.Saunders, 1993.
- Ettinger, S.J. & Feldman. E.C. : Textbook of Veterinary Internal Medicine:Diseases of the Dog & Cat, Vol.1·2, 5th ed. W.B.Saunders, 2000.
- Forrester, J.V.,*et al.* : The Eye:Basic Science in Practice. W.B.Saunders, 1996.
- Ganong, W.F. : Review of Medical Physiology, 21st ed. McGraw-Hill, 2003.
- Granger,D.N.,*et al.* : Clinical Gastrointestinal Physiology. W.B. Saunders, 1985.
- Hill's Pet Products : Hill's Atlas of Veterinary Clinical Anatomy. Veterinary Medicine Publishing, 1989.
- Katz, A.M. : Physiology of the Heart, 2nd ed. Raven Press, 1994.
- Knobil, E.,*et al.* : The Physiology of Reproduction, 2nd ed. Raven Press, 1994.
- Lüllmann, H., *et al.* : Color Atlas of Pharmacology, 2nd ed. Thieme, 2000.
- Murray, J.F. : The Normal Lung: The Basis for Diagnosis and Treatment of Pulmonary Disease, 2nd ed. W.B.Saunders, 1985.
- Mycek, M.J.,*et al.* : Lippincott's Illustrated Reviews:Pharmacology, 2nd ed. Lippincott Williams & Wilkins, 1999.
- Peracchia, C., *et al.* : Handbook of Membrane Channels. Academic Press, 1994.
- Schaer, M. : Clinical Medicine of the Dog & Cat. Manson Publishing, 2003.
- Shils, M.E., *et al.* : Modern Nutrition in Health & Disease, 7th ed. Lea & Febiger, 1987.
- Thompson, J.C., *et al.*:Gastrointestinal Endocrinology, The McGraw-Hill, 1987.
- West, J.B. : Respiratory Physiology: The Essentials, 4th ed. Williams & Wilkins, 1991.
- Wilson, J.D.,*et al.* : Williams Textbook of Endocrinology, 8th ed. W.B.Saunders, 1992.

索 引

A・B・C・D・E・F
ACTH ･････････････ 250
ADH ･･･････ 95,98,250
AS ･･･････････ 267,268
ATP ････ 11,40,119,121
ATPase ･････････････ 40
A細胞 ･･････････････ 112
A帯 ･･･････････････ 37,38
B細胞 ･･････ 188,189,190
（膵臓内の）B細胞 ･･････ 112
Bリンパ球 ･･ 188,189,190
Ca^{2+} ･･････ 39,178,183
CCK-PZ ････････････ 141
Cl^- ･･･････････ 153,178
CNS ････････････････ 56
COX ･･････････････ 250
CO_2 ･･･････････････ 156
CO_2 麻酔 ･････････････ 206
C細胞 ･･････････ 102,106
DCM ･････････････ 269
DNA ･･････････････ 12,13
D細胞 ･････････････ 112
ECF ･･････････････ 242
FSH ････････････ 95,229

G・H・I・J・K
GABA ････････････ 56
G細胞 ･････････････ 137
H^+ ････････････ 22,108
Hb ･･･････････････ 202
HCM ･･･････････ 269
HCO_3^- ･････････････ 178
H_2O_2 ･････････････ 242
H帯 ･････････････ 37,38
IgA ････････････ 190
IgE ･･･････････ 190
IgG ･･･････････ 190
IgM ･･･････････ 190
I細胞 ･･･････････ 141
I帯 ･･･････････ 37,38
K^+ ･････････ 108,178

L・M・N・O・P
messenger RNA ･････ 13
Mg^{2+} ･････････････ 178
MMC ･･･････････ 133
mRNA ･･･････ 11,12,13
M線 ････････････ 38
Na^+ ･････ 98,108,178
NCF ･･･････ 242,244
O_2 ･･･････････ 156
PAF ･･････ 242,251
P_{CO_2} ･････････ 206
PDA ･･････ 266,268
PGE ･･････････ 243

$PGF_{2\alpha}$ ･････････ 101,241
PNS ･･････････････ 56
P_{O_2} ･･･････････････ 202
PP細胞 ･･････････ 112
PS ･･････････ 267,268
P細胞 ･･････････ 164

R・S・T・U・V・W・X・Y・Z
RES ･･････････ 144
RNA ･･････････ 13
S細胞 ･･････････ 141
T_3 ･････････････ 102
T_4 ･････････････ 102
TCA回路 ･････ 121,122
Tm ･･･････････ 217
TmG ･･･････････ 264
TOF ･･････ 267,268
transfer RNA ･････ 13
tRNA ･･･････ 12,13
T細胞 ･･ 187,188,189,190
Tリンパ球
　････ 187,188,189,190
VSD ･･････ 266,268
X性染色体 ･････････ 225
Y性染色体 ･････････ 225
Z帯 ････････････ 37,38

その他の欧文
α-ケトグルタール酸 ･･･ 122
α-ケト酸 ･････････ 120
β酸化系 ･･･････ 123
β-ヒドロキシ酪酸 ････ 114
γ-アミノ酪酸 ･･････ 56

数字
1型糖尿病 ････････ 264
2型糖尿病 ････････ 264
5-HT ･･････ 242,246
5-HT作動性神経 ･････ 247
5-ヒドロキシトリプタミン
　･･････････････ 246

あ
アウエルバッハ神経叢 ･･ 127
あえぎ ････････ 254
アクチン ･･････ 37
アクチンフィラメント 37,38
アクロシン ･･････ 235
アクロソーム ･････ 235
アジソン病 ････ 110,264
アシドーシス ･･････ 22
汗 ･･････････････ 87
アセチルCoA ･･････ 123

アセチルコリン
　･･ 55,56,68,114,165,245
アセチルコリンエステラーゼ
　････････････ 55
アセト酢酸 ･･････ 114
アセトン ････････ 114
圧覚 ･･････････ 87,88
圧受容器 ･････････ 171
アデニン（A）･･･････ 12
アデノシン3リン酸 40,119
アデノシン2リン酸 119,182
アドレナリン
　･･･ 56,107,110,114,
　･･･ 115,124,165,254
アナフィラトキシン 242,244
アブミ骨 ･･･････ 78,81
アポクリン腺 ････････ 87
アマクリン細胞 ･･････ 74
アミノ酸
　･･ 102,113,114,119,120,
　･･････ 121,138,141,151
アミラーゼ ･････ 145
アミン系ホルモン ････ 107
アミン類 ･････ 245
アメーバ運動 ･････ 15
アラキドン酸 ･･ 249,250
アラキドン酸カスケード 251
アルカローシス ･･････ 22
アルドステロン
　･･･････ 108,214,217
アルブミン ････････ 178
アンジオテンシノーゲン
　････････････ 108
アンジオテンシン ･･ 245
アンジオテンシンⅠ ･･ 108
アンジオテンシンⅡ 108,216
アンジオテンシン変換酵素
　･･････････ 108,249
アンドロゲン ･･ 95,108

い
胃 ･･････････ 35,126
胃液 ･････････ 134
イオン ･････････ 22
イオンチャネル ･･ 54
異化作用 ･･･ 16,118
閾値 ･･･ 53,70,85
胃小窩 ･･････ 136
胃腺 ･･････ 136
イソマルターゼ ･･･ 146
イソマルトース ･･･ 146
一次精母細胞 ･･ 223,229
一次卵胞 ･････ 231
一般感覚 ･････ 71
胃粘膜細胞 ･･･ 136
胃抑制ポリペプチド ･･ 114
陰核 ･･････ 225

陰茎 ･････････ 222,224
飲作用 ･･･････ 15
陰唇 ･････････ 225
インスリン
　･･ 107,112,124,140,250
インスリン依存性糖尿病 264
インターフェロン ･･ 190
インターロイキン 242,244
インターロイキン-1 ･･ 242
咽頭 ･･････ 192,194
咽頭後リンパ節 ･･ 42
陰嚢 ･･････ 222,223
インヒビン ･･････ 228
陰門 ･･････ 223,225

う
ウォルフ管 ･･･ 227
右冠状動脈 ････ 165
右奇静脈 ･･･ 172,174
右奇静脈（大動脈裂孔）199
右鎖骨下動脈 ･･ 172
右心耳 ････････ 159
右心室 ･･･ 158,160,161
右心房 ･･･ 159,160
うっ血 ････････ 272
右肺動脈 ･･････ 172
右房室弁 ･････ 160
ウラシル（U）･･･ 13
運動神経 ･･ 40,57,63,64

え
エイコサノイド
　･･ 242,244,245,249,251
栄養 ･･････ 118
栄養素 ･･････ 118
腋窩上腕静脈 ･･ 47
エクリン腺 ･･････ 87
エストロゲン ･･ 101,108
エネルギー ･･ 118
エネルギー代謝 ･･ 118
エムデン-マイヤーホフ回路
　･･････････ 121
エラスチン ･･ 20
エリスロポエチン 116,250
遠位尿細管 ･･ 212,213
嚥下 ･･･････ 129
嚥下中枢 ･･･ 130
嚥下反射 ･･･ 130
塩酸 ･･････ 137
遠心性神経線維 ･･ 63
遠心路 ･･････ 62
延髄 ･･････ 57,60,81,205
延髄化学受容器 ･･ 206
延髄吸息中枢ニューロン ･･ 71
円錐乳頭 ･････ 84
炎症 ･･････ 242

炎症性メディエーター······242,243,245	外鼻孔··········192	カテコールアミン······56,106,110,111,165	肝臓····10,41,121,141
炎症の過程······242,243	外腹斜筋······43,44,46	カテプシン········242	環椎···········29
エンテロキナーゼ··146,147	外分泌···········90	果糖·········145,146	肝動脈·······141,143
	外分泌腺·····18,20,140	可動連結·········27	肝洞様毛細血管······141
お	外閉鎖筋·········49	過分極·········52,53	間脳··········58,59
横隔膜······44,196,198	外膜···········166	かみ返し·········126	眼房·······72,74,75
横行結腸·········265	蓋膜··········80,81	かゆ状液··········133	眼房水···········74
横細管··········36,38	海綿質········24,25,26	ガラクトース··119,121,145	顔面神経········41,64
黄色骨髄··········25	回盲部括約筋·······133	カリウムイオン··15,108,178	顔面皮筋········41,42
黄体······95,230,232	外有毛細胞········80	カリウムポンプ·······15	顔面皮筋群········41
黄体期········230,231	外リンパ··········79	カリクレイン·······248	肝門脈···96,128,156,174,175
黄体形成ホルモン······95,96,227,229	外肋間筋·······44,198	カリジン·······245,248	肝リピドーシス······265
黄体細胞·········232	カイロミクロン··123,152	顆粒（白血）球······181	眼輪筋··········42,72
黄体ホルモン·······230	下垂体前葉···94,102,156	カルシウム·········106	
横突間筋·······44,48	下顎窩··········27	カルシウムイオン······39,178,183	**き**
横突起········30,262	下顎骨·········24,28	カルシウム調節ホルモン······104,105	気化冷却作用······135
黄斑·······72,73,74	下顎骨関節突起······27	カルシトニン··101,104,106	気管·····28,192,194,195
横紋··········35,36	下顎舌介筋········42	カルバミノ化合物····204	気管虚脱·········273
横紋筋······35,36,129	下顎腺········43,135	カルボキシペプチダーゼA······146	気管筋··········195
オキザロ酢酸·······122	化学受容器······71,171	カルボキシペプチダーゼB······146	気管支···········192
オキシトシン······95,96,100,107	化学的伝達·········53	肝円索··········175	気管枝樹·········196
オータコイド······242,244,245,251	化学媒介物質······245	眼窩下孔··········28	気管支食道動・静脈··172
オッジ括約筋······144	下眼瞼···········72	感覚器··········70	気管支喘息·······271
オピオイドペプチド····245	下眼板···········72	感覚点·········87	気管支動脈·······173
オプソニン効果···189,190	鉤爪骨··········32	感覚の投影········71	気管分岐部········195
温覚············87	鉤爪突起········31,32	感覚野·········70	気管輪···········195
温度感覚··········87	蝸牛··········78,79	眼窩上毛·········75	気胸···········272
音波受容器·········77	蝸牛管········79,80,81	眼窩靱帯·········42	奇静脈·······159,174
	蝸牛孔··········81	肝管の枝·········143	基節骨·········31,32
か	蝸牛神経········80,81	含気骨···········24	基礎層板··········25
回············58	蝸牛神経核·········81	眼球········71,72,75	基礎代謝率········252
外陰部·········225	蝸牛窓·········79,81	眼球血管膜········72	基底膜······18,80,81
外眼角···········75	蝸牛頂········79,80,81	眼球神経膜········73	気道·······130,192
外眼筋···········75	核··········10,13	眼球線維膜········72	キニナーゼ·······249
外頸静脈·········266	角············86	眼球内膜·········73	キニナーゼⅠ·······248
外後頭隆起········28	顎下腺··········135	眼瞼···········75	キニナーゼⅡ·······248
外肛門括約筋·····48,134	顎関節·········27,28	眼瞼筋·········75	キニノーゲン·······248
外呼吸··········192	核酸···········14	管腔相·········145	キニン···········88
外耳············78	拡散···········14	寛骨··········29,32	キヌタ骨·······78,81
外耳道·········78,81	拡散交換·········168	寛骨臼··········27,32	機能局在·········58
外縦走筋層········127	核小体··········13	肝細胞········121,143	機能障害·······243,244
外側右葉·········140	核心温度·········252	肝細胞板·········142	輝板··········72,73
外側眼角後引筋······42	角舌骨········28,195	間質液····18,20,21,204	キモシノーゲン·····146
外側広筋··········48	顎舌骨筋·········42	間質細胞·········222	キモシン·······146,147
外側（水平）骨半規管······79,81	拡張型心筋症······269	間質細胞刺激ホルモン······95,227	キモトリプシノーゲン···146
外側骨膨大部······79	顎二腹筋··········42	冠状溝·········158	キモトリプシン······146
外側左葉·········140	核膜···········13	冠状静脈·······158,175	逆移送··········133
外側指伸筋·········47	角膜·······72,74,75	冠状静脈洞······159,175	逆蠕動··········133
外側趾伸筋·········48	角膜角··········74	杆状体細胞·····71,74,75	キャリア·······11,150
外側膝状体········76	核膜孔··········13	冠状動脈·······158,175	球関節··········27
外側側副靱帯······260	角膜反射·········72	肝静脈······128,143,175	球形囊·······71,79,82
外側腸骨筋膜·······46	下行脚··········214	肝小葉··········142	球形囊斑········82,83
外側（水平）半規管···79,83	下行結腸·········265	加水分解·········121	吸収·······126,147
外側半月·········260	下行大動脈·······172	ガス交換······156,192	吸収期·······120,121
外側伏在静脈······267	下食道括約筋······131	ガストリン······114,137	臼状関節··········27
外鼠径輪······44,46	下垂体·········90,93	肩関節··········27	弓状静脈·······211,212
回腸···········126	下垂体門脈········96	滑液··········27	球状帯··········106
外腸骨動脈········173	下垂体門脈系·····94,156	滑車神経·········64	弓状動脈·······211,212
外転神経··········64	加水分解·········121	褐色脂肪·········254	求心性神経線維······63
解糖········121,122	ガス交換······156,192	活性酸素·········242	求心路···········61
外尿道口·········211	ガストリン······114,137	活動電位······34,52,53	急性炎症·······242,244
灰白質·········59,61	肩関節···········27	滑膜·········26,27	急性期···········242
外板············24	滑液············27	滑膜ヒダ··········26	吸息··········198
	滑車神経··········64	滑面小胞体········11	吸息ニューロン······205
			橋···57,58,59,60,81,205
			胸横筋··········44,45
			胸郭·······196,197
			胸管······123,153,184

胸腔・・・・・・・・・・196	クモ膜下腔・・・・・・79	原核細胞・・・・・・・14	行動・・・・・・252,254
胸骨・・・・・・45,65,197	クラウゼ小体・・・・・88	原形質・・・・・・・・12	喉頭蓋・・・・・・・194
頰骨・・・・・・・・・28	鞍関節・・・・・・・・27	原形質流動・・・・・・12	喉頭蓋軟骨・・・・・194
頰骨筋・・・・・・・・42	グラーフ卵胞・・・・231	肩甲横突筋・・・・41,43	喉頭口・・・・・・・195
頰骨耳介筋・・・・・・42	グリア細胞・・・・・・74	肩甲棘・・・・・・31,47	後頭骨・・・・・・28,29
胸骨舌骨筋・・・・・・42	グリコーゲン	肩甲骨・・・・・31,44,47	後頭葉・・・・・・・59
頰骨突起・・・・・・・28	・・・・・41,119,120,121	肩甲上腕静脈・・・・・47	後背鋸筋・・・・・・44
胸最長筋・・・・・44,45	グリコーゲン顆粒・・・11	肩甲軟骨・・・・・・・31	広背筋・・・・・・・43
胸鎖乳突筋・・・・・・43	グリセリン・・・・・148	腱索・・・・・・・・159	後半規管・・・・・79,83
胸神経・・・・・・・・61	グリセロリン酸・・・120	剣状突起・・・・・・・45	後負荷・・・・・・・166
胸水・・・・・・・・272	グリセロール	剣状軟骨・・・・・・・29	興奮・・・・・・・・53
胸髄・・・・・・・・・41	103,119,122,123,148,151	原始卵胞・・・・230,231	硬膜・・・・・・・・63
胸腺・・・・・・178,187	グリソン鞘・・・・・143	減数分裂・・・・・・・17	肛門挙筋・・・・・・48
胸腺小体・・・・・・187	グルカゴン	腱中心・・・・・・45,199	後葉・・・・・・・・94
胸大動脈・・・・173,199	・・・・・112,114,124,140	原尿・・・・104,213,216	抗利尿ホルモン・・95,98,218
胸肋筋・・・・・・・・44	グルコース6リン酸・121,122	腱紡錘・・・・39,40,70,89	口輪筋・・・・・・・42
胸直筋・・・・・・・・44	クレアチンホスホキナーゼ 41	腱膜・・・・・・・・20	股関節・・・・・・・27
胸椎・・・・・・29,61,197	クレアチンリン酸・・・119		股関節形成不全・・・259
胸壁・・・・・・・・197	グロブリン・・・・・178	**こ**	呼吸・・・・・・・・192
強膜・・・・・・・72,75	クロールイオン・・153,178	溝・・・・・・・・・58	呼吸運動・・・・・・198
胸膜腔・・・・・・・197		高圧受容器・・・・・171	呼吸器系・・・・・10,192
胸膜臓側板・・・・・196	**け**	抗インスリン作用・・・96	呼吸筋・・・・・・・41
胸腰筋膜・・・・・・・43	毛・・・・・・・・・86	高エネルギーリン酸化合物 118	呼吸細気管支・・195,197
棘下筋・・・・・・43,47	脛骨・・・・・・32,260	好塩基球・・・・・・181	呼吸性アシドーシス・・・23
棘間靭帯・・・・・・・29	頸最長筋・・・・・・・44	恒温動物・・・・・・252	呼吸性アルカローシス・・23
棘筋群・・・・・・・・41	経細胞吸収・・・・・150	口蓋骨・・・・・・・・28	呼吸中枢・・・・・・205
棘上窩・・・・・・・・31	形質細胞・・・・189,190	向下垂体ホルモン	呼吸調節中枢・・・・205
棘上筋・・・・・・43,47	茎状舌骨・・・・・28,195	・・・・94,95,96,97,98,99,	鼓室・・・・・・・・78
棘上靭帯・・・・・・・29	頸神経・・・・・・・・61	・・・・・100,102,103,109,	鼓室階・・・・・・80,81
局所循環・・・・・・171	頸椎・・・・・・・29,61	・・・・・110,227,228,230	鼓室舌骨軟骨・・・・・28
局所ホルモン・・・・245	系統・・・・・・・・10	後下腿外転筋・・・・・48	呼息・・・・・・・・198
棘突起・・・・・・30,262	頸動脈小体・・・・71,171	交換血管・・・・・・168	呼息ニューロン・・・205
距骨・・・・・・・・・32	頸動脈洞・・・・・71,171	光感受性物質・・・・・75	骨格筋・・・34,35,38,55,59
距骨滑車・・・・・・・32	頸動脈洞受容器・・・・70	交感神経・・・・・57,66	骨格系・・・・・・・24
キラーT細胞・・・・189	茎突舌骨筋・・・・・・42	交感神経幹・・・・・199	骨芽細胞・・・・25,26,27
近位尿細管・・213,214,215	血圧・・・・・・71,108	交感神経系・・・・・・67	骨幹・・・・・・・・24
筋原線維・・・・・35,36	血液・・・・18,98,156,178	後関節突起・・・・・・30	骨基質・・・・・・・25
筋細糸・・・・・・・・37	血液凝固因子・・・・183	咬筋・・・・・・・・42	骨結合・・・・・・・27
筋細線維・・・・・35,36	血液-精巣関門・・・・228	口腔・・・・・・・・126	骨細胞・・・・・・・25
筋周膜・・・・・・35,36	血液のCO$_2$分圧（P$_{CO2}$）・71	広頸筋・・・・・・・・43	骨質・・・・・・・・25
筋鞘・・・・・・35,36,38	血液のO$_2$分圧（P$_{O2}$）・・71	抗原・・・・・187,189,190	骨小柱・・・・・・・25
筋上皮細胞・・・・・100	血液-脳関門・・・・169,170	膠原線維・・・・・20,26	骨髄・・・・24,25,142,180
筋小胞体・・・・・36,38	血管・・・21,25,35,86,156	後骨半規管・・・・79,81	骨髄幹細胞・・・・・180
筋上膜・・・・・・35,36	血管極・・・・・・・213	虹彩・・・・・72,73,74,75	骨層板・・・・・・・26
筋伸張・・・・・・・・71	血管透過性亢進期・・242	虹彩角膜角・・・・・・74	骨組織・・・・・・18,25
筋節・・・・・・・・・37	血管・リンパ系・・・・10	好酸球・・・・・・・181	骨端・・・・・・・・24
筋線維・・・・・・34,36	血球・・・・・・・・25	好酸球遊走因子・・・242	骨端線・・・・・・24,25
筋線維鞘・・・・・・・35	血胸・・・・・・・・272	後肢骨・・・・・・・・32	骨端軟骨・・・・・・24
筋層間神経叢・・・・127	月経・・・・・・・・234	膠質浸透圧・・・・216,257	骨端板・・・・・・・26
筋束・・・・・・・・・35	月経周期・・・・・233,234	後十字靭帯・・・・・260	骨盤・・・・・・24,32,45
筋組織・・・・・・10,18	結合組織・・・・・10,18	恒常性の維持・・・・・23	骨盤結合・・・・・・32
筋膜・・・・・・・・・36	血絨毛（性）胎盤・・237,238	甲状舌骨・・・・・28,195	骨半規管・・・・78,79,82
筋内膜・・・・・・・・35	結節間心房内伝導路・164	甲状腺・・・・・90,95,101	骨盤内臓神経・・・・220
筋肉・・・・・・・・・34	血漿・・・・・20,21,98,178	甲状腺刺激ホルモン	骨膜・・・・・・24,25,27
筋尾・・・・・・・・・36	血漿タンパク（質）・・178	・・・・・・95,96,102	骨迷路・・・・・・・79
筋フィラメント・・・37,38	血小板・・・・・180,181	甲状腺ホルモン	ゴナドトロピン・・227,250
筋紡錘・・・・39,40,70,71	血小板活性化因子	・・・・・・95,102,124,250	コハク酸・・・・・・122
筋膜・・・・・・・・・20	・・・・・・・242,245,251	甲状軟骨・・・・28,194,195	鼓膜・・・・・・・78,81
	血清・・・・・・・・179	甲状軟骨の背側縁・・・195	固有心筋・・・・・・163
く	血栓・・・・・・・・183	抗体・・・・・・189,190	後葉ホルモン・・・・95,96
グアニン（G）・・・・12	血栓症・・・・・・・183	後大静脈	コラーゲン・・・・・20
区（域）気管支・・・195	結腸・・・・・・・・126	・・・・・・128,140,159,	コリパーゼ・・・・147,148
空腸・・・・・・・・126	結膜・・・・・・・72,75	・・・・・・172,173,174	ゴルジ腱受容器・・39,40
空腹期・・・・・・120,121	血糖値・・・・・・・・96	高炭酸症・・・・・・206	ゴルジ装置・・・・11,12
クエン酸・・・・・・122	ケトアシドーシス・・123	好中球・・・・・・181,188	ゴルジ複合体・・・11,12
クエン酸回路・・・・121	ケトーシス・・・・・114	好中球遊走因子・・・242	コルチ器官・・・・77,80
クッシング症候群・110,263	ケトン体・・・22,114,123	高張・・・・・・・・256	コルチ器官基底膜・・・77
クッパー細胞・・・・142	腱・・・・・・20,35,36	後腸間膜動脈・・・128,173	コルチコイド・・・・108
クモ膜・・・・・・62,63	限外濾過・・・・・・215	喉頭・・・・130,192,194	コルチゾル・・・・・108
			コレシストキニン・パンクレオザイミン・・141

コレステロール ……… 119,142,147	色素上皮細胞 ……… 74	視物質 ……… 75	上眼瞼 ……… 72
コレステロールエステル 147	子宮 ……… 35,223	脂肪 ……… 25	小汗腺 ……… 87
コレステロールエステル分解酵素 ……… 148	子宮円索 ……… 44	脂肪酸 ……114,119,120,123,148	小孔 ……… 168
混合神経 ……… 57,63,64	子宮角 ……… 225	尺側手根骨 ……… 31	上行脚 ……… 214
混合腺 ……… 18	子宮頸管 ……… 225	尺側手根伸筋 ……… 47	上行結腸 ……… 265
	子宮小丘 ……… 236	車軸関節 ……… 27	上行大動脈 ……… 175
	子宮腺 ……… 236	尺骨 ……… 27,31	踵骨 ……… 32
さ	子宮体 ……… 225,274	射乳 ……… 100	硝子体 ……… 72,74
臍静脈 ……… 175	糸球体 … 104,156,211,212	自由神経終末 ……… 70,88	小十二指腸乳頭 … 139,145
最大輸送量 ……… 217	糸球体嚢 ……… 212	嗅覚 ……… 58,70,71,85,86	小循環 ……… 156
最長筋群 ……… 41	糸球体濾液 ……… 104	嗅覚器 ……… 85	鞘状突起 ……… 44
細動脈 ……… 167,211	糸球体濾過 ……… 213,215	縦隔 ……… 45,196,197	脂溶性ビタミン … 143,153
臍動脈 ……… 175	子宮蓄膿症 ……… 274	縦隔胸膜 ……… 162	上舌骨 ……… 28,195
サイトカイン ……… 190	子宮内膜 ……… 236,237	嗅杆状体 ……… 85	小腸 ……… 126
再分極 ……… 53	子宮平滑筋 ……… 101	嗅球 ……… 85	小腸リンパ管 ……… 123
細胞 ……… 10,34	軸索 … 50,51,54,55,85,94	集合管 ……… 213,219	小脳 ……… 58,61
細胞外液 ……… 20,21,216	シクロオキシゲナーゼ ……… 249,250	嗅細胞 ……… 71,85,193	蒸発 ……… 253
細胞間隙吸収 ……… 150	刺激伝導系 ……… 36,163	嗅細胞軸索 ……… 85	上皮小体 ……… 90
細胞質 ……… 10	脂肪症 ……… 123	嗅索 ……… 85	上皮小体ホルモン ……… 104,105,106
細胞性免疫系 ……… 189	止血栓 ……… 182,183	嗅糸 ……… 85	上皮組織 ……… 10,18
細胞体 ……… 51	視紅 ……… 74	収縮 ……… 16	小胞体 ……… 10,11
細胞内液 ……… 20,21	視交叉 ……… 76	収縮性タンパク質 ……… 240	漿膜 ……… 162
細胞内小器官 ……… 12	指骨 ……… 31	嗅上皮 ……… 85	静脈 ……… 156,166
細網内皮系細胞 ……… 144	篩骨 ……… 85	嗅神経 ……… 64,85	静脈管 ……… 175
細胞内ペプチダーゼ ……… 152	趾骨 ……… 32	嗅線維 ……… 85	静脈管開存 ……… 269
細胞分裂 ……… 17	篩骨甲介 ……… 193	重炭酸イオン（HCO_3^-） ……… 22,23,178, ……… 203,204,216,218	静脈血 ……… 156
細胞膜 ……… 11,14,119	篩骨の篩板 ……… 193		静脈弁 ……… 166
細網線維 ……… 20	歯根 ……… 29	十二指腸 ……… 126,145	小葉間結合組織 ……… 143
サイロキシン ……… 102	視細胞 ……… 73,74,75	十二指腸乳頭 ……… 145	小葉間静脈 ……… 142,212
鎖骨下静脈 ……… 172	視索前野 ……… 254	十二指腸壁 ……… 144	小葉間胆管 ……… 143
鎖骨頸筋 ……… 43,47	支持細胞 ……… 85	十二指腸輪走筋 ……… 133	小葉間動脈 … 142,211,212
鎖骨上腕筋 ……… 43	支持組織 ……… 10,18	嗅粘膜 ……… 71,85	小腰筋 ……… 46
鎖骨乳突筋 ……… 43	脂質 ……… 118,122,140	周皮細胞 ……… 166	上腕筋 ……… 47
坐骨 ……… 29,32	脂質分解酵素 ……… 148	終末細気管支 ……… 197	上腕骨 ……… 27,31
坐骨結節 ……… 32	脂質類 ……… 245	嗅毛 ……… 85	上腕骨顆 ……… 31
坐骨神経 ……… 261	視床 ……… 59,85	絨毛 ……… 148,149	上腕骨滑車 ……… 31
左鎖骨下動脈 ……… 172	視床下部 … 59,93,94,95,100	絨毛性性腺刺激ホルモン ……… 239,240	上腕骨頭 ……… 31
左心室 ……… 158,161	視床下部ニューロン ……… 71		上腕三頭筋 ……… 43,47,261
左心房 ……… 161	視床下部ホルモン …94,95,96,97,98,99, …100,102,103,109, …110,227,228,230	縮瞳 ……… 77	耳翼 ……… 78
刷子縁 ……… 148		手根骨 ……… 24,31	触-圧覚 ……… 88
左肺動脈 ……… 172		主細胞 ……… 105,136	食作用 ……… 15,26
サプレッサーT細胞 ……… 189		種子骨 ……… 31,32	食道 ……… 45,126,194
左房室弁 ……… 161	耳小骨 ……… 78	種子軟骨 ……… 195	食道裂孔 ……… 45,199
左右外頸静脈 ……… 172	茸状乳頭 ……… 84	樹状突起 ……… 50,51	植物神経系 ……… 57
左・右総頸動脈 ……… 172	視神経 … 64,71,72,73,76	受精 ……… 235	鋤骨 ……… 193
左右の側脳室 ……… 62	視神経円板 ……… 72,73	受精能獲得 ……… 235	触覚 ……… 58,70,88
酸塩基平衡 ……… 22,23,219	視神経乳頭 ……… 72,73	受精卵 ……… 225	ショ糖 ……… 146
三角筋 ……… 43,47	耳石 ……… 82,83	腫脹 ……… 243	初乳 ……… 154
三叉神経 ……… 41,64	耳石器 ……… 79	出血 ……… 256	自律神経 ……… 35,57
酸性ホスファターゼ ……… 242	脂腺 ……… 18,78,86,87	受動輸送 ……… 14	自律神経系 ……… 57,65
三尖弁 ……… 159	自然排卵動物 ……… 231	受容器細胞 ……… 70,71	自律神経節 ……… 66
三尖弁閉鎖不全 ……… 272	歯槽骨 ……… 29	受容体 ……… 16,54,55,68	しわ ……… 58
酸素 ……… 156	膝蓋腱反射 ……… 62	シュワン細胞 ……… 51	腎盂 ……… 208,209
酸素解離曲線 ……… 202	膝蓋骨 ……… 32,260	循環器系 ……… 10,156	心外膜 ……… 161
酸素分圧 … 171,201,202	膝蓋骨滑車 ……… 32	春機発動 ……… 227,230	真核細胞 ……… 14
散瞳 ……… 77	膝蓋骨脱臼 ……… 259,260	順応 ……… 70	深胸筋 ……… 43
酸分泌細胞 ……… 136	膝関節 ……… 28	瞬膜 ……… 75	心筋 ……… 34,35,36,162
	膝関節の前・後十字靱帯 28	漿液性の唾液 ……… 135	心筋細胞 ……… 164
	室ヒダ ……… 195	漿液腺 ……… 18	心筋層 ……… 161
し	耳道腺 ……… 78	漿液腺細胞 ……… 18	神経 …… 20,34,78,119
耳介 ……… 78,81	自動能 ……… 163	消化 ……… 126,148	神経-筋接合部 ……… 54,55
紫外線 ……… 105	シトシン（C） ……… 12	消化管 ……… 10	神経系 ……… 10,50,90
視覚 ……… 59,71	シナプス ……… 53,54	消化管の閉鎖 ……… 154	神経細胞 ……… 51
視覚野 ……… 81	シナプス間隙 ……… 54,55	消化管ホルモン … 128,134	神経終末 ……… 36,71
耳下腺 ……… 135	シナプス後ニューロン … 54	消化器系 ……… 10,126	神経性下垂体 ……… 94
耳下腺耳介筋 ……… 42,43	シナプス後膜 ……… 54,55	上顎骨 ……… 28	神経節細胞 ……… 74
耳管 ……… 78,79,81	シナプス小胞 ……… 54,55	消化腺 ……… 126	神経線維 ……… 50,51,83
色素細胞 ……… 74	シナプス前ニューロン … 54	松果体 ……… 90,234	神経叢 ……… 65
	篩板 ……… 85		神経組織 ……… 10,18

281

神経伝達物質・・・54,90,106
神経分泌細胞・・・・・・・90
腎血流の自己調節機能・・・216
心耳・・・・・・・・・・159
心室・・・・・・・・・・158
心室収縮期・・・・・・・164
心室中隔欠損症・・・266,268
腎実質・・・・・・・210,211
腎小体・・・・・・・211,212
心尖・・・・・・・・・・158
心臓・・10,35,156,158,197
心臓血管系・・・・・・・156
心臓の歩調取り・・・・・164
腎臓
　　10,156,179,208,224,225
靱帯・・・・・・・20,27,29
靱帯結合・・・・・・・・29
腎単位・・・・・・・210,211
深腸骨回旋動脈・・・・・173
心底・・・・・・・・・・158
深殿筋・・・・・・48,49,261
伸展受容器・・・・・70,205,220
心電図・・・・・・・・・165
浸透・・・・・・・・・・14
腎洞・・・・・・・・・・208
浸透圧・・・・・・・14,22,98
腎動脈・・・・・・・173,212
心内膜・・・・・・・・・161
心嚢・・・・・・・・・・161
腎盤・・・・・・・・210,212
真皮・・・・・・・・・・86
深部感覚・・・・・・71,86,89
腎不全・・・・・・・・・274
心房・・・・・・・・・・158
心房収縮期・・・・・・・164
心膜・・・・・・・・・・158
心膜腔・・・・・・・162,197
腎門・・・・・・・・・・208
腎稜・・・・・・・・210,219

す
随意筋・・・・・・・・35,36
膵液・・・・・・・112,134,140
髄核・・・・・・・・・・262
膵管・・・・・・・・・・145
水胸・・・・・・・・・・272
髄腔・・・・・・・・・・25
水酸化リン灰石結晶・・26,104
髄質・・・・・・・106,187,210
髄鞘・・・・・・・・50,51,55
水晶体・・・・・・・73,74,77
錐状体細胞・・・・・71,74,75
膵腺房細胞・・・・・140,141
水素・・・・・・・・・・22
水素イオン・・・22,108,109
膵臓・・・10,90,111,140,145
錐体外路系・・・・・・・59
錐体路系・・・・・・・59,60
錐体路交叉・・・・・・・60
膵島・・・・・・・・・・112
錘内線維・・・・・・・・39
水平細胞・・・・・・・・74
膵房・・・・・・・・・・140
膵ポリペプチド・・・112,115
髄膜・・・・・・・・・・63
水溶性ビタミン・・・・・153
スクラーゼ・・・・・・・146
ステロイド・・・・・・・105
ステロイドホルモン
　　・・・・・・・107,108,119

せ
精液・・・・・・・・・・223
精管・・・・・・・・222,224
精細管・・・・・・・・・222
星細胞・・・・・・・・・142
精索・・・・44,222,223,224
精子・・・・・・95,223,229
精子細胞・・・・・・223,229
静止膜電位・・・・・・52,53
性周期・・・・・・・・・230
成熟黄体・・・・・・・・230
成熟卵胞・・・・・・・・230
生殖・・・・・・・・・・222
生殖器・・・・・・・222,223
生殖機能系・・・・・・・222
生殖腺・・・・・・・・・90
生殖腺隆起・・・・・・・226
性成熟・・・・・・・・・230
性腺刺激ホルモン・・・227,229
精巣・・44,90,116,222,224
精巣上体・・・・・・222,224
精巣動・静脈・・・・・・173
精巣・卵巣動脈・・・・・173
精祖細胞・・・・・・223,229
声帯ヒダ・・・・・・194,195
正中仙骨動脈・・・・・・173
成長ホルモン
　・・26,95,96,107,124,250
精嚢（腺）・・・・・・・223
性フェロモン・・・・・・235
声門・・・・・・・・・・194
声門裂・・・・・・・・・194
生理的ポンプ・・・・・・15
生理時計・・・・・・・・109
赤色骨髄・・・・・・・・25
脊髄
　・・29,57,58,60,61,63,262
脊髄神経
　・・41,44,57,61,63,65,262
脊髄神経節・・・・・・・61
脊髄反射・・・・・・・61,70
脊髄膀胱中枢・・・・・・220
脊柱・・・・・・・・・29,63
脊椎・・・・・・・・・・24
赤脾髄・・・・・・・・・186
セクレチン
　・・・・・114,138,139,141
舌咽神経・・・・・・・・64
絶縁性伝導・・・・・・・52
舌下神経・・・・・・・・64
舌下腺・・・・・・・・・135
赤筋・・・・・・・・・・34
赤血球・・・・・・・・24,180
節後線維・・・・・・・・66
舌骨・・・・・・・・・・130
舌骨舌筋・・・・・・・・42
切歯骨・・・・・・・・・28
節前線維・・・・・・・・66
セルトリ細胞・・・・・・223
セロトニン・・・56,242,244,
　　　　　　245,246,247,248
セロトニン作動性神経・・247
腺・・・・・・・・・・・18
線維性外膜・・・・・・・72
線維素・・・・・・・・・183
線維素溶解・・・・・・・183
線維膜・・・・・・・・26,27
全か無かの法則・・・・・53
前関節突起・・・・・・・30
浅頸括約筋・・・・・・・43
前脛骨筋・・・・・・・・48
浅頸動脈・・・・・・・・172
仙結節靱帯・・・・・・・48
仙骨・・・・・・・24,30,32
仙骨神経・・・・・・・61,66
仙骨翼・・・・・・・・・30
前（上）骨半規管・・・79,81
前骨膨大部・・・・・・・79
腺細胞・・・・・・・・・18
浅趾屈筋・・・・・・・・48
前肢骨・・・・・・・・・31
前十字靱帯・・・・・・・260
前十字靱帯断裂・・・259,260
染色体・・・・・・・・・13
仙髄・・・・・・・・・・66
腺性下垂体・・・・・・・94
浅前腹壁動・静脈・・・・172
腺組織・・・・・・・・・18
前大静脈・・・・158,159,172
前大静脈系・・・・・・・174
先体反応・・・・・・・・235
選択透過性・・・・・・・14
仙腸関節・・・・・・・・32
前腸間膜動脈・・・・128,173
仙椎・・・・・・・29,30,61
前庭・・・・・・・・78,79,82
前庭階・・・・・・・・80,81
前庭感覚・・・・・・・・82
前庭窓・・・・・78,79,80,81,83
前頭洞・・・・・・・・・193
前庭膜・・・・・・・・・80
浅殿筋・・・・・・・・48,261
先天性心疾患
　　・・・・・265,266,268,272
蠕動運動・・・・129,131,132
前頭筋・・・・・・・・・42
前頭骨・・・・・・・・24,85
前頭楯状筋・・・・・・・42
前頭突起・・・・・・・・28
前頭葉・・・・・・・・・59
前背鋸筋・・・・・・・・44
前（上）半規管・・・・79,83
前負荷・・・・・・・・・166
前腹静脈・・・・・・・・173
前腹壁動・静脈・・・・・172
線毛運動・・・・・・・・16
前毛細血管括約筋・・・・169
前葉・・・・・・・・・・94
前葉ホルモン・・・・・・94
前立腺・・・・・・・223,224
前立腺肥大・・・・・・・275

そ
臓器・・・・・・・・・・10
双極細胞・・・・・・・・74
双極神経細胞・・・・・・75
双子筋・・・・・・・・48,49
総指伸筋・・・・・・・・47
増殖期・・・・・・・233,244
臓側胸膜（胸膜臓側板）
　　・・・・・・・・197,272
臓側板・・・・・・・・・162
総胆管・・・・・・・144,145
総腸骨静脈・・・・・・・174
僧帽筋・・・・・・・41,43,47
僧帽弁・・・・・・・・・161
僧帽弁閉鎖不全・・・・・272
足細胞・・・・・・・・・215
側角・・・・・・・・・・61
速筋・・・・・・・・・・34
足根骨・・・・・・・・・32
束状帯・・・・・・・・・106
側頭筋・・・・・・・・・42
側頭骨・・・・・・・・・28
側頭線・・・・・・・・・28
側頭葉・・・・・・・・・59
側脳室・・・・・・・・・63
側方腔・・・・・・・・・149
鼠径管・・・・・・・・44,223
鼠径隙・・・・・・・・・44
鼠径靱帯・・・・・・・44,46
組織・・・・・・・・・10,18
組織液・・・・・・・・18,20
咀嚼・・・・・・・・・・129
咀嚼筋群・・・・・・・・41
疎性結合組織・・・・・20,21
ソマトスタチン・・・・・112
ソマトメジン・・・・・・96
粗面小胞体・・・・・・・11

た
体液・・・・・・・20,21,178
体液性免疫系・・・・188,190
体温・・・・・・・・34,252
体温調節・・・・・・・・252
大汗腺・・・・・・・・・87
体幹皮筋・・・・・・・・43
大結節・・・・・・・・・31
対向流系・・・・・・・・217
対向流熱交換作用・・・・252
第三眼瞼・・・・・・・・75
第三脳室・・・・・・・・63
胎児・・・・・・・・236,237
胎児循環・・・・175,176,269
胎児・胎盤単位・・・・・239
代謝・・・・・・・・16,118
代謝性アシドーシス・・・23
代謝性アルカローシス・・23
体循環・・・・・・・・・156
大循環・・・・・・・・・156
大静脈孔・・・・・・・・199
大静脈洞・・・・・・・・159
大静脈ヒダ・・・・・・45,199
体性感覚・・・・・・・71,86
体性神経・・・・・・・35,57
大腿筋膜張筋・・・・・・48
大腿骨・・・・・24,27,32,260
大腿骨頭・・・・・・27,32,49
大腿骨頭窩・・・・・・・32
大腿骨頭頸・・・・・・・32
大腿四頭筋・・・・・・・48
大腿四頭筋群・・・・260,261
大腿静脈・・・・・・・・267
大腿直筋・・・・・・・・48
大腿二頭筋・・・・・・・48
大腿方形筋・・・・・・48,49
大腸・・・・・・・・・・126
大転子・・・・・・・・27,32
大動脈・・・・・・・・45,160
大動脈騎乗・・・・・267,268
大動脈弓・・・・・71,171,172
大動脈(弁)狭窄症・・267,268
大動脈小体・・・・・・・171
大動脈裂孔・・・・・・・199

大内転筋 · · · · · · · · · · · 46	中心窩 · · · · · · · 72,73,74	電解質コルチコイド	内胸動・静脈 · · · · · · · · 172
第二鼓膜 · · · · · · · · · · · 81	中心管 · · · · · · · · · · · · · 61	· · · · 22,108,109,215	内肛門括約筋 · · · · · · · · 134
大脳 · · · · · · · · · · · · · · · 58	中心小体 · · · · · · · · · 11,12	電気的伝導 · · · · · · · · · · 52	内呼吸 · · · · · · · · · · · · · 192
大脳（基底）核 · · · · · · · 59	中心静脈 · · · · · · · 142,143	電極 · · · · · · · · · · · · · · 164	内耳 · · · · · · · · · · · · · 78,79
大脳縦裂 · · · · · · · · · · · 59	中心腺房細胞 · · · · · · · 140	転写 · · · · · · · · · · · · · · · 12	内耳神経 · · · · · · · · · · · 64
大脳半球 · · · · · · · · · · · 59	中心足根骨 · · · · · · · · · 32	伝導 · · · · · · · · · · · 52,253	内臓感覚 · · · · · · · · · · · 71
大脳皮質 · · · · · · · · · 59,85	中枢神経系 · 24,56,57,58,59	デンプン · · · · 121,145,146	内側右葉 · · · · · · · · · · · 140
大脳皮質感覚野 · · · · · 70,71	中節骨 · · · · · · · · · · · 31,32	伝令RNA · · · · · · · · · · · · 12	内側顆 · · · · · · · · · · · · · 32
大脳皮質視覚野 · · · · · · · 76	中足骨 · · · · · · · · · · · · · 32		内側広筋 · · · · · · · · 260,261
大脳皮質体性感覚野 · · · · 88	中殿筋 · · · · · · · · 48,49,261	と	内側左葉 · · · · · · · · · · · 140
大脳皮質聴覚野 · · · · · · · 81	肘頭 · · · · · · · · · · · · · 27,31	同化 · · · · · · · · · · · · · · 114	内側膝状体 · · · · · · · · · · 81
胎盤	中脳 · · · · · · · · · · · · · 58,59	頭蓋 · · · · · · · · · · · 24,29,63	内側側副靱帯 · · · · · · · · 260
· · · 90,175,230,236,237	中脳水道 · · · · · · · · · · · 63	頭蓋骨 · · · · · · · · · · · · · 62	内側半月 · · · · · · · · · · · 260
胎盤性ラクトゲン · · 239,240	中膜 · · · · · · · · · · · 72,166	同化作用 · · · · · · · · · 16,118	内鼠径輪 · · · · · · · · · · 44,46
胎膜 · · · · · · · · · · · 236,237	腸 · · · · · · · · · · · · · · · · · 35	洞下室間溝 · · · · · · · · · 158	内腸骨動脈 · · · · · · · · · 173
第四脳室 · · · · · · · · · · · 63	腸胃反射 · · · · · · · · · · 132	導管 · · · · · · · · · · · 90,140	内転筋 · · · · · · · · · · · · · 48
対流 · · · · · · · · · · · · · · 253	腸液 · · · · · · · · · · · · · · 134	動眼神経 · · · · · · · · · · · 64	内尿道口 · · · · · · · · · · · 211
唾液 · · · · · · · · · · · 134,135	聴覚 · · · · · · · · · · · 59,71,77	洞形成 · · · · · · · · · · · · 231	内板 · · · · · · · · · · · · · · · 24
唾液アミラーゼ · · · · · · 135	腸肝循環 · · · · · · · · · · 144	洞（房）結節 · · · · · · · · · 164	内皮絨毛（性）胎盤 · · 237,238
唾液腺 · · · · · · · · · · 18,135	腸管上皮細胞 · · · · · · · 105	橈骨 · · · · · · · · · · · · · · · 31	内腹斜筋 · · · · · · · · · · · 46
たこ足細胞 · · · · · · · · · 215	腸管神経系 · · · · · · · · · 126	橈骨滑車 · · · · · · · · · · · 31	内分泌 · · · · · · · · · · · · · 90
多精子進入 · · · · · · · · · 236	腸間膜 · · · · · · · · · · · · 128	橈骨近位端 · · · · · · · · · · 27	内分泌系 · · · · · · · · · 10,50,90
脱水 · · · · · · · · · · · · · · 256	蝶形骨 · · · · · · · · · · · · · 24	糖鎖 · · · · · · · · · · · · · · · 11	内分泌腺 · · · · · · · · 18,90,140
脱分極 · · · · · · · · · · · 52,53	蝶形骨の翼 · · · · · · · · · · 28	頭最長筋 · · · · · · · · · · · 44	内閉鎖筋 · · · · · · · · · · 48,49
多糖類 · · · · · · · · · · · · 145	長骨 · · · · · · · · · · · · · · · 24	導子 · · · · · · · · · · · · · · 164	内膜 · · · · · · · · · · · · · · 166
タペタム · · · · · · · · · · · · 72	腸骨 · · · · · · · · · · · · · 29,32	糖脂質 · · · · · · · · · · · · 119	内有毛細胞 · · · · · · · · · · 80
単胃 · · · · · · · · · · · · · · 126	腸骨静脈 · · · · · · · · · · 174	糖質 · · · · · · · · · · · · · · 140	内輪走筋層 · · · · · · · · · 127
胆管 · · · · · · · · · · · · · · 143	聴細胞 · · · · · · · · · · · 77,81	糖質コルチコイド · · · · · 108	内リンパ · · · · · · · · · · · · 79
単球 · · · · · · · · · · · 181,188	腸細胞 · · · · · · · · · · · · 149	橈尺関節 · · · · · · · · · · · 27	内肋間筋 · · · · · · · · · · 44,45
短骨 · · · · · · · · · · · · · 24,25	長趾伸筋 · · · · · · · · · · · 48	動静脈吻合 · · · · · · · · · 170	ナトリウムイオン
炭酸脱水酵素 · · · · · · · · 204	聴神経 · · · · · · · · · · · · · 81	糖新生 · · · · · · · 114,122,123	· · · · · 15,98,108,178
胆汁 · · · · · · · · · · · 134,141	腸内細菌 · · · · · · · · · · 153	橈側手根骨 · · · · · · · · · · 31	ナトリウムイオン共輸送 · 151
胆汁酸 · · · · · · · · · · · · 142	長内転筋 · · · · · · · · · · · 49	橈側手根伸筋 · · · · · · · · · 47	ナトリウム・カリウムポンプ
胆汁色素 · · · · · · · · · · · 142	聴毛 · · · · · · · · · · · 77,80,81	橈側皮静脈 · · · · · · · · 47,266	· · · · · · 15,150,151,217
炭水化物 · · · · · · · · · · · 118	跳躍伝導 · · · · · · · · · · 51,52	等張 · · · · · · · · · · 14,216,256	ナトリウムポンプ · · · · · · 15
弾性血管 · · · · · · · · · · · 166	腸腰筋 · · · · · · · · · · · · · 46	頭長筋 · · · · · · · · · · · · · 44	軟口蓋 · · · · · · · · · · 130,194
弾性線維 · · · · · · · · · · · · 20	直腸 · · · · · · · · 126,173,225	頭頂骨 · · · · · · · · · · · · · 28	軟骨組織 · · · · · · · · · · · 18
担体 · · · · · · · · · · · 151,170	貯蔵血管 · · · · · · · · · · 170	頭頂葉 · · · · · · · · · · · · · 59	軟膜 · · · · · · · · · · · · · · · 63
単糖類 · · · · · · · · · · · · 121	チロシン · · · · · · · · · 56,102	疼痛 · · · · · · · · · · · · · · 243	
短内転筋 · · · · · · · · · · · 46	チン小帯 · · · · · · · · · · · 73	糖尿 · · · · · · · · · · · · · · 217	に
胆嚢 · · · · · · · · · · · 140,143		糖尿病 · · · · · · · · · · 116,264	肉芽 · · · · · · · · · · · 243,244
胆嚢管 · · · · · · · · · 143,145	つ	動物神経系 · · · · · · · · · · 57	ニコチン受容体 · · · · · · · 68
タンパク質	椎間板 · · · · · · · · · · · · 262	動脈 · · · · · · · · · · · · · · 166	二酸化炭素 · · · · · · · · · 156
· · 118,119,122,123,138	椎間板ヘルニア · · · · · · 261	動脈管 · · · · · · · · · · · · 175	二酸化炭素分圧 · · · · · · · 23
タンパク質分解酵素 · 136,147	椎弓根 · · · · · · · · · · · · · 30	動脈管開存症 · · · · · 266,268	二次性糖尿病 · · · · · · · · 264
タンパクホルモン · · · · 107	椎弓板 · · · · · · · · · · · · · 30	動脈管索 · · · · · · · · · · 175	二次精母細胞 · · · · · 223,229
短腓骨筋 · · · · · · · · · · · 48	椎孔 · · · · · · · · · · · · · · · 30	動脈血 · · · · · · · · · · · · 156	二次卵胞 · · · · · · · · · · · 231
	椎体 · · · · · · · · · · · · 30,262	透明帯 · · · · · · · · · · 235,236	二尖弁 · · · · · · · · · · · · · 161
ち	痛覚 · · · · · · · · · · · · · · · 88	特異的防御機構 · · · · · · · 188	日周期 · · · · · · · · · · · · · 109
知覚神経 · · · · 39,57,63,64	通光器官 · · · · · · · · · · · 74	特殊感覚 · · · · · · · · · · · 71	二糖類 · · · · · · · · · · · · 145
遅筋 · · · · · · · · · · · · · · · 34	ツチ骨 · · · · · · · · · · · 78,81	特殊心筋 · · · · · · · · · 36,162	乳化 · · · · · · · · · · · · · · 148
恥骨 · · · · · · · · · · · · · 29,32	爪 · · · · · · · · · · · · · · 86,87	ドパミン · · · · · 56,107,110	乳酸 · · · · · · · · 22,41,121,122
恥骨筋 · · · · · · · · · · · · · 46		トランスファー（移転）RNA	乳状脂粒 · · · · · · · · 123,151
腟 · · · · · · · · · · · · · 223,225	て	· · · · · · · · · · · · · · · · · 13	乳腺 · · · · · · · · · · · · · 18,97
腟前庭 · · · · · · · · · · · · · 225	低圧受容器 · · · · · · · · · 171	トリグリセリド	乳腺枝 · · · · · · · · · · · · 172
窒素化合物 · · · · · · · 120,179	低カルシウム血症 · · 105,263	· · · · · · · · 120,121,122,	乳腺刺激ホルモン
緻密結合組織 · · · · · · · 20,21	抵抗血管 · · · · · · · · 167,168	123,147,148,151	· · · · · · · · · · · 95,96,97
緻密質 · · · · · · · · · · 24,25,26	釘植 · · · · · · · · · · · · · · · 29	トリプシン · · · · · · · 146,147	乳頭 · · · · · · · · · · · · · 43,84
チミン · · · · · · · · · · · 12,13	底舌骨 · · · · · · · · · · 28,195	トリプトファン · · · · · · 247	乳頭管 · · · · · · · · 212,214,219
着床 · · · · · · · · · · · · · · 236	低張 · · · · · · · · · · · · · · 256	トリヨードサイロニン · · 102	乳頭筋 · · · · · · · · · · · · 159
中隔 · · · · · · · · · · · · · · 159	デオキシリボ核酸 · · · · 12,13	トロンビン · · · · · · · · · · 183	乳頭層 · · · · · · · · · · · · · 86
中間広筋 · · · · · · · · · · · 261	デオキシリボース（五単糖）12	トロンボキサン	乳頭突起 · · · · · · · · · · · 30
肘関節 · · · · · · · · · · · · · 27	適応性弛緩 · · · · · · · · · 131	· · 242,245,249,250,251	乳び槽 · · · · · · · · · · · · 184
中間代謝 · · · · · · · · · · · 118	適当刺激 · · · · · · · · · · · 70	トロンボプラスチン · · · · 183	ニューロン · · · 50,51,55,90
肘筋 · · · · · · · · · · · · · · · 47	テストステロン · · · · · · 227	貪食 · · · · · · · · · 188,189,190	尿 · · · · · · · · · · · 179,208,223
中頸神経節 · · · · · · · · · 172	テタニー · · · · · · · · · · · 263		尿管 · · · · 208,210,212,224
中耳 · · · · · · · · · · · · · · · 78	電解質 · · · · · · · · · · · · · 22	な	尿管口 · · · · · · · · · · · · · 211
中斜角筋 · · · · · · · · · · · 44		内眼筋 · · · · · · · · · · · · · 75	尿細管 · · · · 104,211,212,213
中手骨 · · · · · · · · · · · · · 31			尿細管極 · · · · · · · · · · · 213

283

尿細管再吸収 ‥‥ 215,217	排卵前期 ‥‥‥‥‥ 234	脾柱 ‥‥‥‥‥‥ 186	不随意筋 ‥‥‥ 35,36
尿細管分泌 ‥‥‥ 215,218	薄筋 ‥‥‥‥‥‥‥ 46	鼻中隔 ‥‥‥‥‥ 192	付着リボソーム ‥‥ 11
尿素 ‥‥‥‥‥‥‥ 179	白質 ‥‥‥‥‥‥ 59,61	尾椎 ‥‥‥‥‥ 29,30,61	物質代謝 ‥‥‥‥ 16
尿道	白線 ‥‥‥‥‥‥ 44,46	鼻道 ‥‥‥‥‥‥ 192	ブドウ糖
‥ 208,211,222,223,225	白体 ‥‥‥‥‥ 230,232	非特異的防御機構 ‥ 188	‥‥‥‥ 96,114,115,119,
尿道開口 ‥‥‥‥‥ 225	白内障 ‥‥‥‥‥ 261	泌尿器系 ‥‥‥‥ 10,208	‥‥‥ 120,121,122,145
尿道球腺 ‥‥‥‥ 223,224	白脾髄 ‥‥‥‥‥ 186	鼻粘膜 ‥‥‥‥‥ 85	不動連結 ‥‥‥‥ 27,28
尿毒症 ‥‥‥‥‥‥ 274	破骨細胞 ‥‥‥‥ 25,26	非発情期 ‥‥‥‥ 234	ブラジキニン
尿の生成 ‥‥‥‥ 22,23	バソプレシン	皮膚 ‥‥‥‥‥ 86,87,224	‥‥‥‥‥ 242,244,245
尿膜絨毛膜 ‥‥‥ 236,237	‥‥‥‥ 22,95,96,98,	皮膚感覚 ‥‥‥ 71,86,87	‥‥‥‥‥ 246,248,249
妊娠 ‥‥‥‥‥‥ 239	‥‥‥‥ 100,107,217	腓腹筋 ‥‥‥‥‥ 48	プラズマ細胞 ‥ 189,190
	パチニ小体 ‥‥‥‥ 71	皮膚触-圧覚 ‥‥‥ 71	プラスミン ‥‥‥ 183
ぬ・ね・の	発汗 ‥‥‥‥‥‥ 254	皮膚痛覚 ‥‥‥‥ 71	ふるえ ‥‥‥‥‥ 254
ヌクレオチド ‥‥‥‥ 12	白筋 ‥‥‥‥‥‥‥ 34	皮膚の感覚点 ‥‥‥ 88	プルキンエ線維系 ‥ 164
熱放射 ‥‥‥‥‥‥ 253	白血球 ‥‥‥‥ 24,180,181	皮膚分節 ‥‥‥‥ 65,66	フルクトース ‥‥ 119,121
ネフロン ‥‥ 210,211,212	白血球遊走期 ‥‥‥ 244	標的細胞 ‥‥‥‥ 92	プロエラスターゼ ‥ 146
粘液性の唾液 ‥‥‥ 135	ハッサル小体 ‥‥‥ 187	標的臓器 ‥‥‥‥ 92	プロゲステロン ‥ 230,250
粘液腺 ‥‥‥‥‥‥ 18	発情 ‥‥‥‥‥‥ 234	表皮 ‥‥‥‥‥‥ 86	プロスタグランジン
粘液腺細胞 ‥‥‥‥ 18	発情期 ‥‥‥‥ 97,234	ビリルビン ‥‥‥ 142,144	‥‥ 88,241,242,243,244
粘膜下神経叢 ‥‥‥ 127	発情休止期 ‥‥‥ 234	鼻涙管 ‥‥‥‥‥ 75	‥‥‥‥ 245,249,250,251
粘膜下組織 ‥‥‥‥ 20	発情後期 ‥‥‥‥ 234	鼻涙管系 ‥‥‥‥ 75	プロスタサイクリン ‥ 251
粘膜筋板 ‥‥‥‥‥ 149	発情周期 ‥‥‥‥ 234	ピルビン酸	プロトロンビン ‥‥ 183
粘膜上皮細胞 ‥‥‥ 149	発情前期 ‥‥‥‥ 234	‥‥‥‥ 120,121,122,124	プロラクチン ‥ 95,96,97,250
脳 ‥‥‥‥ 10,57,63,119	発熱 ‥‥‥‥‥ 243,254	披裂間軟骨 ‥‥‥ 195	分圧 ‥‥‥‥‥‥ 200
脳幹 ‥‥‥‥‥‥ 58,85	鼻 ‥‥‥‥‥‥‥ 192	披裂喉頭蓋ヒダ ‥‥ 195	分極 ‥‥‥‥‥‥ 53
脳幹反射 ‥‥‥‥‥ 70	羽 ‥‥‥‥‥‥‥ 86	披裂軟骨 ‥‥‥‥ 194	分節 ‥‥‥‥‥‥ 66
膿胸 ‥‥‥‥‥‥ 272	ハバース管 ‥‥‥ 25,26		分節運動 ‥‥‥ 129,133
脳室 ‥‥‥‥‥‥‥ 63	パラソルモン ‥‥ 104,153	**ふ**	分泌 ‥‥‥‥‥‥ 15
脳神経 ‥‥‥‥ 41,57,63	板間層 ‥‥‥‥‥‥ 24	ファロー四徴症 ‥ 267,268	分泌顆粒 ‥‥‥‥ 11
脳脊髄液 ‥‥‥‥ 62,75	半規管 ‥‥‥‥ 71,82,83,84	ファーター・パチニ層板小体	分泌期 ‥‥‥‥‥ 233
能動輸送 ‥‥‥‥ 14,217	半規管膨大部稜 ‥‥ 83	‥‥‥‥‥‥‥ 88	分娩第一期 ‥‥‥ 241
濃度勾配 ‥‥‥‥ 14,217	半棘筋 ‥‥‥‥‥‥ 44	フィードバック機構 ‥ 92,93	分娩第二期 ‥‥‥ 241
ノルアドレナリン	半月弁 ‥‥‥‥‥ 161	フィブリノーゲン ‥ 178,183	分娩第三期 ‥‥‥ 241
‥‥‥ 56,67,68,69,110,	半腱様筋 ‥‥‥‥‥ 48	フィブリン ‥‥‥‥ 183	噴門 ‥‥‥‥‥‥ 137
‥‥‥‥ 114,165,246,254	反射弓 ‥‥‥‥‥‥ 62	フィラメント ‥‥‥ 11	噴門腺 ‥‥‥‥‥ 137
	板状筋 ‥‥‥‥‥ 43,44	フェロモン ‥‥‥‥ 87	
は	反芻 ‥‥‥‥‥‥ 126	不応期 ‥‥‥‥‥ 53	**へ**
肺	反芻胃 ‥‥‥‥‥ 126	フォルクマン管 ‥‥ 25,26	平滑筋 ‥‥‥ 34,35,37,129
‥‥‥‥‥ 10,156,161,	反芻動物 ‥‥‥‥ 126	不規則骨 ‥‥‥‥ 24,25	平滑筋細胞 ‥‥‥ 55
‥‥‥‥‥ 192,196,197	半透性 ‥‥‥‥‥‥ 14	複胃 ‥‥‥‥‥‥ 126	平衡感覚 ‥‥‥‥ 77,82
胚 ‥‥‥‥‥‥ 236,237	半透膜 ‥‥‥‥‥‥ 14	腹横筋 ‥‥‥‥‥ 45,46	平衡砂膜 ‥‥‥‥ 82,83
背角 ‥‥‥‥‥‥‥ 61	半膜様筋 ‥‥‥‥‥ 48	腹角 ‥‥‥‥‥‥ 61	平衡石 ‥‥‥‥‥ 83
肺気腫 ‥‥‥‥ 271,273		副眼器 ‥‥‥‥‥ 75	平衡斑 ‥‥‥‥ 77,82,83
背頬筋 ‥‥‥‥‥‥ 42	**ひ**	腹鋸筋 ‥‥‥‥‥ 44	平衡毛 ‥‥‥‥ 77,82,83
肺胸膜 ‥‥‥‥‥ 196	ヒアルロニダーゼ ‥‥ 235	腹腔動脈 ‥‥‥ 128,173	閉鎖孔 ‥‥‥‥‥ 32
背斜角筋 ‥‥‥‥‥ 44	皮下組織 ‥‥‥ 20,86,87	副交感神経 ‥‥‥ 57,165	閉鎖卵胞 ‥‥‥ 230,231
肺循環 ‥‥‥‥‥ 156,161	皮筋 ‥‥‥‥‥‥‥ 45	副交感神経系 ‥‥‥ 67	ペースメーカー ‥‥ 164
肺静脈	鼻腔 ‥‥‥‥‥‥ 192	副交感神経線維 ‥‥ 64	壁細胞 ‥‥‥‥‥ 136
‥‥‥‥ 156,161,172,174	鼻甲介 ‥‥‥‥‥ 192	副甲状腺 ‥‥‥‥ 90	壁側胸膜（胸膜壁側板） ‥ 197
肺水腫 ‥‥‥‥ 271,273	腓骨 ‥‥‥‥‥ 32,48,260	副甲状腺ホルモン	壁側心膜（心膜壁側板） ‥ 197
肺性心 ‥‥‥‥‥ 271	鼻骨 ‥‥‥‥‥‥ 28	‥‥‥‥‥ 104,105,106	壁側板 ‥‥‥‥‥ 162
背側仙尾筋 ‥‥‥‥ 48	尾骨筋 ‥‥‥‥‥‥ 48	副手根骨 ‥‥‥‥ 31	ペプシノーゲン
肺動脈（弁）狭窄症 ‥ 267,268	尾骨神経 ‥‥‥‥ 61	副腎 ‥‥‥‥‥ 90,106	‥‥‥‥‥ 137,138,146
肺動脈弁 ‥‥‥‥ 161	微細管 ‥‥‥‥‥‥ 11	副神経 ‥‥‥‥‥ 41,64	ペプシン ‥‥‥ 137,146,147
ハイドロキシアパタイト ‥ 103	皮脂 ‥‥‥‥‥‥‥ 87	副腎皮質 ‥‥‥‥ 95	ペプチド ‥‥‥‥‥ 151
排尿筋 ‥‥‥‥‥ 220	皮質 ‥‥‥‥ 106,187,210	副腎皮質刺激ホルモン	ペプチドホルモン ‥ 107
排尿中枢 ‥‥‥‥ 220	微絨毛 ‥‥‥‥‥ 148,149	‥‥‥‥‥ 95,96,107,109	ヘム ‥‥‥‥‥‥ 202
排尿反射 ‥‥‥‥ 220	尾状葉 ‥‥‥‥‥ 140	副腎皮質ホルモン	ヘモグロビン
肺のうっ血 ‥‥‥‥ 271	鼻唇挙筋 ‥‥‥‥‥ 42	‥‥‥‥ 95,107,124,215,250	‥‥‥‥ 23,142,180,202
背鼻甲介 ‥‥‥‥ 193	ヒス束 ‥‥‥‥‥ 164	副膵管 ‥‥‥‥‥ 145	ヘリング-ブロイヤー反射 ‥ 205
背鼻道 ‥‥‥‥‥ 193	ヒスタミン	副生殖腺 ‥‥‥‥ 222	ヘルパーT細胞 ‥‥ 189
排便反射 ‥‥‥‥ 134	‥‥‥ 88,137,242,244,	腹側仙尾筋 ‥‥‥‥ 48	弁 ‥‥‥‥‥‥‥ 184
肺胞 ‥‥‥‥‥ 195,197	‥‥ 245,246,247,248,249	腹大動脈 ‥‥‥‥ 173	辺縁部血腫 ‥‥‥ 238
肺胞管 ‥‥‥‥ 195,197	ヒスチジン ‥‥‥ 245,246	腹直筋 ‥‥‥‥‥ 44,46	変温動物 ‥‥‥‥ 252
肺胞嚢 ‥‥‥‥ 195,197	皮節 ‥‥‥‥‥‥ 65,66	副突起 ‥‥‥‥‥ 30	変時作用 ‥‥‥‥ 163
肺胞壁 ‥‥‥‥‥‥ 71	脾臓 ‥‥ 10,142,178,181,186	副鼻腔 ‥‥‥‥‥ 194	偏心性 ‥‥‥‥‥ 236
肺門 ‥‥‥‥‥‥ 196	肥大型心筋症 ‥ 269,270,271	腹鼻甲介 ‥‥‥‥ 193	変伝導作用 ‥‥‥ 163
排卵 ‥‥‥‥‥‥ 97,231	ビタミン ‥‥‥‥‥ 118	腹鼻道 ‥‥‥‥‥ 193	便秘 ‥‥‥‥‥‥ 265
	ビタミンD ‥‥‥ 104,105	浮腫 ‥‥‥‥‥ 243,258	扁平骨 ‥‥‥‥‥ 24,25

鞭毛運動・・・・・・・・・16
変力作用・・・・・・・・163
ヘンレの係蹄（ヘンレのループ）
・・・・・・・・・・・213

ほ

傍円錐室間溝・・・・・・158
方形葉・・・・・・・・・140
縫合・・・・・・・・・・29
膀胱
・・・・・10,35,173,208,
・・・・・210,223,224,225
膀胱円索・・・・・・・・175
縫工筋・・・・・・・46,48
膀胱頸・・・・・・210,211
膀胱三角・・・・・・・・211
膀胱尖・・・・・・・・・210
膀胱体・・・・・・・・・210
膀胱頂・・・・・・・・・210
傍糸球体細胞・・・・・・215
房室結節・・・・・・・・164
放射・・・・・・・・・・253
胞状卵胞・・・・・230,231
紡錘糸・・・・・・・・・17
膨大部稜・・・・・・・・83
包皮・・・・・・・・87,223
傍濾胞細胞・・・・102,106
ボーマン嚢・・・・・・・212
ホスホリパーゼ・・・・・148
ホスホリパーゼA₂・249,250
補体・・・・・・・・・・190
発赤・・・・・・・・・・243
骨の再吸収・・・・・・・26
ホメオスタシス
・・・・・10,23,50,90,178
ポリペプチド類・・・・・245
ホルモン・・・・・35,37,90

ま

マイスネル触覚小体・・71,88
マイスネル神経叢・・・・127
膜電位・・・・・・・15,52
マグネシウムイオン・・・178
膜迷路・・・・・・・・・79
マクロファージ
・・・・・26,142,186,189
まつ毛・・・・・・・72,75
末梢神経系・・・・56,57,63
末節骨・・・・・・・31,32
マリオネットの盲点・・・73
マルターゼ・・・・・・・146
マルトース・・・・・145,146
マルトトリオース・・・・146
マルピーギ小体・・・・・212
慢性炎症・・・・242,243,244

み

ミエリン鞘・・・・・・・51
ミオシン・・・・・・・・38
ミオシンフィラメント
・・・・・・・・37,38,39
味覚・・・58,61,64,71,84,85
味覚神経線維・・・・・・84
味覚中枢・・・・・・・・85
味孔・・・・・・・・・・84
味細胞・・・・・・・・・84
水・・・・・・・・・・・118

ミセル・・・・・・・・・148
ミトコンドリア
・・・・・10,11,36,40,122
ミネラル・・・・・・・・118
耳・・・・・・・・・・・77
味毛・・・・・・・・・・84
脈拍・・・・・・・・・・167
脈絡膜・・・・・・・72,74
ミュラー管・・・・・・・226
ミュラー細胞・・・・・・74
味蕾・・・・・・・・71,84
味蕾細胞・・・・・・・・71

む・め

無機質・・・・・・・・・118
無糸分裂・・・・・・・・17
無髄神経・・・・・・51,52
無髄神経線維・・・・・・89
ムスカリン受容体・・・・68
迷走神経・・・・・・・・64
メサンギウム細胞・・・・216
メタ細動脈・・・・・・・168
メッセンジャー（伝令）RNA
・・・・・・・・・・・13
メラトニン・・・・107,248
メルケル触覚小体・・・・88
免疫グロブリン・・189,190
免疫食作用・・・・・・・189
免疫担当細胞・・・・・・188

も

毛幹・・・・・・・・・・87
毛球・・・・・・・・・・87
毛根・・・・・・・・・・87
毛細血管・・・・・・36,166
毛細血管再吸収・・・・・258
毛細血管濾過・・・・・・258
毛細胆管・・・・・142,143
毛細リンパ管・・・・・・184
網状層・・・・・・・・・86
網状帯・・・・・・・・・106
盲腸・・・・・・・・・・126
毛乳頭・・・・・・・・・87
網膜・・・71,72,73,74,75,76
網膜細動脈・・・・・・・73
網膜動脈・・・・・・・・73
毛様体・・・・・・・72,73
毛様体筋・・・・・・72,77
毛様体小帯・・・・72,73,77
毛様体突起・・・・73,74,75,77
門・・・・・・・・・・・184
門脈・・・・・・・・・・96
門脈奇静脈シャント・・・269
門脈後大静脈シャント・・269
門脈体循環シャント・・・269
門脈の枝・・・・・・・・143

や・ゆ・よ

矢状稜・・・・・・・・・28
優位卵胞・・・・・・・・231
有郭乳頭・・・・・・・・84
誘起排卵動物・・・・・・233
有糸分裂・・・・・・16,17
有髄神経・・・・・・・・51
有髄神経線維・・・・・・89
有窓毛細血管・・・・・・169
有足細胞・・・・・・・・215

有毛細胞・・71,77,82,83,84
幽門・・・・・・・・132,137
幽門腺・・・・・・・・・137
幽門洞・・・・・・・・・131
遊離リボソーム・・・・・11
輸液・・・・・・・・・・256
輸出細動脈・・・・・・・211
輸出リンパ管・・・・・・184
輸送タンパク・・・・・・11
輸入リンパ管・・・・・・185
葉間動脈・・・・・・・・212
葉気管支・・・・・・・・195
腰最長筋・・・・・・46,261
葉状乳頭・・・・・・・・84
腰神経・・・・・・・61,66
腰仙骨神経叢・・・・45,65
溶存酸素・・・・・・・・202
溶存二酸化炭素・・・・・204
腰腸肋筋・・・・・・46,261
腰椎・・・・・・・30,46,61
腰動脈・・・・・・・・・173
腰部・・・・・・・・・・45
腰方形筋・・・・・・・・46
容量血管・・・・・・・・170
容量受容器・・・・・98,171
腰肋筋群・・・・・・・・41
翼ヒダ・・・・・・・・・193
ヨード・・・・・・・・・102
ヨドプシン・・・・・・・74

ら

ライソソーム・・・・11,12
ライディッヒ細胞・・222,223
ラクターゼ・・・・146,154
ラクトース・・・・146,154
ラセン器官・・・・・・・80
ラ島・・・・・・・・・・112
卵円窩・・・・・・・・・159
卵円孔・・・・・・・・・175
卵円窓・・・・・・・・・79
卵管・・・・・・・・223,225
卵管采・・・・・・・・・232
卵管膨大部・・・・・・・235
卵丘・・・・・・・・・・231
卵形嚢・・・・・71,79,82,83
卵形嚢斑・・・・・・・・83
ランゲルハンス島・112,140
卵（母）細胞・・・・231,235
卵子・・・・・・・・223,225
卵巣・・90,116,222,223,225
卵巣周期・・・・・・・・231
ランビエ絞輪・・・・50,51,52
卵胞・・・・・・・・・・95
卵胞期・・・・・・・231,233
卵胞刺激ホルモン・・・95,96
卵胞上皮細胞・・・・・・231
卵胞ホルモン・・・101,230

り

リーベルキューンの陰窩・149
梨状筋・・・・・・・・・261
リジルブラジキニン・・・248
リソソーム・・・・・11,12
リソソーム酵素・・・243,244
立毛・・・・・・・・・・254
立毛筋・・・・・・・・・87
リパーゼ・・・・・147,148
リボ核酸・・・・・・・・13

リポキシゲナーゼ・・249,250
リボソーム・・・・11,12,13
菱形筋・・・・・・・・・43
両側性伝導・・・・・・・56
緑内障・・・・・・・・・261
リラキシン・・・・240,241
リン・・・・・・・・・・106
リン酸・・・・・・・12,41
リン脂質・・・・・・119,147
輪状軟骨・・・・28,194,195
輪状ひだ・・・・・148,149
リンパ
・・・18,20,62,79,178,184
リンパ管・・・・・178,183
リンパ球・・・・・181,188
リンパ循環・・・・・・・184
リンパ性器官・・・・・・186
リンパ節・・・・142,178,184

る・れ・ろ・わ

涙液・・・・・・・・・・75
涙器・・・・・・・・・・75
涙丘・・・・・・・・・・75
涙骨・・・・・・・・・・28
涙小管・・・・・・・・・75
涙腺・・・・・・・・18,75
涙点・・・・・・・・・・75
涙嚢・・・・・・・・・・75
涙膜・・・・・・・・・・75
ルフィニ小体・・・71,88,89
冷覚・・・・・・・・・・88
レセプター・・・・・・・16
レティクリン・・・・・・20
レニン・・108,215,216,250
レニン-アンジオテンシン系
・・・・・・・・・・・108
レンニン・・・・・146,147
ロイコトリエン・・242,244
・・・・・・245,249,250,251
肋椎靱帯・・・・・・・・29
肋軟骨・・・・・・・・・29
肋下筋・・・・・・・・・44
肋間動脈・・・・・・・・173
肋頸動・静脈・・・・・・172
肋骨・・・・・・・・・・65
肋骨挙筋・・・・・・・・44
肋骨腱・・・・・・・・・46
肋骨後引筋・・・・・44,45
ロドプシン・・・・・・・74
濾胞・・・・・・・・・・101
腕神経叢・・・・・・45,65
腕頭静脈・・・・・・・・172

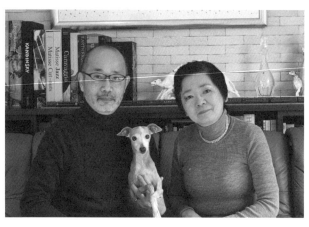

著者紹介
浅野隆司（あさの・りゅうじ）　日本大学 生物資源科学部 教授（獣医薬理学）、獣医学博士、獣医師
浅野妃美（あさの・きみ）　獣医学博士、獣医師
POL　イタリアン・グレーハウンド

小動物臨床のための機能形態学入門（改訂新版）

2000年4月20日　第1版第1刷発行
2005年3月31日　改訂版第1刷発行
2015年2月15日　改訂新版第1刷発行

著　者　浅野隆司
　　　　浅野妃美
発行人　西澤行人
発行所　株式会社インターズー
　　　　〒150-0002　東京都渋谷区渋谷1-3-9　東海堂渋谷ビル7階
　　　　Tel.03-6427-4571（代表）　Fax.03-6427-4576
　　　　業務部（受注専用）　電話　0120-80-1906／Fax.0120-80-1872
　　　　振替口座　00140-2-721535
　　　　Web Site：http://www.interzoo.co.jp

編集協力：青山エディックススタジオ
表紙デザイン：飯岡恵美子
本文レイアウト：西垣聡子，岩崎知保
イラストレーション：宝代いづみ，国田誠志，河島正進
印刷・製本：瞬報社写真印刷株式会社

Copyright© 2015 Ryuji Asano, Kimi Asano　　Printed in Japan
ISBN978-4-89995-869-7　C3047
落丁・乱丁本は，送料弊社負担にてお取り替えいたします。
本書の内容の一部または全部を無断で複写・複製・転載することを禁じます。